DICTIONNAIRE
AMOUREUX
DE LA MÉDECINE

DU MÊME AUTEUR

La France malade de sa santé, La Table Ronde, 1982.
Le Voleur de vie. La bataille du sida, De Fallois, 1989.
L'Illusion humanitaire, Plon, 1997.
Le Retour du Mwami, Ramsay, 1998.
La Grande Transgression, Michel Lafon, 2000.
Tout savoir sur la prostate, Éditions Favre, 2001.
Le Suicide de la France, avec Jacques Vergès, Olbia, 2002.
Avertissement aux malades, aux médecins et aux élus, avec Philippe Even, Le Cherche Midi, 2002.
De la mauvaise conscience en général et de l'Afrique en particulier, avec Jacques Vergès, JC Lattès, 2003.
Nous t'avons tant aimé, l'euthanasie, l'impossible loi, Le Cherche Midi, 2004.
Savoirs et pouvoir, avec Philippe Even, Le Cherche Midi, 2004.
Le Roman de Shanghai, Le Rocher, 2005.
La Revanche du serpent, Le Cherche Midi, 2005.
La Véritable Histoire des génocides rwandais, Gawsewitch, 2006.
Et si on parlait d'elle ?, Le Rocher, 2007.
La Prostate expliquée au grand public, éditions en chinois, université de Tongji, Shanghai, 2008.

BERNARD DEBRÉ

DICTIONNAIRE AMOUREUX DE LA MÉDECINE

Dessins d'Alain Bouldouyre

LABOR IMPROBVS OMNIA VINCIT
H·P

Plon
www.plon.fr

COLLECTION DIRIGÉE PAR
JEAN-CLAUDE SIMOËN

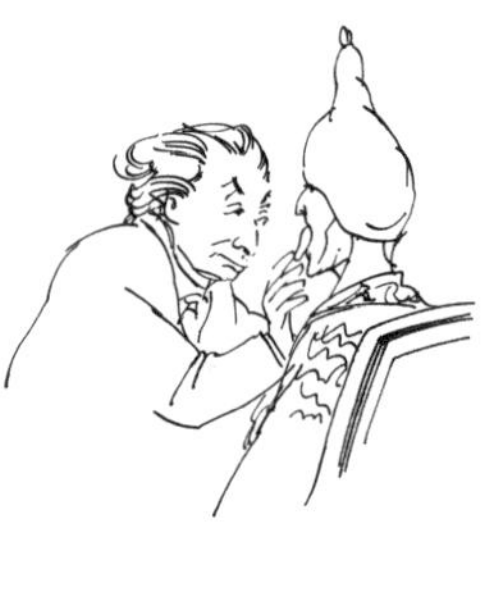

ISBN : 978-2-259-20571-9

Avant-propos

La médecine et la religion ont longtemps dormi dans le même lit. La religion, médecine de l'âme, avec ses promesses de résurrection, la certitude des miracles, la force de la prière. La médecine des plantes et des formules secrètes, faite de quelques gestes qu'on n'ose appeler chirurgicaux, et d'incantations qui doivent tout à la foi.

Le divorce fut à la mesure de cette longue histoire fusionnelle : sans merci ! Le médecin voulant soudain exister par lui-même, il fut aussitôt convaincu de transgression et devint l'ennemi intime du religieux. Giordano Bruno a été brûlé bâillonné sur ordre de Calvin parce qu'il prétendait que l'univers était infini ; l'approche anatomique du corps a été longtemps interdite car les religions, si nécessaires soient-elles, voient leur champ d'action se restreindre au fur et à mesure de l'avancée de la science. L'homme étant devenu maître de son corps, et désormais de sa procréation, le temps est proche où, devenant maître de son avenir, il pourra réparer les erreurs « de fabrication » issues d'anomalies génétiques.

Oui, l'homme qui se dessine sera le fils de l'homme, lui-même fils de Dieu. Mais cette certitude me renforce paradoxalement dans une autre : la mort de Dieu, proclamée par Nietzsche, est plus loin de nous que jamais !

D'abord parce que ni le scientisme ni le scepticisme ne constituent une religion, et que réduire l'homme à un ensemble de mécanismes n'expliquera jamais l'étincelle de la vie. Pour qu'un homme complet existe, il lui faut obéir, consciemment ou non, à un ordre qui le dépasse, sinon il n'y aurait plus d'éthique, plus de morale, simplement des règles de vie en société régies par la loi du plus fort.

Ensuite et surtout parce que la science moderne – et en son sein la médecine, dont les progrès touchent à la structure même du vivant grâce, notamment, à la connaissance du génome et au cortège d'innovations qu'elle a engendrées, de la simple thérapie génique au clonage – rapproche à nouveau le savoir de l'imaginaire religieux.

L'intuition que le pouvoir de l'homme sur lui-même débute avec la procréation, autrement dit avant qu'il ait vu le jour, est au cœur de toutes les religions. Les grandes épopées fondatrices sont-elles d'ailleurs autre chose qu'une mise en scène prémonitoire de l'infinie complexité du vivant ?

Il suffit de s'intéresser à tous les « mythes de création » – des cosmogonies les plus connues (Égypte et Grèce antiques) jusqu'à celles qui ne nous sont parvenues que par bribes (Amérique, Océanie, monde celtique) – pour s'apercevoir qu'en matière de transgression, la science moderne n'a rien inventé. Mieux : tout se passe comme si nous n'avions perdu que très récemment – paradoxalement avec l'avènement de la science moderne qui a symétriquement engendré une crainte diffuse quant aux conséquences pratiques du savoir – notre confiance dans la capacité de l'homme à maîtriser non seulement sa reproduction, mais aussi et surtout à l'orienter dans le sens le plus conforme à sa pérennité.

L'*homo scientificus* serait-il donc plus timoré que ses ancêtres pour accepter ce qu'il sait et qu'il ne faisait autrefois qu'appréhender par les voies mystérieuses des textes sacrés et de la poésie ?

Inséparables des récits retraçant la création du monde – de la cosmogonie égyptienne à la Genèse biblique en passant par la théogonie grecque fixée par Hésiode – la conception de l'enfant puis sa naissance sont, dans toutes les religions, des moments d'une incroyable puissance émotionnelle doublée d'une étrange prescience : celle de la découverte fondamentale du XXe siècle qu'est l'ADN (pour acide désoxyribonucléique), formidable instrument de déchiffrement du puzzle divin, décomposé naguère en autant d'épopées mystérieuses qu'il existait de traditions, et recomposé soudain sous la forme d'un alphabet permettant de comprendre chaque mot du poème, qu'il s'agisse du règne humain, animal ou végétal !

Cette prescience, c'est celle qui, dans la plupart des textes sacrés, assigne à certaines fécondations mythiques des voies qui n'ont rien à envier à nos modernes « manipulations génétiques » à base de conceptions extra-utérines et de clonage reproductif !

Prenez le Déluge. Avant lui, régnait sur terre, nous dit la Genèse, un désordre incroyable (le fameux Tohu-Bohu). La barrière des espèces avait disparu et les chimères se propageaient en liberté. Géants, êtres hybrides de toutes sortes, comme le Léviathan du Livre de Job, suscitèrent ainsi la colère de Dieu et sa décision de ne préserver, à bord de l'Arche de Noé, que les espèces qu'il avait choisies, les autres se trouvant impitoyablement exterminées (Genèse, VI, 7).

Mais pour tous, l'archétype de la chimère reste, bien entendu, la créature du même nom, rendue célèbre par les Grecs et qui désigne aujourd'hui, à la fois, les êtres issus de contingences chromosomiques, et ceux que la science contemporaine sait, depuis peu, produire à des fins expérimentales.

Enfants, nous apprenions que Chimère possédait une tête de lion, un ventre de chèvre, une queue de serpent et, en prime, crachait des flammes sur ceux qui, par malheur, croisaient son chemin. Aujourd'hui, nous savons que les Grecs ont moins inventé qu'anticipé : la génétique moderne produit des chèvres-araignées, des singes phosphorescents et des plantes donneuses de sang !

Et Abraham, qui n'avait pas d'enfants parce que Sarah, sa femme, était stérile, et qui se vit demander par Dieu de faire un enfant à sa servante, Agar ? N'a-t-il pas inventé le concept de la mère porteuse ? Et la légende d'Isis et d'Osiris, ne préfigure-t-elle pas la fécondation post mortem grâce à la conservation du sperme ?

Mais tandis que la médecine réalise des miracles, les maladies prospèrent pour nous rappeler la fragilité de la condition humaine. Les virus se révoltent, les bactéries entrent en résistance. H5N1, la grippe aviaire, ressemble à celle de 1920 qui a tué plus de 20 millions d'hommes et de femmes en Europe. Le sida, dont on oublie de dire qu'il n'est pas vaincu, décime toujours des millions d'hommes et de femmes, souvent parmi les plus jeunes.

Une compétition sans merci se joue pour décider si l'homme va vaincre les maladies et bénéficier des avancées spectaculaires de la médecine, ou s'il va succomber aux maladies les plus classiques, virales en particulier, associées à une dégradation terrible de l'écosystème qui l'a vu naître.

En même temps, nous savons intimement que le progrès scientifique ne peut s'arrêter, indissociable qu'il est de l'évolution de l'homme. Enchaînement d'intuitions géniales ou aboutissement de petites avancées scientifiques, l'histoire de la médecine est plus que jamais une grande aventure collective. Imagerie médicale fouillant le corps ou s'insinuant dans le cerveau, médicaments hyperpuissants adaptés non plus à des maladies mais au type d'homme malade : au-delà des thérapies elles-mêmes, le médecin d'aujourd'hui doit gérer plus que jamais, sans parvenir toujours à y répondre, l'angoissante question des manipulations, chaque jour plus nombreuses, qui accompagnent le début de la vie mais aussi sa fin. L'eugénisme, mot épouvantable quand il s'adresse à une catégorie d'hommes, est pratiqué chaque jour pour des couples stériles ou qui veulent éviter que leur enfant ne soit atteint d'une grave maladie. Le clonage thérapeutique est balbutiant mais il va peut-être permettre de s'autoréparer. L'euthanasie est à la mode, acte d'une telle ambiguïté qu'il attire et choque à la fois. L'homme veut être maître de sa fécondation, de sa procréation, de sa vie et de sa mort.

Pourquoi ai-je voulu devenir médecin ? D'aucuns diront que l'exemple de mon grand-père adulé par ses élèves, respecté par ses collègues, admiré par les philosophes dont il faisait partie, fut le fil rouge de ma vocation.

On l'aura compris, ce métier est pour moi un bonheur et c'est évidemment pour cela que j'ai voulu lui consacrer ce dictionnaire. J'y ai affronté la mort et la souffrance, j'y ai vécu la vraie vie. Mon amour de la médecine ne me dispense cependant pas d'être amer quand, à côté des progrès tellement encourageants qu'elle enregistre, je constate que les médecins restent largement incompris. Si nos relations avec les malades sont le plus souvent empreintes de confiance, nos rapports avec une administration obsédée par les équilibres comptables ne s'améliorent guère.

Quant aux hommes politiques en charge de la santé, si certains ont le courage de s'atteler aux réformes, beaucoup flirtent avec la démagogie en laissant croire aux Français que tout est gratuit, que le droit à la guérison a remplacé le droit aux soins. Oublier que la santé a un coût est aussi grave que de refuser d'investir dans le progrès médical.

J'ai surtout voulu, à travers la médecine, servir l'homme. Ayant eu la chance, dès ma jeunesse, de parcourir le monde, j'ai compris que je ne m'habituerais jamais à sa misère, faite de maladie autant que de pauvreté. En même temps que ma révolte, j'ai aussi senti grandir en moi l'espoir d'être utile. En Afrique, le combat des médecins et des Pères blancs m'a convaincu que le don faisait partie de la beauté du monde et que soigner son prochain pouvait être une forme d'absolu.

Tout au long de ma carrière médicale, je n'ai jamais cessé de retourner dans les pays pauvres pour tenter d'y apporter un peu de réconfort, et, pourquoi pas, convaincre les autorités locales du bien-fondé de certaines réformes. Y suis-je parvenu ? La part de narcissisme qui sommeille en tout homme me convainc souvent que oui. Et l'esprit qui toujours doute me fait craindre, parfois, d'avoir construit sur du sable. Mais même dans ces moments, je ne regrette rien : je suis toujours revenu d'Afrique ou d'Asie réconforté et heureux d'y avoir opéré des indigents, heureux d'y avoir rencontré des hommes et des femmes d'une grande profondeur d'âme, même parmi les plus pauvres, même parmi les illettrés.

Pendant qu'en Europe nous glosons tranquillement sur les moyens de créer, dans un avenir proche, des banques d'organes fournissant à chaque patient un choix d'organes de substitutions issus de ses propres cellules souches, et tandis qu'aux États-Unis, on vous propose de cloner votre animal favori pour 50 000 dollars, des milliers d'enfants africains meurent chaque jour des mêmes pathologies que nos ancêtres du Moyen Âge : paludisme et dysenterie, rougeole et choléra.

En Occident, aujourd'hui, l'espérance de vie moyenne dépasse soixante-quinze ans pour les hommes, et quatre-vingt-quatre pour les femmes. Les centenaires sont de plus en plus nombreux, et dans un état physique de plus en plus satisfaisant. Les gérontologues, quant à eux, estiment possible de faire durer la vie humaine jusqu'à… cent cinquante ans, et sans manipulation génétique.

Déjà, certains spécialistes de biologie cellulaire annoncent avoir trouvé « le gène de la vie éternelle » (*dixit* la revue *Science*, qu'on a connue moins lapidaire !) ou plus exactement un gène qui modulerait la longueur de l'existence. Identifié en 1998 et provisoirement baptisé MORF4, ce gène serait capable de rendre immortel, non pas l'organisme, mais les cellules en culture dans lesquelles il a été introduit. Il serait l'un des premiers gènes spécifiquement lié au processus de pérennité.

Croit-on sérieusement, cependant, que ces études qui nous passionnent... passionnent aussi l'Afrique ? En Sierra Leone, on se moque bien d'atteindre cent cinquante ans. L'espérance de vie moyenne n'atteint pas quarante...

Si la science n'est pas une morale, et si rien, jamais, ne dissuadera la recherche de progresser, au moins reste-t-il l'éthique pour donner un sens aux progrès scientifiques. Et la voie de l'éthique nous est toute tracée : non point renoncer au progrès puisque nous savons bien que c'est impossible (« rendre malade un homme en bonne santé, disait mon père, hostile à tous les malthusianismes, n'a jamais guéri un autre malade »), mais canaliser ce progrès en faisant partager aux plus pauvres le formidable potentiel que recèlent nos découvertes. Voilà le seul choix possible face aux révolutions qui s'annoncent. Membre du Comité national d'éthique, j'y ai des conversations enrichissantes sur tous les sujets actuels. Un choix fondé sur le refus de l'égoïsme. Le choix de l'homme, encore et toujours.

Bernard DEBRÉ.

A

Acharnement thérapeutique

Pour nous autres, médecins, la question de « l'acharnement thérapeutique » est sans doute l'une des plus complexes à gérer tant le terme est ambigu. C'est aussi un débat qui, dans une classe politique censément dotée de capacités de raisonnement, provoque les réponses les plus simples, voire les plus simplistes.

« Acharnement thérapeutique ! » Dans l'inconscient collectif, ces deux mots appellent une image vieille de bientôt trente ans qui n'a pourtant pas fini de hanter la mémoire de beaucoup d'Européens : celle du général Franco, maintenu un mois en survie artificielle, le temps que soit résolue l'équation de sa succession. Peu usitée jusqu'alors, l'expression s'est répandue comme une traînée de poudre en ce mois de septembre 1975, au vu du spectacle offert par ce vieux dictateur bardé de cathéters et nourri par des sondes, que tout le savoir-faire médical de l'époque s'efforçait de maintenir en vie à mesure qu'inexorablement ses organes cessaient de fonctionner…

Pour beaucoup, le nom du Caudillo n'évoquait que du sang et des larmes, et son interminable agonie était jugée à l'aune des massacres qu'il avait ordonnés : pourquoi déployer tant d'efforts si coûteux pour conserver en vie cet homme qui, d'un trait de plume, en avait livré tant d'autres aux pelotons d'exécution ou à la lente strangulation du garrot !

Plus près de nous, l'exemple d'Ariel Sharon est spectaculaire. Victime d'une hémorragie cérébrale, il a été opéré à plusieurs reprises. Il est toujours maintenu en vie artificielle dans un grand hôpital de Tel-Aviv. Si au début de sa maladie les bulletins de santé étaient quotidiens, actuellement plus personne n'en parle, qu'est-il devenu ? Ce n'est pas de l'acharnement thérapeutique, c'est une survie artificielle.

En dehors de ces aberrations politico-médicales, l'acharnement thérapeutique n'est pas admissible quand il s'agit de garder en vie à tout prix un corps qui s'éteint inexorablement, quand on sait que la bataille est perdue. Ces quelques instants gagnés sur la mort au prix d'une débauche d'instruments, de tuyaux et de drogues, cet acharnement-là n'est pas acceptable. Certes… Mais certains acharnements, certaines réanimations qui pouvaient paraître incongrus n'en ont pas moins permis des progrès formidables, qui plus tard ont sauvé grand nombre de vies. On pourrait les qualifier d'« expérimentaux » en ce qu'ils utilisaient des moyens à la limite des connaissances contemporaines.

Voilà déjà une ambiguïté majeure.

Franco en serait sans doute le premier surpris, mais le fait est là : les prouesses expérimentales réalisées pour retarder de quelques jours son ultime rendez-vous avec le destin ont peut-être permis de sauver d'autres vies… Les enfants, qui sait ?, de ceux qu'il faisait, jadis, étrangler dans l'ombre.

Accoler l'adjectif « thérapeutique » au substantif « acharnement » est donc, à première vue, un non-sens pour le médecin ; s'il y a thérapie, c'est qu'il y a espoir et s'il y a espoir, comment qualifier d'acharnement le fait de dispenser des soins ? Certes, il appartient à chacun d'accepter ou de refuser un combat inutile, surtout si la souffrance est au bout du chemin. Il faudrait donc différencier l'acharnement médical sans espoir qui est injure et l'acharnement thérapeutique qui est espoir.

Acharnement aujourd'hui, espoir demain ?

Aujourd'hui ou demain, voilà bien le cœur du problème ! Et c'est pourquoi je suis tellement réticent à ce que l'on légifère dans la précipitation à propos de ce qu'on nomme commodément l'euthanasie. S'il ne devait y avoir qu'un motif et un seul à la réflexion, donc à la prudence, ce devrait être celui-là : ce qu'on tient aujourd'hui pour de l'acharnement thérapeutique ne l'est que dans l'instant, rarement dans la durée. Et ce qui pouvait passer pour un défi, hier, ne l'est déjà plus aujourd'hui. A-t-on alors le droit d'instrumentaliser nos connaissances, relatives et contingentes par définition – puisque liées indissociablement à l'avancement de la recherche –, au service d'un texte législatif, quel qu'il soit ?

Faire la loi, depuis le Code d'Hammourabi jusqu'à la Déclaration des droits de l'homme, en passant par la Bible, c'est dire la norme sociale pour mieux la fixer. Or comment fixer ce qui, par essence, ne saurait l'être : les limites de la connaissance du vivant ?

Prenons l'exemple de Lance Armstrong, opéré en 1996 d'un cancer gravissime du testicule. Après une pause de quatre ans dans la compétition, il gagne sept fois de suite le Tour de France. Son nom est, il est vrai, entaché de multiples rumeurs de dopage aux stéroïdes, à l'EPO, ce que l'intéressé nie avec… acharnement. Mais laissons de côté l'ironie de l'histoire et revenons à la maladie. Voici cinquante ans, vingt ans même, Armstrong n'aurait été qu'un cas désespéré. Un « incurable » sur lequel aucun contempteur actuel de l'acharnement thérapeutique n'aurait accepté de tenter le moindre traitement, autre que palliatif, pour peu qu'une loi encadrant les protocoles médicaux eût existé.

Allons donc ! Un choriocarcinome (tumeur) du testicule, de stade IV – le stade évolutif le plus élevé –, avec métastases abdominales, pulmonaires, et surtout cérébrales, nécessitant, en sus d'une quadruple chimiothérapie, une intervention neurochirurgicale urgente dans la région occipitale. Qui aurait pu résister à cela voici quelques années ? Lance Armstrong l'a fait, et avec lui près de 90 % des hommes traités pour la même pathologie, qu'on peut désormais considérer comme guéris !

Grâce à quel prodige, sinon le progrès incessant des nouvelles molécules, associées à une dose non négligeable d'« acharnement thérapeutique » ?

Dans les années 1920, la radiothérapie a vu le jour, puis, après la Seconde Guerre mondiale, la chimiothérapie. Qui pouvait alors se vanter de connaître et, *a fortiori*, de maîtriser leurs conséquences ? Les pionniers qui pratiquaient ces nouvelles méthodes agissaient, bien souvent, dans le cadre de ce qu'il est convenu d'appeler des tentatives désespérées, et ces tentatives, n'ayons pas peur de le dire, s'apparentaient à des essais thérapeutiques. Que d'échecs avant de savoir cibler une radiothérapie ou de doser une chimiothérapie ! Et pourtant, que de patients sauvés grâce à « l'acharnement » des chercheurs et des médecins qui voulaient terrasser la maladie !

Et s'il n'y avait que les cancers, dont nous ne devons pas oublier que trop sont encore mortels ! Prenons l'exemple de l'infarctus du myocarde, avec ses conséquences si redoutables hier, et désormais maîtrisables, à défaut d'être bénignes… Voici encore vingt ans, une artère coronaire bouchée, c'était, soit la mort assurée, soit un coma aux séquelles irréversibles. Pris à temps, avec les procédures d'urgence appropriées, l'infarctus n'est plus toujours, tant s'en faut, cette antichambre de la déchéance, au mieux cette promesse de vivre comme un grand vieillard, même à cinquante ans ! Je connais des femmes et des hommes de quatre-vingt-cinq ans qui, au bout de leur troisième infarctus (quand j'étais interne, au début des années 1970, la seconde attaque cardiaque était encore considérée comme fatale), ne sont ni des mourants, ni même des handicapés !

Mêmes progrès foudroyants s'agissant de la chirurgie cardiaque. Ceux qui, en 1967, taxaient « d'acharné » le professeur Chris Barnard, auteur de la première greffe cardiaque (son patient, alors, n'avait survécu que dix-huit jours, et il a fallu attendre la découverte des immunosuppresseurs pour que cette pratique devienne courante), sont les mêmes qui doutent aujourd'hui du succès du cœur artificiel avec batterie incorporée. « Pourquoi s'acharner ? Cela ne marchera jamais ! » répètent à l'envi ces éternels destructeurs d'espoir…

Et je ne dis rien des progrès réalisés dans le domaine de la chirurgie osseuse et de l'orthopédie, y compris sur des patients du quatrième âge ! Jusqu'à la fin des années 1970, être victime d'une fracture du col du fémur, surtout après quatre-vingts ans, c'était parfois le dernier tournant avant le cimetière. L'intervention était longue et risquée, la réanimation plus encore, et la convalescence, souvent fatale, à force de complications circulatoires, escarres, atrophie musculaire, et j'en passe. Toutes choses impliquant chez le patient d'autres affections d'ordre psychologique, à commencer par ce qu'il était convenu d'appeler la dépression du vieillard, cette fin diffuse de l'envie de se battre, donc de vivre…

C'était il y a moins de trente ans. Et c'est presque aujourd'hui de la préhistoire. Combien d'hommes et de femmes de quatre-vingt-cinq ans se promènent aujourd'hui sans canne après cette fracture, naguère si terrifiante, grâce à une prothèse de la hanche dont ils sont seuls à connaître l'existence (sauf les détecteurs de métaux dans lcs aéroports) !

Certes, le débat sur l'acharnement thérapeutique ne se limite pas à la question de son utilité. Pour certains patients confrontés à la décision de poursuivre ou non un traitement, cet aspect est même secondaire, voire tout simplement indécent. Il est vrai qu'on ne pense pas à la science quand on est soi-même dans la position du cobaye, ou ce qu'on estime telle… Et là réside sans doute un premier malentendu. Pour beaucoup des partisans du « droit de mourir dans la dignité » – une expression sur laquelle j'aurai l'occasion de revenir –, ce sont en effet les médecins qui portent la première responsabilité de cet acharnement…

Quelle erreur ! Dans neuf cas sur dix, ce ne sont pas les médecins qui poussent à aller plus loin dans le traitement d'un cas jugé désespéré, mais la famille, voire le patient quand il est encore en état de s'exprimer ! Comment expliquer, alors, cette distorsion entre les sondages nous révélant que de plus en plus de Français seraient favorables à une loi permettant d'abréger la vie des malades réputés incurables et cet effroi des familles confrontées à l'imminence d'une disparition ? Tout simplement par l'éternelle différence entre la théorie et la pratique, entre la froideur du raisonnement énoncé par téléphone au citoyen qu'on prétend « sonder » et la main encore chaude de ce proche qu'on redoute, demain, de voir se glacer…

C'est pourquoi le traitement de la dernière chance, ou parfois expérimental, quand nous le proposons, est rarement refusé. Certains malades l'exigent même, quels qu'en soient les inconvénients. Leur raisonnement est simplissime : dans l'état qui est le mien, où est donc le risque supplémentaire, même lorsqu'il s'agit d'un traitement expérimental ? Nous autres médecins devons alors, aussitôt ce cap franchi, surmonter un autre obstacle : avertir le malade, conformément à la loi, que la moitié des personnes concernées par ces essais le seront sous forme de placebo. S'il s'agit d'un patient gravement atteint, la réponse est presque toujours la même : « Oui, je veux tenter l'expérience, mais je ne veux pas du placebo. » Comment convaincre un volontaire de s'en remettre à ce qu'il faut bien appeler un tirage au sort ? C'est là la plus grande limite aux essais thérapeutiques, le cœur qui voudrait que tous les malades aient le véritable médicament et le froid raisonnement qui exige que l'expérimentation soit mathématiquement ou statistiquement correcte. Heureusement pour tous qu'il existe des exceptions sous forme de don médical compassionnel.

Est-il important, est-il raisonnable de s'acharner quand l'action de thérapeutique devient strictement médicale, c'est-à-dire sans espoir ? C'est un débat que nous devons mener tous ensemble : l'équipe chirurgicale, les médecins, les infirmières et la famille. Combien de fois n'ai-je pas entendu ce langage poignant : « Docteur, a-t-on tout tenté pour le sauver ? Est-on sûr de faire vraiment le maximum ? Je vous en supplie, sauvez-le ! » Et parfois, je l'avoue, il m'est arrivé de dire : « Cela n'est pas raisonnable. Nous avons tenté tout ce qui était humainement possible… Il ne faut pas s'entêter. »

Récemment, j'ai rencontré le cas d'un homme de soixante-dix-huit ans souffrant d'un cancer particulièrement évolué de la prostate. Atteint d'une insuffisance rénale majeure, il avait été transféré dans mon service de chirurgie. Ses enfants m'ont dit : « Il faut d'urgence le placer sous dialyse. Et dès que possible, l'inscrire sur la liste d'une dialyse à domicile. » Quel fut alors notre rôle d'équipe soignante ? Le plus simple et le plus difficile à tenir à la fois : celui de la vérité. Avec toute la pédagogie voulue, nous avons dû convaincre la famille de renoncer à ce qu'elle réclamait. Dans son état de faiblesse extrême, le patient n'aurait sans doute pas supporté l'épreuve d'une dialyse qui, au lieu d'entraîner une amélioration de son état, aurait, au contraire, risqué d'abréger ses jours. L'aurait-il supportée que l'état d'avancement de son cancer ne lui aurait laissé qu'un très mince sursis. Quelques semaines au plus… Il valait donc mieux pour tous, et d'abord pour lui-même, qu'il rentre tranquillement chez lui, pris en charge dans le cadre d'un traitement antidouleur qui lui aurait permis de s'éteindre paisiblement.

La douleur ! Nous ne le dirons jamais assez : les progrès réalisés ces dernières années dans le domaine de l'analgésie ont permis à la médecine d'obtenir ce qui paraissait impensable autrefois : éliminer presque totalement la souffrance de l'existence quotidienne des malades en fin de vie. Point n'est ici le lieu de détailler les techniques innombrables qui sont désormais à la disposition des médecins pour faire reculer la douleur, mais retenons tout de même qu'elles permettent de faire face à presque toutes les situations.

L'administration des dérivés morphiniques a été simplifiée : il n'y a pas si longtemps, l'injection était la règle ; depuis quelques années, on a le choix entre des « patchs » autocollants et des doseurs qui laissent au malade toute liberté pour se mouvoir, lui-même pouvant « autodoser » son propre traitement en fonction de ses besoins. Et à côté des antalgiques, nous disposons de toute la gamme des psychotropes pour juguler la souffrance morale et atténuer les angoisses.

Mais cette évidence, qu'aucun médecin n'ignore, qui la connaît parmi le grand public ? Bien peu de monde, en vérité, et j'ose dire presque personne parmi la population « bien portante ». C'est ainsi que prend corps l'autre grand malentendu, ou, si l'on préfère, l'autre contresens inhérent au débat sur l'acharnement médical : pour la plupart de ceux qui se prononcent, par principe, pour abréger une fin de vie difficile, l'euthanasie est le moyen privilégié de libérer un patient de la douleur !

C'est d'ailleurs le langage que nous tiennent les familles qui, lorsqu'elles ont compris qu'il n'y avait plus d'espoir, nous pressent d'arrêter tout traitement : « Docteur, faites en sorte qu'il ne souffre plus. » Nous sommes alors en mesure de prendre un engagement simple : tout sera fait pour éliminer la souffrance ; et nous vous promettons qu'il sera apaisé, même si ces traitements antalgiques abrègent la vie du patient.

Comment fixer la frontière entre ce qui est raisonnable et ce qui ne l'est plus ? Question épineuse. L'expérience de l'équipe médicale devient primordiale, car lorsque la maladie a définitivement gagné, je l'ai dit, la dose d'antalgique nécessaire est tellement massive qu'elle en devient nécessairement mortelle. Je reconnais qu'il m'est arrivé, plus d'une fois, de discuter avec les membres de mon service, médecins, réanimateurs, infirmières, de l'intérêt de poursuivre un traitement. Mais même à ce moment, il n'est pas rare que ceux qui, quelques semaines plus tôt, nous pressaient d'abréger l'existence d'un proche reviennent nous voir avec des liasses d'articles trouvés sur Internet ou dans des revues médicales spécialisées : « Connaissez-vous ce protocole ? Pourquoi ne pas l'essayer ? Et si nous tentions l'opération de la dernière chance aux États-Unis ? » Ou encore : « Pourquoi avoir négligé les médecines parallèles ? Je connais quelqu'un qui… » Et la réponse à la question de savoir s'il était vraiment raisonnable de pratiquer une réanimation sur un corps en train de partir ne semble plus aussi évidente pour ceux-là mêmes qui l'avaient posée… Mais c'est donc dans le dialogue entre l'équipe soignante et la famille que peut s'opérer le choix d'arrêter le traitement et d'installer le traitement antalgique seul.

Fort heureusement, la décision d'arrêter ou de continuer un traitement s'est collégialisée pour devenir, à proprement parler, un acte collectif.

Ma première confrontation avec ce qu'il est convenu d'appeler l'acharnement médical remonte à l'époque où j'étais externe, à la fin des années 1960. Dans les hôpitaux comme dans les entreprises, le patron de droit divin prévalait encore, et c'est au chef de service qu'il appartenait de trancher. S'il considérait que tous les traitements avaient échoué, sa décision était sans appel. S'il disait : « On arrête », il ne venait à l'idée de personne de protester, ni même de risquer une objection. Le décret étant tombé, les infirmières débranchaient. Et la mort survenait, en direct, nette et sèche comme le couperet de la guillotine. Impressionné, je le fus plus d'une fois, mais pourtant je me garderais bien, trente-cinq ans après, de porter le moindre jugement. C'est que, pour avoir vécu de l'intérieur les progrès de la médecine, je sais que mes anciens patrons prenaient, en leur âme et conscience, la décision la plus compatible avec l'état des connaissances qui étaient les nôtres, et surtout des techniques dont nous disposions. De même que parler d'« acharnement thérapeutique » implique l'existence de thérapeutiques, de même la question de l'arrêt d'un traitement ne se pose que s'il existe un traitement ! En 1965, nous faisions de notre mieux, lequel était infiniment mieux que le « mieux » des années 1920, quand n'existaient ni les antibiotiques, ni les techniques modernes de réanimation, et encore moins d'imagerie médicale…

Lorsque je suis devenu interne des hôpitaux en 1971, les choses avaient commencé à changer. Le dialogue s'était imposé et la famille devenait un interlocuteur à part entière. Surtout, les infirmières étaient consultées, évolution notoire et tellement justifiée. Elles commençaient à occuper la place qu'elles ont aujourd'hui conquise, un maillon essentiel de la chaîne de décision, situées au contact permanent du malade et de sa famille. Au début des années 1980, je me souviens parfaitement d'avoir assisté à ce qui eût semblé inimaginable quinze ans plus tôt : une infirmière venant voir son patron pour lui dire : « C'est fini. Il faut arrêter. »

La France avait rajeuni. La médecine, aussi. Mais cet avènement du dialogue, de la confrontation parfois, évite-t-il la crainte lancinante de n'avoir pas pris la bonne décision ? Cette incertitude, qui hante la famille sans toujours épargner le médecin, comment imaginer qu'elle n'existe pas pour le malade quand il est conscient ? Que dire à celui qui, au début de sa maladie, nous enjoignait d'abréger ses souffrances dans l'hypothèse où le mal ne pourrait être enrayé, et qui change brusquement d'attitude face à la mort quand il se voit transféré dans ce qu'il est convenu d'appeler un centre de « soins palliatifs » ?

Dans le cadre de ces « unités de fin de vie », dont je ne cesse de réclamer le développement depuis des années, et qui restent d'une rareté intolérable, la demande d'euthanasie disparaît presque instantanément. De la part de la famille qui, curieusement, cesse de vous poser la question poignante : « Pour combien de temps en a-t-il encore ? » (sans doute parce qu'il est établi que le patient transféré dans un tel cadre n'est plus guérissable). Mais aussi de la part du malade, pour la simple raison que, débarrassé de sa souffrance, il ne voit plus arriver la mort. Cela est si vrai que, parfois, une forme d'espoir revient. La douleur disparue, ou simplement estompée, le malade reprend goût au filet de vie qui lui reste, s'apaise, et en même temps devient plus exigeant. C'est alors que le travail des équipes soignantes prend toute sa dimension, à la fois noble et ancrée dans le quotidien : aider le malade à conserver sa dignité, ou plus exactement ce qu'il ressent comme sa dignité.

Pour les uns, la dignité essentielle consiste à ne pas vivre grâce à l'assistance de tuyaux et entouré d'écrans de contrôles. C'est la vision que véhiculent les théoriciens de l'euthanasie, qui sont pour la plupart, je ne le dirai jamais assez, des gens bien portants. Mais c'est rarement celle des malades en fin de vie, pris en charge dans le cadre d'unités palliatives. Pour eux, la première dignité est de recevoir leur dose d'antalgique au bon moment ; c'est aussi qu'il y ait des infirmières en nombre suffisant pour les entourer, leur parler de tout et de rien, faire leur toilette dix fois par jour s'ils ont perdu le contrôle de leurs sphincters… La dignité du mourant se confond alors avec celle, admirable, des hommes et des femmes qui l'accompagnent dans ses derniers instants : le personnel hospitalier, la famille, les proches, qui consacrent affection et dévouement à rendre digne d'être vécue une vie qui s'en va.

Changer draps et pansements aussi souvent qu'il le faut, maintenir une chambre impeccable et une atmosphère joyeuse – oui, joyeuse ! j'en témoigne pour l'avoir constaté et m'être senti incapable d'expliquer pourquoi –, répondre aux derniers désirs d'un mourant qui réclame son petit plat préféré, au nom de quoi tout cela serait moins conforme à la dignité humaine que débrancher un tuyau parce que l'espoir de guérir a disparu ?

Cette évidence assaille quiconque prend la peine de fréquenter, ne serait-ce qu'épisodiquement, les centres de soins palliatifs : ce n'est pas la mort qui est indigne, c'est l'absence d'accompagnement. Oui, mourir peut être laid, sale, et malodorant. Mais c'est aussi aux vivants qu'il appartient d'être dignes en faisant en sorte que la mort ne soit rien de tout cela. Voilà bien l'étrange paradoxe de ce XXIe siècle : présenter l'euthanasie comme un progrès alors que notre époque est la première de l'histoire à détenir les moyens de supprimer la douleur physique et, dans une moindre mesure, la souffrance psychologique.

Autre nœud gordien qu'il est souvent demandé aux médecins de trancher : faut-il essayer un traitement ou tenter une intervention sur un malade dont nous savons qu'il va mourir d'une pathologie irréversible dans les mois qui viennent, et qui souffre d'une autre pathologie, liée ou non à la première ?

Comme pour la décision d'arrêter ou de poursuivre un traitement, pareil dilemme peut-il être réglé par une loi ? Évidemment non, et je voudrais citer deux exemples. Voici un malade atteint de métastases osseuses et qui vient consulter pour une occlusion intestinale directement provoquée par son cancer du système digestif. Faut-il l'opérer et lui installer un anus artificiel afin qu'il ne meure pas de son occlusion tout en sachant que, quoi qu'il arrive, le cancer l'emportera bientôt par les métastases osseuses, vertébrales en particulier, et qui risquent de le rendre paraplégique ? Examiné par des juristes appelés à élaborer une loi, ce cas de figure, plus fréquent qu'on ne le croit, serait assurément classé dans la catégorie de l'acharnement thérapeutique. Je ne connais pourtant pas beaucoup de patients qui accepteraient de périr d'une occlusion intestinale plutôt que de gagner quelques semaines de vie. Pourtant, pas plus que le médecin, ils n'ignorent ce qui les attend : nouvelles métastases, paralysies, douleurs…

Autre exemple : celui d'un homme atteint d'un cancer de la vessie et qui vient consulter pour l'insuffisance rénale que provoque son cancer. Lui comme nous sait – ou se doute – que le terme est proche, tout ce qui fut tenté l'ayant été en vain. Mais l'issue étant moins imminente que le risque mortel provoqué par l'insuffisance rénale, deux attitudes sont alors possibles :

— soit le patient choisit « l'acharnement » en se disant qu'il n'a rien à perdre. Il faudra alors dériver les urines, en installant des poches cutanées et l'inconfort qu'elles entraînent, tout en sachant que, si la personne ne meurt pas d'insuffisance rénale, elle sera un peu plus tard victime de métastases diverses ;

— soit il s'y refuse, décidant de profiter des quelques mois de vie « normale » qui lui restent.

Les deux termes de l'alternative sont également respectables, et le devoir du médecin est de se conformer à l'un comme à l'autre.

Le médecin doit certes s'abstenir de prendre parti par respect pour la volonté du malade. Mais pense-t-on qu'il faille une loi pour décider à sa place ? Dans leur souci de tout rationaliser, et au nom, toujours, de la « dignité » du malade, certains le souhaitent. On imagine alors deux logiques concurrentes mais également liberticides : l'une inspirée par des technocrates, soucieux des deniers de l'État et arguant de ce que coûte à la collectivité l'acharnement thérapeutique ; l'autre, inspirée par des laboratoires, dont l'unique but serait de multiplier les expériences pour faire avancer la recherche…

Dans un cas comme dans l'autre, cela revient à déposséder le patient de son libre arbitre : quand un individu est non seulement en état de décider, mais averti de ce qui l'attend, nul n'a le droit d'interférer dans ce choix.

ADN

La découverte de l'ADN (acide désoxyribonucléique), de sa structure et de son fonctionnement, a constitué une avancée majeure de la biologie et de la génétique et, plus généralement, de la science.

Tout a commencé par les travaux du biologiste suisse Mescher, en 1869, à partir de bandages purulents. Ce pus est un réservoir de grosses cellules, les globules blancs, qu'il peut observer à loisir. Il découvre au cœur de la cellule une substance riche en phosphore qu'il baptise nucléine (le noyau). Puis différents savants européens précisent la composition du noyau : des protéines ainsi qu'un acide que l'on baptisera provisoirement nucléique et dont la composition chimique comprend quatre molécules : l'adénine (A), la cytosine (C), la guanine (G) et la thymine (T), appelées dans le jargon « bases azotées ».

Dans les années 1930, plusieurs équipes américaines précisent la structure de cet acide et lui donnent son nom : acide désoxyribonucléique (ADN).

En 1944, les Américains Avery, MacLeod et MacCarty démontrent que l'ADN est, dans le chromosome, l'agent qui constitue les gènes, alors que beaucoup pensaient que les protéines de la cellule jouaient ce rôle.

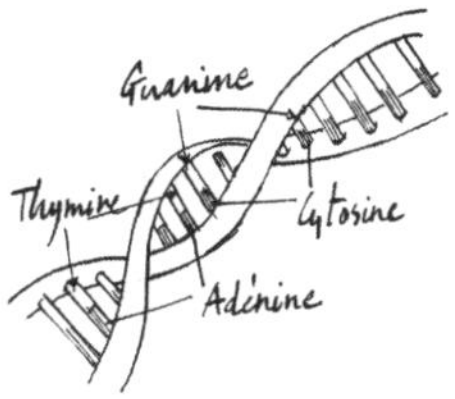

En 1953, s'appuyant sur ces découvertes et sur les avancées de la cristallographie (c'est-à-dire notamment l'étude de la structure atomes-molécules par les rayons X), le généticien américain Jim Watson et le physicien Francis Crick, associés à la biologiste Rosalynd Franklin, vont décrire la structure de l'ADN et les secrets de sa réplication : l'acide désoxyribonucléique est composé de deux brins de forme hélicoïdale (d'où l'appellation double hélice) enroulés l'un autour de l'autre. La structure « tient » grâce à des liaisons physico-chimiques propres aux bases azotées dont ils sont dotés. Chaque brin contient l'intégralité des informations de la molécule, et peut se détacher de l'autre lors de la division cellulaire et apporter l'information génétique à la nouvelle cellule. Les brins retrouvent naturellement un autre compagnon, une copie du précédent, fabriquée à l'occasion de la division et avec laquelle il forme une nouvelle colonne hélicoïdale, et ainsi de suite.

Le prix Nobel de médecine sera décerné en 1963 à Crick et Watson (Rosalynd Franklin est morte en 1958). Deux ans plus tard, trois Français travaillant sur l'ADN recueilleront la même distinction : François Jacob, André Lvoff et Jacques Monod. Ils démontrent notamment le rôle joué par l'ARN (acide ribonucléique, très proche quant à sa structure de l'ADN) dans la reproduction des cellules. Leurs travaux montrent que l'ARN a pour fonction de favoriser la création des protéines, donc de la vie, en transportant les informations génétiques stockées par l'ADN.

Anatomie

La science anatomique

L'anatomie (étude de la structure et des organes de l'organisme animal ou humain) s'est longtemps développée en dehors de la médecine.

L'homme de Neandertal en possédait quelques notions, qu'il mettait à profit dans un but purement utilitaire (la fabrication des outils).

Dans la civilisation grecque antique, et dans l'Égypte d'avant la conquête d'Alexandre le Grand, la dissection est prohibée pour des raisons religieuses. Des études anatomiques très poussées ont en revanche été menées aux IVe et IIIe siècles avant notre ère par Hérophile et Érasistrate (les fondateurs de l'École d'Alexandrie). La majeure partie de leurs travaux a été détruite dans l'incendie de la bibliothèque fondée par Alexandre. Il se pourrait que Galien (131-201), médecin grec établi à Rome, ait eu accès à une partie de leurs recherches.

Dans la civilisation romaine, au début de notre ère, les médecins n'avaient pas le droit de pratiquer la dissection sur les hommes. Galien, chirurgien des gladiateurs, est peut-être passé outre l'interdiction, ce qui expliquerait la pertinence de ses découvertes. Le procédé était en revanche autorisé sur les animaux.

C'est à la Renaissance, dès lors que l'Église autorise progressivement la dissection, que l'anatomie prend son essor. L'exercice en est dévolu aux chirurgiens et aux barbiers qui, en Occident, ne forment jusqu'au XVe qu'une seule et même corporation, distincte de celle des médecins (dont les membres doivent être diplômés des Facultés).

Sur le plan des connaissances, c'est au XVIe siècle que se produiront les avancées les plus spectaculaires dues, notamment, aux travaux du Français Ambroise Paré (1509-1590), le « père » de l'anatomie et de la chirurgie modernes.

Il est formé à l'Hôtel-Dieu, mais aussi sur les champs de bataille de la campagne d'Italie dans les armées de François Ier (qui souhaitait rétablir son autorité sur le Milanais que lorgnait Charles Quint). L'apprenti-chirurgien s'est placé au service du duc de Montejean, un colonel général d'infanterie, et fait merveille dans son emploi. Il met au point une pommade de sa composition (du jaune d'œuf, des huiles extraites de végétaux, de la térébenthine) propre à soulager les blessures par armes à feu. Auparavant, les blessés étaient traités par ébouillantage ou cautérisation (sans anesthésie).

Paré obtient le titre de chirurgien-barbier, puis, en 1545, il publie son premier ouvrage : *La méthode de traicter les playes faictes par hacquebutes et aultres bastons à feu et de celles qui sont faictes par flèches, dards et semblables.*

Ambroise Paré prolonge ses recherches sur les méthodes alternatives à la cautérisation (alors pratiquée à la moindre hémorragie) et conçoit une technique de ligature des artères, qu'il aura l'occasion d'appliquer avec succès sur un officier amputé lors du siège de Danvilliers, en 1552.

L'homme voit sa cote à la cour monter en flèche. Il profite de ses appuis royaux pour décrocher le titre de docteur en chirurgie, malgré l'opposition de ses confrères. En 1561, il publie deux ouvrages : *La Méthode curative des playes et fractures de la teste humaine* et *Anatomie universelle du corps humain.*

Le hasard veut qu'il se casse une jambe quelques jours après la parution du second.

En 1552, il est nommé premier chirurgien du roi Charles IX, ce qui ne l'empêchera pas de continuer ses activités d'« urgentiste », tout au long des guerres religieuses qui rythment le XVIe siècle.

À partir de 1570, il se consacre à l'écriture de ses *Œuvres complètes.*

L'anatomie dans les représentations artistiques et populaires

La représentation du corps, notamment du corps féminin, n'est pas seulement une question artistique. Les médecins sont confrontés quotidiennement à la « dictature » des canons de beauté ou, pour être plus raisonnable, à l'influence des œuvres plastiques (tableaux, sculptures et aujourd'hui photos de mode) sur les fantasmes, envies et peurs des patients.

Prenons l'exemple d'un sujet intemporel ou plutôt éternel : les trois Grâces. Ces déesses, appelées « charites » dans la Grèce antique et « grâces » à Rome, symbolisent la beauté, la vie et la douceur.

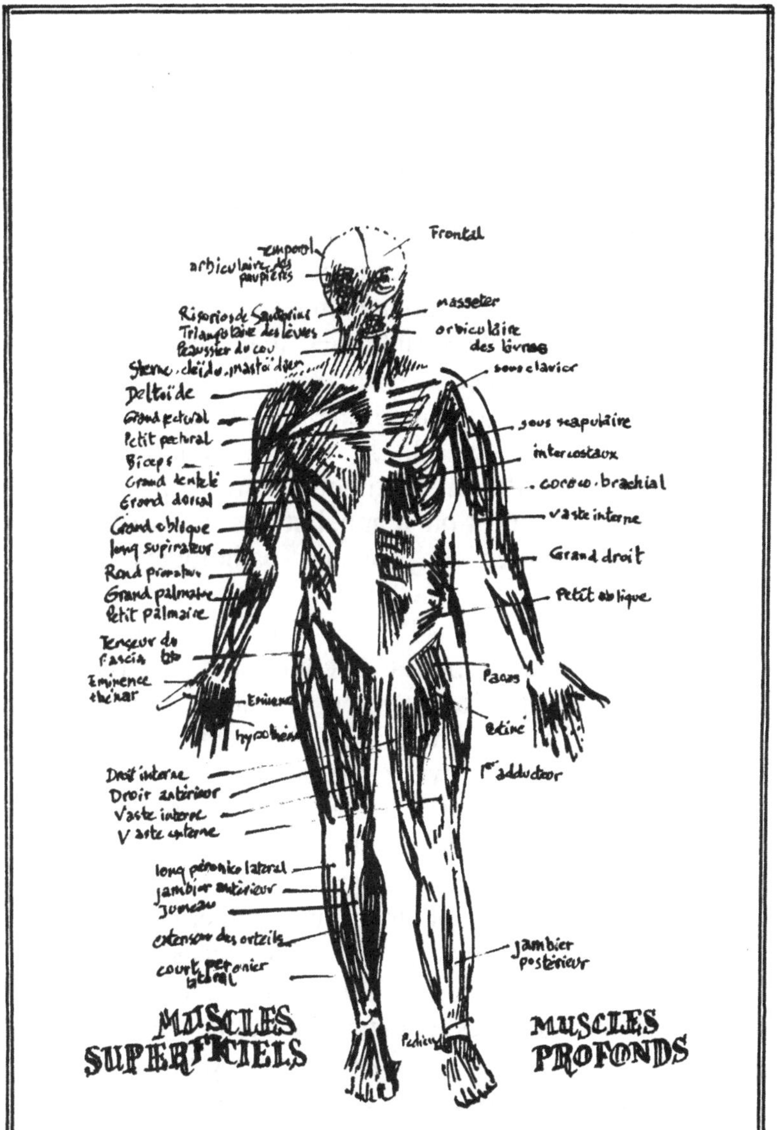
Frontal
masseter
orbiculaire des lèvres
sous clavier
sous scapulaire
intercostaux
coraco brachial
vaste interne
Grand droit
Petit oblique
Psoas
Deltoïde
Grand pectoral
Petit pectoral
Biceps
Grand dentelé
Grand dorsal
Grand oblique
long supinateur
Rond pronateur
Grand palmaire
Petit palmaire
Tenseur du fascia lata
Eminence thénar
Droit interne
Droit antérieur
Vaste interne
Vaste externe
jambier antérieur
Jumeau
extenseur des orteils
court péronier latéral
jambier postérieur
Pédieux
MUSCLES SUPERFICIELS
MUSCLES PROFONDS

Mais que d'évolution dans la représentation de ces trois divinités (aux noms et à la généalogie très variables) !

Dans *Le Printemps* (1477) du peintre florentin Botticelli, leurs formes sont déjà fort généreuses.

Raffaello Sanzio, dit Raphaël, dans sa version peinte en 1505, les affuble d'un déhanchement caractéristique, qui sera amplement repris par ses successeurs. Les *Grâces* raphaéliennes n'affichent certes pas des gabarits de sprinteuses, mais les bourrelets leur ont été épargnés.

Il n'en va pas de même chez le Flamand Rubens (1577-1640) qui, en 1636, les peint en rondouillardes décomplexées. Pas un centimètre carré de peau n'est exempt de ce que l'on n'appelait pas encore la cellulite, sans parler de possibles pathologies ostéo-articulaires.

François Boucher (1703-1770) les a mises en scène à plusieurs reprises au cours de son œuvre, et toujours dans des formes bien rebondies, tandis que Jean Honoré Fragonard (1732-1806), dans une œuvre de jeunesse, semble avoir imposé à ses *Trois Grâces* un petit régime (dont les modalités resteront inconnues ; comme c'est dommage !).

Qu'en est-il de notre époque ? Il serait passionnant de demander à des photographes contemporains de livrer une vision moderne des trois Grâces.

Hasardons-nous dans la science inexacte que constitue le pronostic des tendances plastiques. Nous laisserons de côté les aimables pervers qui, dans une démarche de provocation convenue, ne résisteraient pas au plaisir d'assembler trois maîtresses femmes bardées de cuir et brandissant cravaches.

Après tout, c'est de bonne guerre.

Il y a quelques années, nul doute que beaucoup d'artistes auraient aligné des mannequins aux silhouettes faméliques (dardant sur l'observateur des regards inspirés). Mais aujourd'hui, l'influence des photos de mode et de publicité sur les habitudes et phobies alimentaires des jeunes filles suscite régulièrement les polémiques que l'on sait. Cela inciterait-il les nouveaux Rubens que sont les photographes populaires à sélectionner des modèles au morphotype plantureux et diététiquement correct ? L'option semblait probable jusqu'à l'automne 2007, lorsque le photographe italien Oliviero Toscani a choisi de prendre son monde à contre-pied et de lui envoyer en pleine face l'image dénudée d'une comédienne non plus maigrelette mais ouvertement anorexique. Manœuvre déloyale que n'aurait pas désavouée Carl von Clausewitz.

L'anatomie virtuelle

Il est impossible d'aborder l'anatomie sans évoquer les extraordinaires progrès de la reconstruction virtuelle appliquée au domaine de la chirurgie. J'évoquerai plus loin la médecine virtuelle et les progrès que pourrait permettre le développement de l'imagerie médicale en termes de prévention. Dans le cas de la chirurgie, ces technologies, couplées à des logiciels toujours plus performants, permettent d'obtenir un clone numérique du patient, conforme à l'original jusque dans le moindre organe et le plus infime vaisseau. Les interventions chirurgicales complexes (pour certains cancers ou pour certaines lésions cérébrales) peuvent ainsi être simulées *a priori*, dans tous leurs détails.

Dans le cadre des opérations de reconstruction faciale, le visage d'un patient défiguré par une pathologie ou un accident peut être reconstitué en images de synthèse, dans une démarche qui n'est pas sans rappeler les films et séries télévisées de science-fiction.

Anatomie et érotisme

Alphonse de Lamartine a consacré des milliers de vers à la description mélancolique des plaines, des vallons, des lacs et des forêts, notamment dans *L'Isolement* :

Ici gronde le fleuve aux vagues écumantes ;
Il serpente, et s'enfonce en un lointain obscur ;
Là le lac immobile étend ses eaux dormantes
Où l'étoile du soir se lève dans l'azur.

L'exercice est admirable, mais peu risqué au plan pénal. En 1928, Aragon n'a pas fait preuve de moins de talent, mais c'est sous le manteau qu'il a dû éditer un poème dédié au thème plus « sensible » du sexe de la femme, intitulé *Le Con d'Irène*. Le texte fera d'ailleurs l'objet d'une saisie lorsqu'il sera officiellement publié quarante ans plus tard. En voici un court extrait :

« C'est dans ce sillage humain que les navires enfin perdus, leur machinerie désormais inutilisable, revenant à l'enfance des voyages, dressent à un mât de fortune la voilure du désespoir. Entre les poils frisés comme la chair est belle sous cette broderie bien partagée par la hache amoureuse, amoureusement la peau apparaît pure, écumeuse, lactée. Et les plis joints d'abord des grandes lèvres bâillent. Charmantes lèvres, votre bouche est pareille à celle d'un visage qui se penche sur un dormeur, non pas transverse et parallèle à toutes les bouches du monde, mais fine et longue, et cruciale aux lèvres parleuses qui la tentent dans leur silence, prête à un long baiser ponctuel, lèvres adorables qui avez su donner aux baisers un sens nouveau et terrible, un sens à jamais perverti. »

Aragon n'a jamais revendiqué *publiquement* la paternité de cette œuvre. Par pudeur ?

Voir : Quételet (indice de), Virtuelle (médecine).

Anesthésie

René Leriche, grand chirurgien du début du siècle dernier, a eu cette phrase merveilleuse qui mesure l'ambiance de l'époque : « La douleur des autres est généralement facile à supporter. » Il répondait vraisemblablement à Alfred Velpeau, autre chirurgien du XIXe siècle : « Éviter la douleur est une chimère que ne poursuit plus personne : instrument tranchant et douleur en médecine opératoire sont deux mots dont il faut pour toujours accepter l'association. »

Il faut se méfier, quand on se veut un grand homme, des phrases définitives. De tout temps, l'homme a tenté de calmer la douleur, en particulier les médecins barbiers ou autres chirurgiens.

Les Assyriens eux-mêmes avaient une méthode très particulière pour « endormir » les patients. Ils comprimaient les artères carotides pour entraîner un bref coma pendant lequel ils pouvaient circoncire les enfants nouveau-nés. Les Chinois utilisaient le haschisch, et les Grecs soûlaient les malades au vin de mandragore.

Plus tard, au Moyen Âge, les « chirurgiens » tentaient d'endormir les patients en leur faisant respirer des vapeurs d'opium.

Qui ne se souvient de ces westerns où l'on voyait le blessé ingurgiter des lampées de whisky pour qu'on puisse lui retirer la flèche indienne !

Ce n'est qu'en 1846 que naît véritablement l'anesthésie. On la doit à un dentiste qui, assistant à des jeux de foire, constata le phénomène suivant : un bateleur faisait inhaler du protoxyde d'azote à des badauds qui se mettaient à rire et à gesticuler quand l'un d'eux, heurtant violemment un banc, se fit une plaie importante à la jambe… Tout en continuant à rire et à gesticuler ! C'est donc que la douleur n'avait pas prise sur lui. Horace Wells, notre dentiste, proposa aussitôt d'utiliser ce gaz hilarant sur ses malades. Le succès fut immédiat, mais éphémère ! Car quand il voulut en faire la démonstration devant des sommités médicales et un large public, le malade se réveilla en hurlant au milieu de l'intervention…

Son confrère, William Morton, recommencera l'expérience la même année, mais avec plus de succès. Un malade présentant un ganglion au niveau du cou est endormi au protoxyde d'azote et se réveille après la réussite de l'opération. Malheureusement pour Morton, Charles Jackson, un autre chirurgien, prétend être le découvreur de la méthode. C'est le drame. Morton qui voulait « régler son compte » à Jackson se tue en calèche et Jackson se suicide. Première anesthésie, premier procès ! Ce ne sera pas le dernier…

Cette découverte est pourtant fondamentale. Dès la fin des années 1840, l'anesthésie est utilisée partout en Europe. Après la vaccination antivariolique proposée par Jenner, la reine Victoria elle-même fut endormie en 1853 au chloroforme pour l'accouchement de son fils Leopold. L'anesthésiste et accoucheur James Simpson lui a administré par un goutte-à-goutte ce produit sur une compresse appliquée sur le nez et la bouche. Cette technique longtemps utilisée fut appelée « l'anesthésie à la reine », avant d'être supplantée par l'utilisation d'un masque, dit masque d'Ombredanne (du nom de son inventeur Louis Ombredanne, 1871-1956).

Éther, protoxyde d'azote, chloroforme, les mélanges sont divers, parfois étranges, souvent dangereux. Arrêts cardiaques, atteintes hépatiques… Voici néanmoins lancée l'anesthésie générale, qui va se sophistiquer pour atteindre aujourd'hui une sécurité incroyable.

Certes, il existe encore des accidents mais ils sont dus soit à l'extrême fragilité des patients, soit à des phénomènes d'allergie imprévisible ou passée inaperçue. Qui ne se souvient de l'accident dont fut victime Jean-Pierre Chevènement, quand il était ministre de l'Intérieur ? Une simple opération sur la vésicule biliaire et, à l'induction, un phénomène allergique dramatique se déclare : arrêt cardiaque, massage pendant plusieurs minutes, coma. Il en est revenu sans séquelle. Plus tard, on a compris qu'il était allergique au curare (c'est ce qu'en dit la presse), d'où l'importance de la consultation d'anesthésie effectuée quelques jours avant l'intervention. D'où aussi l'obligation de toujours se souvenir qu'il n'existe pas de « petites » anesthésies.

Des mélanges sont utilisés. D'abord un sédatif ou un anxyolitique pour préparer le patient. L'induction est rapide : « Comptez jusqu'à trois et vous serez endormi. » Puis, la perte de connaissance acquise, divers produits nécessaires à l'acte chirurgical sont injectés, souvent des curares (rapides ou lents) pour détendre les muscles. Une assistance respiratoire est installée. Un monitoring des fonctions vitales permanent permet de surveiller le malade. Le réveil, plus progressif, se fait sans agitation, des produits spéciaux injectés effaçant de la mémoire la période opératoire.

Certains produits ont des effets particuliers. Ainsi la kétamine provoque-t-elle des rêves parfois agréables, parfois dramatiques. Cette drogue peut être utilisée par des jeunes (ou moins jeunes) pour faire des « trips » qui peuvent être catastrophiques.

Jeune externe dans le service du professeur Jean Loygue, un de mes plus grands patrons, je fus un jour interpellé par une femme d'un certain âge qui, en se réveillant d'une anesthésie par kétamine, s'écriait : « Docteur, docteur ! Rendormez-moi, j'ai fait pendant l'anesthésie un si beau rêve ! J'étais en Égypte au milieu des pyramides, c'était tellement fascinant ! »

Mais j'ai aussi assisté à des réveils plus dramatiques pendant lesquels les malades gémissaient et pleuraient, non à cause de la douleur mais des rêves étranges et angoissants.

Faut-il rapprocher de ces produits ceux utilisés par les Incas, produits hallucinogènes qui permettaient aux sorciers d'entrer en transe et de prédire l'avenir en pénétrant dans un monde extraordinaire ?

D'autres produits peuvent être malheureusement utilisés par des violeurs pour endormir leurs proies qui, dans un état second, se laissent faire et oublient…

Cette drogue des violeurs est inodore et sans couleur. Les lecteurs comprendront que j'en taise le nom !

Moins d'un demi-siècle après la découverte de l'anesthésie générale, l'anesthésie locale fait son apparition. Il s'agit alors de supprimer simplement la douleur en injectant un extrait de cocaïne. Cette injection peut être faite autour d'une plaie, autour d'une dent ou dans le liquide céphalo-rachidien (par une ponction lombaire), c'est la rachi-anesthésie, voire autour des nerfs issus de la moelle épinière, c'est la péridurale.

Pendant longtemps les accoucheurs, pardon, les gynéco-obstétriciens ont hésité à utiliser la péridurale. Il faut accoucher dans la douleur, disaient-ils ! Actuellement, presque partout, cette anesthésie loco-régionale est utilisée. Nous l'utilisons en chirurgie urologique pour toutes les interventions basses (prostate, vessie, testicules). Les orthopédistes aussi, pour les interventions sur les membres (blocs neurologiques).

Aujourd'hui, plus de dix millions d'anesthésie se déroulent en France chaque année. Les anesthésistes sont devenus des réanimateurs. Ils adaptent l'anesthésie à chaque malade. Grâce à eux, la douleur est bannie de la salle d'opération. Quant au postopératoire, il est de moins en moins douloureux, grâce aux dérivés morphiniques injectés par les infirmiers, voire par le malade lui même.

Une première enquête de l'INSERM en 1980 recensait 3,6 millions d'actes d'anesthésie. 6 à 8 % de la population en subissait chaque année. À cette époque l'anesthésie générale était reine, 90 % ou plus. En 1996, le nombre d'actes était passé à 8 millions et l'anesthésie loco-régionale (rachi-anesthésie, péridurale) représentait déjà 30 % des actes.

Aujourd'hui, c'est plus de 10 millions d'actes par an (15 % de la population) qui sont pratiqués, dont 40 % sont des anesthésies loco-régionales. Autre caractéristique : si 95 % des patients opérés en 1980 ne présentaient aucune autre pathologie en dehors de leur intervention, le nombre de patients présentant un risque vital au moment de l'opération a été, depuis, multiplié par quatre. C'est dire si l'anesthésie est de plus en plus utilisée chez des patients complexes, victimes de multiples pathologies (cardiaques, pulmonaires, hématologiques). Plus impressionnante encore est l'évolution de la mortalité per-opératoire (due en partie à l'anesthésie). En 1980, il y avait 273 décès sur les 3,6 millions d'actes tandis que, pour la période actuelle et pour la France entière, le nombre de décès est de moins de 50 pour 10 millions d'actes. Ce qui correspond à une diminution par un facteur 10 du taux de décès !

Il n'y a pourtant pas eu de révolution technologique pendant les dix dernières années : cette sécurité accrue s'explique par la normalisation des matériels, la généralisation des check-lists, et le passage obligatoire en salle de réveil. Dans les années 1980, il y avait ainsi une centaine de décès par an dus à une apnée du réveil (arrêt de la respiration due à la rémanence des drogues anesthésiques dans le sang). Aujourd'hui, il n'y en a plus aucun.

Les progrès sont moins à réaliser dans le perfectionnement des techniques d'anesthésie que dans l'amélioration de l'organisation et de la culture de la sécurité impliquant l'ensemble des acteurs (anesthésistes, réanimateurs, chirurgiens).

Avicenne

(980-1037)

Dès 632, se lève en Orient une nouvelle civilisation. Les tribus du désert d'Arabie se fédèrent sous la loi du prophète Mahomet. Il va créer un empire de l'Indus à l'Atlantique. La Perse, la Mésopotamie, l'Égypte, l'Afrique du Nord et une partie de l'Espagne deviennent musulmanes. L'unification se fait autour d'une religion mais surtout d'une langue, l'arabe. Cette civilisation est d'une fertilité incroyable. Des savants, des ingénieurs, et bien entendu des médecins. Parmi eux, Avicenne est l'un des plus grands.

Il est né en 980 en Perse, près de Boukhara. Voilà un immense savant dont le patronyme (ou plutôt le surnom) n'est connu du grand public que comme celui d'un hôpital. Et pourtant, il a apporté des contributions majeures à la médecine, aux mathématiques, aux sciences naturelles, mais aussi à la philosophie et à la poésie.

De son vrai nom Abu Ali al-Hussein ibn Abdullah ibn Sina, il est un disciple d'Hippocrate et de Galien, a été médecin, mais aussi vizir, traducteur, enseignant…

En matière médicale, son œuvre majeure s'intitule *Canon de la médecine*. Il y décrit, parfois avec une grande précision, une foule de pathologies (la pleurésie, le diabète, l'ulcère de l'estomac, certaines paralysies) et d'infections inconnues ou non encore classifiées, ainsi que leur mode de propagation. Il concourt aussi dans une large mesure aux progrès des connaissances de l'époque en matière d'anatomie. Son œuvre aura eu une influence majeure sur la médecine européenne jusqu'à la Renaissance.

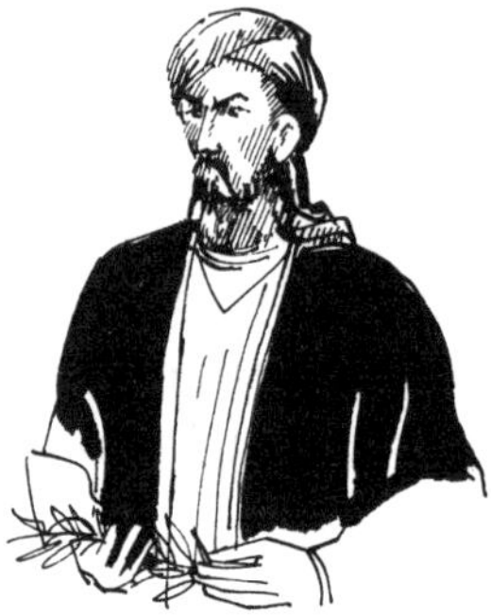

Mais l'existence d'Avicenne est également une merveilleuse aventure, faite de voyages, de nominations prestigieuses suivies de disgrâces, d'emprisonnements et de cavales.

La personnalité d'Avicenne est complexe, peut-être faut-il dire sans complexe. Né dans une grande famille de hauts fonctionnaires (« à l'âge de dix ans, disait-il, j'étais venu à bout du Coran et des belles lettres »), il commença par la philosophie grecque – l'*Isagoge* de Porphyre n'avait plus de secret pour lui –, poursuivit par la géométrie d'Euclide et l'astronomie. Sans complexe vraiment quand il dit de lui-même : « Tout problème que mon maître me présentait, je parvenais à le résoudre mieux que lui-même… » Et d'ajouter : « Puis je m'intéressais à la médecine et me mis à lire tous les ouvrages composés dans cette science qui n'est assurément pas une science difficile, aussi j'y fis de réels progrès… j'étais alors âgé de seize ans. »

Avicenne ayant une forte tête, il refusa de servir les Ghaznévides, dynastie d'origine turque qui avait pris le pouvoir, et émigra. Le voici médecin à l'hôpital de Gurganj, mais sous l'égide du vizir, il continue de fréquenter les philosophes et les mathématiciens. Sa vie, à cette époque, n'est qu'errance. Il se retrouve bientôt au bord de la mer Caspienne, puis plus à l'ouest, à Rayy, traitant çà et là une princesse, son fils malade, le vizir de l'émir Shams al-Dawla, qui souffrait d'un ulcère à l'estomac. Pendant son périple, il commence à rédiger son *Canon de la médecine* (*Kital al-Qanum*) qu'il terminera en 1019. En 1021, la fortune le quitte et il est emprisonné durant quelques mois ; vraisemblablement mal surveillé, il réussit à fuir et à gagner Ispahan où il mourra en 1037.

Avicenne fait partie de ces hommes aux dons multiples ; car outre son canon de la médecine, il n'en a pas moins rédigé plus de deux cent soixante-dix traités, abordant, détaillant toutes les connaissances de son siècle, emblème d'un temps où les grands médecins n'étaient pas que médecins, mais aussi et surtout philosophes et scientifiques.

Ce n'est qu'avec le XIXe siècle que nos médecins, de plus en plus spécialisés, perdront peu à peu leur humanisme. Cette dérive scientiste n'est pas sans poser de véritables problèmes éthiques en un temps où l'homme est découpé en tranches par le scanner, opéré par un robot, et où ses organes sont petit à petit remplacés par des machines ou des prothèses.

Avicenne fut vraisemblablement le premier de ces humanistes qui englobait l'homme aussi bien dans son livre de philosophie, le *Kitab al-Shifa* (le *Livre de la guérison de l'âme humaine*) que dans ses traités de médecine. C'est d'ailleurs ce qui peut lui être reproché : il a succombé à la facilité de l'unicisme.

Selon lui, le mouvement des astres réglait la date des saignées, la géométrie des polygones, la cicatrisation des plaies. Quoi qu'il en soit, son canon de la médecine établit une revue presque exhaustive des maladies de l'homme de la tête aux pieds ; il y rassemble les connaissances grecques, perses, chinoises et indiennes. Il y a dans son œuvre des phrases d'une modernité éblouissante : « Le cancer est une tumeur qui augmente progressivement de volume, elle est destructrice et étend ses racines qui s'insinuent parmi les tissus avoisinants. »

Le *Canon de la médecine* est remarquable par sa clarté littéraire, ses livres sont très élaborés avec des sections, des chapitres et des sous-chapitres, ce qui rend sa lecture facile et limpide. Traduit en latin dès le XIIe siècle, puis en hébreu, il sera imprimé à Milan en 1473 et deviendra, pour toutes les écoles de médecine, une référence.

Quant au fond, les critiques modernes auront à cœur de rappeler que ses livres n'auront été, somme toutes, que des compilations (Aristote, Galien et surtout Abu Kakr Mohammad ibn Zakariyya el-Razi, dit Rhazès, qui est véritablement l'inspirateur d'Avicenne, mêlant lui aussi astronomie, philosophie et médecine). Mais Rhazès n'avait pas, comme Avicenne, un « chargé de communication », autrement dit un hagiographe, son compagnon al-Juzjani, grâce auquel son œuvre a survécu, au point de supplanter jusqu'à ses successeurs.

B

BCG

C'est un symbole qui a disparu le 20 juillet 2007 : la fin de la vaccination obligatoire par le BCG, une mesure adoptée en 1950.

Mon grand-père Robert Debré a été un des plus fervents partisans du développement de ce procédé. La tuberculose infantile en particulier a été à partir des années 1920 l'un de ses sujets d'études majeurs. Il lui a tout d'abord fallu démontrer qu'elle n'était pas héréditaire, opinion largement répandue à l'époque. Peut-être cette idée découlait-elle du fait que la misère avait, quant à elle, une fâcheuse tendance à se transmettre de génération en génération.

Finies, donc, les images des files d'enfants des écoles s'apprêtant à recevoir le BCG, grâce à la très redoutée bague multipuncture (méthode remplacée depuis 2006 par une injection intradermique). Une telle mesure signifie-t-elle que la tuberculose, la maladie de la misère, a disparu ? Malheureusement, non. En 2005, 5 374 cas de tuberculose ont été déclarés en France, soit 8,9 cas pour 100 000 habitants. Le chiffre cache des disparités car, sur la même période, l'incidence de la tuberculose s'élève à 19,7 pour 100 000 habitants en Ile-de-France et 44 pour 100 000 en Guyane. Il grimpe à 214 pour 100 000 chez les personnes sans domicile fixe.

Au plan international, la lutte contre la tuberculose fait partie depuis l'an 2000 des priorités d'un Fonds mondial créé pour combattre cette maladie, au même titre que le sida et le paludisme.

D'ailleurs, si la vaccination n'est plus *obligatoire* en France depuis quelques mois, elle reste *conseillée* jusqu'à l'âge de quinze ans pour les enfants nés ou ayant séjourné dans des pays où la maladie reste fortement présente (c'est notamment le cas de l'Afrique, mais aussi de l'Asie et de certains pays de l'Europe orientale), ceux qui ont des antécédents familiaux et tous ceux que les médecins jugent exposés.

Les chiffres fournis par l'OMS suffisent à prendre la mesure du danger : « En l'absence de traitement, une personne atteinte de tuberculose évolutive peut infecter en moyenne 10 à 15 autres personnes en l'espace d'une année. Cependant, les sujets infectés ne font pas nécessairement une tuberculose. Le système immunitaire oppose un “rempart” au bacille tuberculeux qui, protégé par une épaisse couche cireuse, peut rester quiescent pendant des années. Les sujets infectés dont le système immunitaire est affaibli sont plus susceptibles de développer la maladie.

« On compte dans le monde une nouvelle infection par le bacille tuberculeux chaque seconde.

« Un tiers de la population mondiale est actuellement infecté.

« De 5 à 10 % des sujets infectés (non infectés par le VIH) développent la maladie ou deviennent contagieux au cours de leur existence. Les personnes infectées à la fois par le VIH et le bacille tuberculeux sont beaucoup plus susceptibles de développer la maladie. »

La progression de la tuberculose serait certes en train de ralentir mais elle cause toujours la mort de quatre mille quatre cents personnes chaque jour dans le monde.

L'agent infectieux de la tuberculose, le bacille *Mycobacterium tuberculosis*, a été découvert en 1882 par le biologiste allemand Robert Koch. Le bacille de Koch (BK) se transmet par l'air ambiant et cause de nombreuses lésions dont celles des voies respiratoires. Cette bactérie est d'ailleurs extrêmement résistante et peut rester tapie dans la poussière ou sur des vêtements pendant très longtemps, d'où son caractère contagieux.

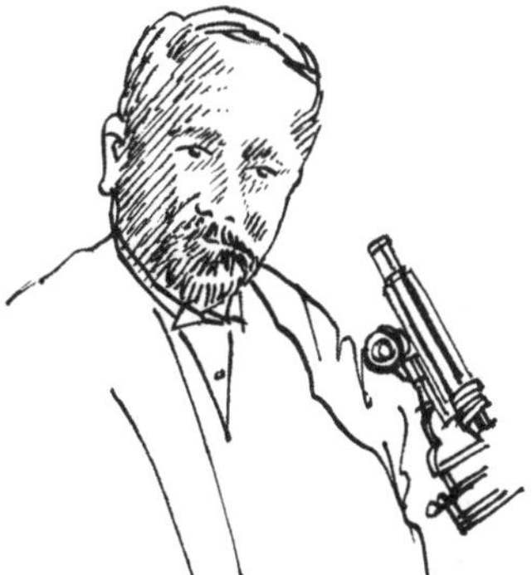

Son vaccin, le BCG (bacille de Calmette et Guérin), a connu une histoire mouvementée. Le médecin Albert Calmette et le vétérinaire Camille Guérin l'ont découvert en plusieurs phases. Ils sont tout d'abord parvenus à rendre inoffensive une souche de l'agent infectant les bovins, puis ont procédé de même pour le bacille de Koch. Après la Première Guerre mondiale, ils reprennent leurs travaux dans le cadre de l'Institut Pasteur.

Au début des années 1920, ils procèdent aux premières campagnes de vaccination. Dix ans plus tard, le BCG fait l'objet de l'un des premiers « scandales de santé publique » du siècle. Deycke et Alstaedt, des responsables des services sanitaires de Lübeck en Allemagne, décident de reproduire la souche du BCG communiquée par l'Institut Pasteur et de procéder à une campagne de vaccination sur deux cent cinquante nouveau-nés.

Mais les conditions matérielles de reproduction des souches laissent à désirer. Les salles d'expérimentation dévolues à la conception du vaccin et les laboratoires d'études du bacille de la tuberculose (sous sa forme active, ce que l'on appelle les souches « virulentes » de la maladie par opposition aux souches « inactivées » du vaccin) ne sont pas séparés. Or la mise en culture dure sept mois et le bacille de Koch voyage aisément dans l'air. Conséquence : près de quatre-vingts enfants meurent dans les mois qui suivent leur vaccination. L'État allemand engage des poursuites à l'encontre de Deycke et Alstaedt et de l'Institut Pasteur. Ce n'est qu'à l'issue de longs mois de procédure que ce dernier parviendra à prouver que la souche qu'il a fournie est saine.

Cependant le mal est fait. Le principe de la vaccination par le BCG est remis en cause et son adoption en sera retardée de vingt ans. C'est seulement après la Seconde Guerre mondiale que le principe général de l'innocuité du BCG sera admis par les instances médicales internationales. Vingt ans de perdus à cause d'erreurs de laboratoire !

Aujourd'hui encore, le camp des opposants au vaccin, qui comprend dans des proportions difficiles à établir des ignorants et des malveillants, n'a pas désarmé. Il suffit de consulter quelques « traités » ou encore les innombrables sites Internet de médecine parallèle pour lire des élucubrations hallucinantes sur le caractère meurtrier du BCG.

Comme souvent, ces délires s'appuient sur des éléments objectifs. Comme tous les vaccins, l'efficacité du BCG n'est pas de 100 % mais « estimée entre 75 et 85 % pour les formes graves du nourrisson et du jeune enfant, notamment méningite et tuberculose disséminée et entre 50 et 75 % pour la tuberculose de l'adulte : il ne permet donc pas d'empêcher la transmission de la maladie et d'enrayer l'épidémie mondiale », admet très officiellement le ministère de la Santé.

À l'instar de toutes les campagnes de vaccination de masse, le BCG a fait des victimes parmi les individus fragiles et immuno-déprimés, pour lesquels certains vaccins sont très clairement contre-indiqués. Mais que faire lorsque cette faiblesse immunitaire se révèle *à l'occasion* de la vaccination ?

Par ailleurs, quel médecin pourrait, le cœur léger, expliquer à des proches d'un patient décédé que sa disparition relève des « dommages collatéraux » d'un mouvement sanitaire qui a sauvé des millions de vies dans le monde entier depuis plus de cinquante ans ?

Enfin, et pour l'anecdote, j'indiquerai qu'il existe une catégorie de médecins qui continuera à utiliser couramment le bacille découvert par Calmette et Guérin : il s'agit des urologues. Car cette bactérie demeure un principe actif très efficace dans les lavages de la vessie dont il permet de traiter les tumeurs superficielles. Ce que l'on appelle les « instillations endovésicales » de BCG diminuent le risque de récidive de ces tumeurs. Elles sont toujours accompagnées d'une surveillance étroite quant à leur efficacité et leur tolérance par l'organisme. Elles présentent enfin un autre intérêt : pouvoir tester des tumeurs à plus haut risque de complication. Si ce type de traitement « en douceur » échoue à un stade précoce, cela signifie qu'il faut envisager un protocole de traitement plus radical.

Bernard, Claude

(1813-1878)

Ou la science expérimentale

Fils de vigneron, il resta toute sa vie attaché à sa vigne, il faisait avec plaisir goûter son vin à ses amis.

Il est vrai que le vin n'est pas une boisson fermentée comme les autres. Toute l'histoire de l'humanité, avant même les temps bibliques, le prouve. Plus qu'aucune autre culture, celle de la vigne exige des soins attentifs, une habileté manuelle et l'obéissance aux forces de la nature.

Avoir une ascendance vigneronne et rester toute sa vie attentif à cette culture sont des traits de caractère de la personnalité de Claude Bernard.

Il a d'abord mené la vie d'un enfant de village. Dans ses périodes sombres, il vient se réfugier au logis beaujolais. « J'habite sur les coteaux du Beaujolais qui fait face à la Dombes… ma maison quoique située sur une hauteur est comme un nid de verdure. » Il ne fut pas un collégien modèle, n'éblouissant pas ses condisciples plus tard étonnés par l'éclat de son génie et de sa gloire.

Mais, vite, il lui faut gagner sa vie. Par hasard, il devient garçon de pharmacie à Vaise, faubourg de Lyon à l'officine de M. Millet. C'est l'époque où souffle un grand vent de romantisme, Chateaubriand, Vigny, Lamartine, Victor Hugo, Dumas père. Claude Bernard ne peut pas apaiser sa flamme juvénile qui l'anime, il va composer une pièce de théâtre, *Rose du Rhône*.

Décidément, sa tâche l'ennuie, il est chassé par son maître et gagne Paris, dans l'espoir de faire jouer sa pièce dans un grand théâtre.

Déception. Saint-Marc Girardin, critique renommé, lui dit : « Vous n'avez pas le tempérament dramatique… vous avez fait de la pharmacie, faites de la médecine, vous gagnerez mieux votre vie. »

À vingt et un ans, il commence ses études de médecine après avoir passé avec succès son baccalauréat. Externe en 1836 à vingt-trois ans, interne en 1839 (26e sur 29), il est l'interne de Magendie à l'Hôtel-Dieu qui va le prendre comme préparateur au Collège de France. Magendie, expérimentateur, avait horreur des théories et de la clinique, et ne songeait qu'à expérimenter sur l'animal.

Claude Bernard montre une habileté extraordinaire, rapidement il va dépasser le maître. Mais l'expérimentation animale n'est pas bien vue, il échoue à l'agrégation…

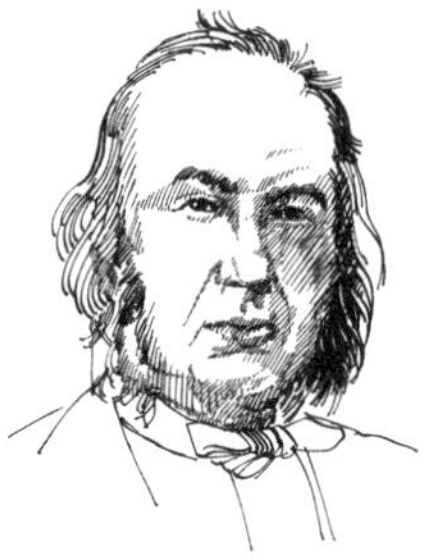

Son premier travail sur l'anatomie et la physiologie de la corde du tympan, sa thèse sur le suc gastrique datent de 1843 : déjà apparaît la valeur du savant. En 1848, il étudie le foie et découvre sa fonction glycogénique.

Il observe et voit ce que l'on n'avait pas discerné auparavant. Il établit des hypothèses et les vérifie par l'expérience. Il faut, dit-il, garder le doute en soi jusqu'à la démonstration impeccable. Il rejette toutes les doctrines en vogue à l'époque, animisme, vitalisme, spiritualisme, matérialisme, positivisme, dogmatisme, et ne fonde sa connaissance que sur l'évidence démontrable.

Il établit le fondement de la physiologie normale et pathologique. C'est le succès, et sans qu'il fasse aucune démarche, des chaires sont créées pour lui, les honneurs pleuvent.

L'empereur Napoléon III le nomme sénateur, il est décoré de la Légion d'honneur, les universités célèbrent sa gloire mais il garde la tête froide, reste solitaire.

Malheureux avec son épouse qui ne le comprend pas – elle est bigote, tracassière et tyrannique, et, comble de la tristesse, il perd ses deux garçons, et ses deux filles ne lui donnent aucune satisfaction –, il trouve à quarante et un ans une grande amie qui lui redonne goût à la vie, Mme de Raffalovich, d'une grande beauté, qui lui écrit cinq cents lettres.

Il retourne dans son Beaujolais natal pour y finir sa vie.

Les hasards et les hommes l'ont placé dans un milieu qui lui permit de monter jusqu'aux sommets. Dès qu'il fut en présence des problèmes posés par la physiologie, se révélèrent toutes les qualités de son génie : l'observation, la réflexion, le raisonnement menant à l'hypothèse.

Bernard, Jean

(1907-2006)

J'ai bien connu Jean Bernard, qui fait partie des scientifiques et médecins qui m'ont donné envie d'exercer ce métier. J'ai souvent eu l'occasion de le rencontrer, et d'engager avec lui des conversations passionnantes, dans la maison de campagne de mon grand-père Robert Debré, dont il était un disciple et un ami. Enfin, je l'ai côtoyé au Comité national d'éthique, quand il en était le président.

Mort à quatre-vingt-dix-neuf ans, il aura eu une vie bien remplie, ou peut-être plusieurs vies.

Il a fait ses études de médecine à la faculté de Paris et, en 1936, a décroché une thèse consacrée à l'hématologie.

À cause de la guerre, période de sa vie sur laquelle nous reviendrons, il n'est devenu médecin des hôpitaux qu'en 1946. Puis, il a accumulé les titres : professeur agrégé à la faculté de médecine (1949), professeur de cancérologie (1956), médecin chef de service à l'hôpital Saint-Louis (1957), membre du Comité consultatif de la recherche scientifique (Comité des douze sages, 1958), professeur de clinique des maladies du sang (1961), président du Comité consultatif national d'éthique des sciences de la vie et de la santé (1983).

Il aura également été nommé docteur *honoris causa* des universités d'Innsbruck, Liège, Lisbonne, Louvain, Mendoza, Montevideo, Salonique, Santiago, Sherbrooke, Sofia et Rio de Janeiro ! Sans compter un nombre impressionnant de prix et récompenses scientifiques et un siège à l'Académie française à partir de 1975.

Pendant la guerre, il est entré dans la Résistance dès 1940 et a dirigé un réseau dans le sud-est de la France, au sein duquel il s'est illustré dans le parachutage d'armes aux maquisards. Cela lui a valu d'être arrêté en 1943 et emprisonné à la prison de Fresnes. Une fois libéré, il a repris les armes jusqu'à la fin des hostilités.

En 1946, lorsqu'il réintègre sa carrière médicale (à la fois clinicien et chercheur), il prolonge ses recherches sur l'hématologie amorcées pendant ses études, époque à laquelle cette discipline ne comptait pas parmi les plus prestigieuses.

En 1947, en compagnie du docteur Marcel Bessis (un hématologue qui avait eu l'occasion d'expérimenter la transfusion sur les champs de bataille), il réussit une première médicale : la rémission complète d'une leucémie aiguë chez un enfant, grâce au procédé d'exsanguino-transfusion, c'est-à-dire le remplacement par transfusion d'une grande quantité de sang (jusqu'à la totalité du sang contenu dans l'organisme ou plus).

« Il faut bien comprendre qu'après guerre, on renvoyait chez eux les enfants atteints de leucémie car on ne pouvait rien faire pour eux. [...] C'est dans ce domaine qu'avec Marcel Bessis, il a obtenu la toute première rémission complète grâce à une exsanguino-transfusion. C'était si invraisemblable à l'époque, en 1947, que personne dans un premier temps n'a voulu les croire », expliquera, à son décès, l'un des élèves de Jean Bernard, le professeur Jacques Louis Binet, dans *Le Figaro.*

Jean Bernard fera progresser les traitements contre la leucémie dans des proportions majeures, avant de devenir l'un des plus grands cancérologues français.

C'était également un grand humaniste et un homme d'une immense culture, comme en témoignent ses nombreux ouvrages. Il confiait souvent avoir hésité entre une carrière médicale et la profession d'écrivain.

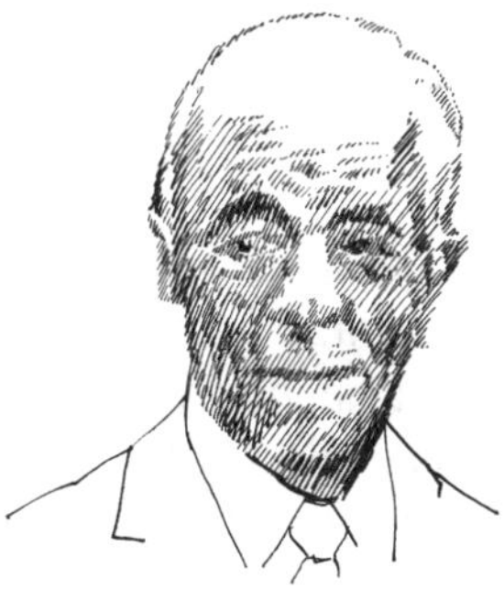

Voir : Debré, Robert.

Broca, Paul

(1824-1880)

Paul Broca fait partie des médecins mythiques du XIXe siècle. J'ai été particulièrement sensibilisé à son œuvre pour en avoir souvent discuté avec mon oncle Philippe Monot-Broca, qui a consacré à son illustre arrière-grand-père un ouvrage fort complet (*Paul Broca, un géant du XIXe siècle*, Vuibert, 2005). Cet homme exceptionnel aura concouru à des avancées majeures dans des domaines extrêmement différents : anatomie, chirurgie, histologie (le développement des os), anthropologie physique, etc.

Il naît à Sainte-Foy-la-Grande en Gironde d'un père médecin de campagne, naguère chirurgien de l'armée napoléonienne. Paul Broca se passionne dès l'enfance pour l'anthropologie et parcourt les chemins de la toute proche Dordogne à la recherche de vestiges de la vie humaine des temps les plus reculés. Titulaire de deux baccalauréats à seize ans, il s'inscrit à l'École de médecine à Paris. Douze ans plus tard, il est professeur de clinique médicale à l'hôpital de la Pitié et chirurgien des Hôpitaux.

Mais Paul Broca est aussi un chercheur passionné. Durant ses études et grâce à ses premières rémunérations de prosecteur (assistant dans les services chargés des dissections), il a fait l'acquisition d'un microscope. Ses premiers travaux ont concerné la structure du cartilage et des os. Puis il s'attaque à la maladie de Duchenne, que l'on croyait d'origine neurologique, et démontre qu'il s'agit d'une maladie musculaire, une myopathie. Toujours à l'aide de son inséparable microscope, il est également le premier à décrire les mécanismes de diffusion des métastases, en observant la pénétration des cellules cancéreuses dans les veines et vaisseaux. Le cancer fait d'ailleurs l'objet de sa thèse publiée en 1849 et intitulée : *De la propagation de l'inflammation. Quelques propositions sur les tumeurs dites cancéreuses.* Puis il s'attelle à l'étude du rachitisme, trouble de la croissance des os chez l'enfant et le nourrisson.

Insatiable touche-à-tout, le jeune professeur Broca s'intéresse aux phénomènes hypnotiques et expérimente à l'hôpital Necker une intervention sous hypnose dont il rend compte devant l'Académie des sciences.

Mais c'est dans le domaine de la neuro-anatomie qu'il livrera sa découverte la plus fameuse : la localisation du centre de la parole. Broca avait eu l'occasion de se pencher sur le cas d'un patient hospitalisé à l'hôpital du Kremlin-Bicêtre à la suite de la perte de la parole et que l'on prenait tout naturellement pour un fou. Pour la petite histoire, l'individu, un formier en chapellerie, s'appelait Leborgne ! Il avait été surnommé « Monsieur Tan-tan », car telles étaient les seules syllabes qu'il était en mesure de prononcer. À la mort du malade, Paul Broca pratique l'autopsie de son cerveau et y découvre une lésion d'origine syphilitique, dans l'hémisphère gauche au niveau du lobe frontal. La zone en question sera par la suite baptisée « aire de Broca ». Le cerveau de Monsieur Tan-Tan a été conservé et peut être « admiré » au musée Dupuytren, dans l'enceinte de l'École de médecine de Paris.

Ses recherches sur l'aphasie (qu'il appelait, lui, aphémie) sont toujours considérées comme des travaux fondateurs. Broca aura encore l'occasion de surprendre son monde en inventant une « couronne thermométrique » censée mesurer l'activité du cerveau lors des différentes activités de l'être humain en mesurant les variations de température. Le projet sera abandonné à cause du manque de sensibilité de l'appareil. Mais Broca aura joué un rôle de pionnier dans les recherches sur le fonctionnement du cerveau en comprenant ce qui aujourd'hui nous semble évident, c'est-à-dire que chaque zone de l'organe assure une fonction spécialisée.

Paul Broca aura par ailleurs dynamisé la recherche de son temps en fondant plusieurs mouvements et revues. Il crée, le 19 mai 1859, la Société anthropologique de Paris dont le nombre de membres est fixé à dix-neuf car la police de l'empereur interdit la réunion de plus de vingt personnes. Broca sera par la suite à l'origine de la *Revue d'anthropologie* en 1872 et de l'École d'anthropologie de Paris en 1876. Le terme d'anthropologie doit être entendu dans son acception de l'époque, c'est-à-dire l'anthropologie physique, dont Broca est le créateur.

On pourrait encore développer la liste des centres d'intérêt de cet esprit curieux : les anévrismes auxquels il a consacré des traités, la génétique qu'il expérimentait sur les coquelicots ou encore l'embryologie (il passait une partie de ses vacances à décrire en de minutieuses planches polychromes les stades d'évolution des embryons de poulets !).

Ce grand chercheur, décrit par les témoignages historiques comme un modèle de gentillesse et d'humanité, a par ailleurs constitué une remarquable collection de crânes humains qu'il conservait dans son appartement de la rue des Saints-Pères.

Il sera aussi directeur de l'Assistance publique puis, tout juste avant la fin de sa vie, ses amis députés

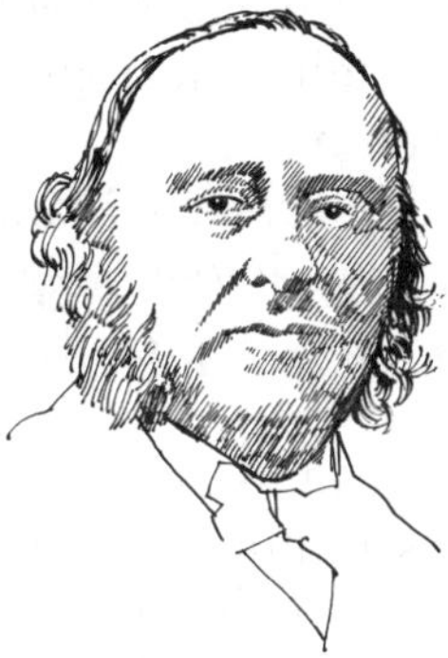

du camp républicain l'éliront sénateur à vie, ainsi que la constitution de la IIIe République en prévoyait la possibilité.

Il mourra à cinquante-six ans.

Brown-Séquard, Charles

(1817-1894)

Charles Brown-Séquard est l'un des précurseurs de l'opothérapie, le traitement par les hormones, qu'il expérimenta sur sa propre personne dans des conditions qui défrayèrent la chronique de l'époque.

Son parcours initial est plutôt classique. Il est né à l'île Maurice d'un père américain et d'une mère française. Après des études de médecine à Paris, il exerce dans son île natale, puis voyage et enseigne aux États-Unis, en Angleterre (dont il obtiendra la nationalité) et en France. Ses recherches sur le système nerveux des grenouilles aboutiront à l'identification du syndrome causé par certaines lésions de la moelle épinière et qui porte son nom.

Il revient définitivement en France en 1878, où il reprend la chaire de physiologie expérimentale du Collège de France, vacante après le décès de Claude Bernard.

Délaissant l'étude du système nerveux, il infléchit ses recherches vers l'endocrinologie (le fonctionnement des glandes). À la fin de sa vie, il oriente plus précisément ses travaux sur les hormones mâles et leur rôle dans la lutte contre le vieillissement. Parti à la recherche du sérum de jouvence, il expérimente divers « protocoles » et s'injecte à plusieurs reprises des extraits de testicules d'animaux (des chiens et des cobayes notamment), ce qui, dit-il, lui redonne une certaine vigueur sexuelle. Cela lui attire également les moqueries de la communauté scientifique et, comme il se doit, la sympathie du public.

On s'apercevra par la suite que, même si les modalités de ses expériences et les résultats qu'il annonçait étaient manifestement entachés d'erreurs, ses hypothèses de travail sur la fonction des hormones dans la croissance et le vieillissement étaient bel et bien valables.

C

Castration (chimique)

Telle est la principale caractéristique de la pédophilie en même temps que son drame : le caractère irrépressible des pulsions qui la sous-tendent, pulsions qui peuvent se transformer en crime quand, horrifié par l'acte qu'il a commis, le pédophile veut, dans un accès de folie, en effacer les preuves en assassinant sa victime…

Cette pulsion sexuelle répond à des mécanismes complexes mais indubitablement les hormones sexuelles mâles sont principalement responsables. Or quand un homme est castré (soit chirurgicalement, soit chimiquement avec des produits qui font disparaître temporairement les hormones), s'il peut conserver certaines pulsions, il ne peut plus passer à l'acte. Sa libido, autrement dit sa pulsion sexuelle, disparaît. Chez certains pédophiles, ces pulsions peuvent s'atténuer, voire disparaître grâce à la psychothérapie ; de longues séances, répétées et qui doivent durer des années. Mais chez d'autres, rien n'y fait. Tant qu'ils possèdent des hormones, ils seront « portés » par ces instincts sexuels et voudront les assouvir coûte que coûte. C'est bien sûr chez ceux-là que la castration chimique est indispensable.

Elle est maintenant simple à prescrire. Il suffit d'une injection tous les trois mois, pendant de longues années, parfois à vie. Résultat : l'hormone sexuelle disparaît et l'homme devient impuissant.

Que pourrait exiger la loi ?

D'abord qu'au prononcé du jugement, le magistrat, après avoir consulté le collège des médecins, impose un traitement chimique dès l'incarcération. Le traitement, ainsi débuté pendant le temps de prison, prendrait son effet et habituerait l'homme à son impuissance. Il faut bien sûr qu'il soit associé à une psychothérapie. À sa sortie, le délinquant continuerait à se faire traiter, ses injections étant effectuées dans des centres agréés ou dans l'infirmerie de la prison. À chaque injection, le médecin vérifierait que les hormones sont absentes (pour éviter que le délinquant ne puisse en « douce » se faire injecter des hormones mâles, ce qui annihilerait l'effet du traitement).

Ainsi durant une période longue, plusieurs années, cet homme continuerait peut-être à avoir des envies mais ne pourrait les satisfaire. S'il dérogeait à son traitement, il serait alors enfermé dans un hôpital clos spécialement dédié aux délinquants sexuels récalcitrants.

Je ne vois guère d'autre solution pour permettre à la société de protéger ses enfants contre les criminels sexuels. Il s'agirait certes d'une révolution législative car le traitement serait à la fois obligatoire et contrôlé. Mais en évitant toute récidive, elle épargnerait beaucoup de victimes ! Ce n'est pas, malheureusement, ce qui a été retenu par la loi votée en janvier 2008 à l'Assemblée.

Chimères

Avec Chimère, la mythologie grecque nous fournit l'archétype de l'être hybride : une créature à tête de lion, corps de chèvre et queue de serpent, qui crachait des flammes et dévorait les humains. Chimère avait de qui tenir : sa mère Échidna n'était autre qu'une femme-serpent. Son géniteur Typhon, monstre écailleux, lui a légué son haleine de feu. On signalera pour mémoire qu'elle est la sœur du Sphinx, de l'Hydre de Lerne et de Cerbère, gardien de l'enfer, chien à trois têtes (au minimum) et au corps hérissé de serpents.

Chimère mourra terrassée par Bellérophon, lui-même juché sur un destrier volant nommé Pégase, car dans la mythologie, la chimère appelle la chimère, tout comme dans la Bible l'abîme appelle l'abîme.

C'est pourtant bien le nom de chimère qui nous est demeuré en tant qu'appellation générique des êtres hybrides, dont la liste ne cesse de s'allonger :

— les chèvres dotées d'un gène prélevé sur l'araignée et dont le lait contient une protéine qui permet la production de soies si fines et si solides qu'elles pourront être utilisées pour les sutures chirurgicales (et la confection de gilets pare-balles !) ;

— d'autres caprins, dont le « code-barres » génétique a été agrémenté d'un élément humain, donnent du lait renfermant de l'insuline (un antidiabétique) compatible avec notre organisme, ou encore de l'antithrombine (anticoagulant) qui devrait nous prémunir contre les caillots et autres accidents cardiovasculaires ;

— des plants de tabac génétiquement modifiés dont la sève est chargée d'hémoglobine humanocompatible, ce qui pourrait satisfaire à nos besoins en produits sanguins de substitution qui vont toujours croissant.

Il y a quelques années, l'annonce de ces nouveaux « produits » faisait sensation. Aujourd'hui, de nouvelles créations chimériques sont portées à la connaissance du public quasiment chaque jour que Dieu fait.

Et venons-en justement à Dieu, celui des chrétiens. Lui qui, selon un calendrier plus chargé que l'agenda d'un président de la Ve République contemporain, s'est évertué à créer notre univers, puis à le peupler d'espèces animales parfaitement définies et caractérisées.

Avant de déclencher le Déluge, il ordonna à Noé : « De tout ce qui vit, de tout ce qui est chair, tu feras entrer dans l'arche deux de chaque espèce pour les garder en vie avec toi. De chaque espèce d'oiseaux, de chaque espèce de bestiaux, de chaque espèce de toutes les bestioles du sol, un couple viendra avec toi pour que tu les gardes en vie » (Genèse).

Ne pourrait-on pas imaginer que ce Dieu visait à débarrasser la terre de créations chimériques et à réaffirmer la barrière des espèces ? La « méchanceté de l'homme » dont nous parle la Genèse ne correspondrait-elle pas à la prolifération d'êtres hybrides qui, aux yeux divins, ne sauraient trouver place en ce monde ? À la différence d'autres corpus mythologiques et religieux, l'Ancien Testament ne fait explicitement référence à aucune chimère. À tel point que cela en devient presque suspect. Pour Yahvé-Dieu, l'équation se pose en termes simplissimes : un humain est un humain, un oiseau est un oiseau, un bestiau est un bestiau ; un point, c'est tout. Quant aux autres créatures, il n'est même pas besoin de les évoquer.

Dieu aurait-il choisi la voie de la dénégation ? Selon certaines exégèses de la légende de l'arche de Noé, les chimères ont donc été précipitées dans les flots impétueux du Déluge, pendant quarante jours et quarante nuits.

De profundis clamavi ad te, Domine. Domine, exaudi vocem meam (« Des profondeurs, je crie vers toi, Seigneur. Seigneur, écoute mon appel »), se seraient-elles écriées. En vain.

La légende du Déluge et la suppression non assumée des chimères n'auraient-elles pas aussi pour objet d'affirmer la prédominance des religions monothéistes (notamment juive et chrétienne) et de leur Dieu unique créant l'homme à son image, contre les conceptions polythéistes et leurs divinités multiples et hybrides ? C'est également probable.

Yahvé-Dieu aurait donc eu l'intention de nous mettre en garde contre la funeste transgression de la barrière des espèces ; le moins qu'on puisse dire est qu'il n'a pas atteint son objectif. Si nos savants travaillent à améliorer notre confort séculier par des moyens impies (le clonage, la transgenèse), nos sociétés sont bel et bien en train d'œuvrer à leur perte spirituelle.

Si tel est le cas, nous n'en prendrons conscience que lorsqu'il sera trop tard. Mais nous l'aurons bien cherché.

Chine (médecine chinoise)

Il faut chercher la signification de la médecine chinoise dans l'histoire plurimillénaire de ce pays. Même si elle fusionne aujourd'hui, par endroits, avec la médecine occidentale.

Les Chinois sont fascinés par l'équilibre du monde fixé par le yin et le yang. Le yin est passif, froid et humide, sombre et négatif, il est féminin ; le yang est actif, chaud et sec, léger et lumineux, il est positif et masculin. Chaque être est un équilibre harmonieux entre ces deux éléments, qu'il soit homme ou femme. Qu'un des éléments vienne à supplanter l'autre, qu'il existe un déséquilibre entre le yin et le yang, et la maladie s'installe. À la médecine de rétablir l'équilibre.

D'abord le rôle du médecin est avant tout préventif. Pien Tsio, cinq cents ans avant Jésus-Christ, disait : « Soigner celui qui n'est pas encore malade appartient à un ouvrier supérieur, le mauvais ouvrier est celui qui ne soigne que celui qui est déjà malade. »

Pour examiner le patient, il faut d'abord vérifier l'équilibre entre le yin et le yang. La prise du pouls est le pivot du diagnostic, véritable cérémonial qui peut durer des heures. Le patient est allongé sur un lit, entouré de lourds rideaux, il tend son bras droit, le médecin étant assis. Puis, pour examiner le pouls du bras gauche, le médecin change de place. Atten-

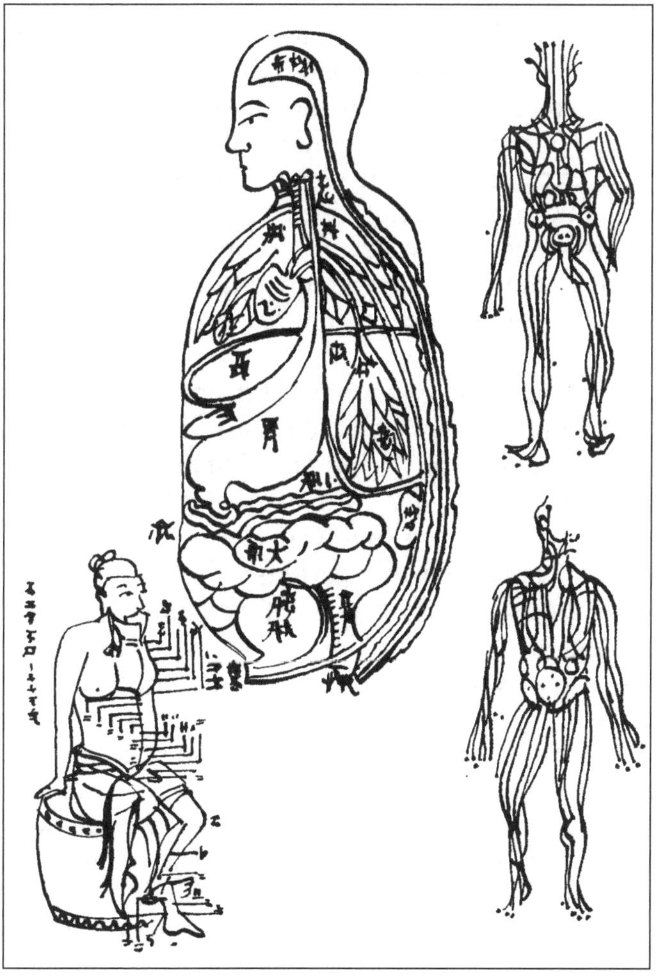

tion cependant, pour examiner le bras droit, le médecin doit utiliser sa main gauche, pour le gauche sa main droite.

Il existe alors quatorze variétés de pouls, six au poignet gauche, huit à droite, la palpation peut être légère, moyenne ou profonde. Tous les organes sont examinés par cette cérémonie de la prise du pouls. À un certain endroit du poignet droit, une pression légère explore le « triple réchauffeur », ce qui correspond aux fonctions digestives, respiratoires et génito-urinaires, une pression plus appuyée examine en détail le cœur et la respiration. Lorsque la pression est plus forte encore, ce sont les organes sexuels qui s'expriment.

Ainsi, cet examen permet de décrire quarante-sept types de pouls. Le rythme du pouls peut être lent ou rapide, régulier ou irrégulier, l'amplitude large ou petite, il peut être dur ou mou, glissant ou râpeux…

Après cet examen (ou avant) le médecin chinois a distingué cinq types d'individus.

Les types « bois », au teint verdâtre, aux larges épaules, aux petites mains, ce sont des travailleurs. Les types « feu », au teint rouge, qui sont des actifs. Les types « terre », au teint jaune, qui sont des calmes. Les types « métal » qui sont simples. Les types « eau », au teint noirâtre, qui aiment le mouvement. Voici les cinq éléments qui structurent le monde. Car au yin et au yang s'associe la numérologie, dont le chiffre 5 est le plus important.

Cinq vertus : bonté, convenance, bonne foi, justice, sagesse.

Cinq saveurs : aigre, amer, piquant, doux, salé.

Cinq humeurs : larmes, sueur, salive, crachat, urine.

Cinq grands viscères : foie, cœur, rate, poumons, reins.

Cinq viscères accessoires : vésicule biliaire, intestin grêle, estomac, côlon, vessie.

Ces descriptions sont extraites du plus ancien traité de médecine chinoise écrit par Hoang Ti (2 600 ans avant Jésus-Christ), appelé l'empereur jaune. Il ajoute, dans son traité, une phrase que ne renierait pas notre Sécurité sociale : « Je regrette tout ce que mes sujets, arrêtés par la maladie, ne me payent pas en taxes et en corvées. » Ce traité est la base de la médecine chinoise. On parlerait aujourd'hui de sémiologie clinique. Il a connu plus de cinquante rééditions pendant quarante siècles, son résumé de huit tomes devant être théoriquement connu par tout étudiant en médecine…

À côté du diagnostic, deux cas de figures se présentent. Tantôt le patient est en bonne santé (apparente), tantôt le médecin décèle un déséquilibre entre le yin et le yang : la maladie s'installe ou va s'installer. Il faut alors traiter.

L'acupuncture et la phytothérapie sont les deux piliers de cette médecine extraordinairement évoluée. Certes, la maladie est, selon les Chinois, envoyée aux hommes par les dieux et les démons. Mais la sémiologie est un art difficile, d'autant que pour un Chinois et plus encore pour une Chinoise, se dévêtir était contraire aux bonnes mœurs ; le malade, alors, désigne sur une statuette d'ivoire l'endroit douloureux. Le chaman commence et lutte contre la maladie par des exorcismes et des rites conjuratoires. Son rôle est important : Confucius prétend qu'un homme instable ne peut devenir chaman. Mais si ces rites ne sont pas suffisants, il faut passer à la thérapeutique. C'est à l'empereur rouge Chen Nang que l'on doit l'herbier, à l'origine des six cents drogues qu'il a lui-même testées. Une légende rapporte que, grâce à l'une de ces drogues, la peau de cet empereur rouge était devenue transparente, lui permettant de voir et d'analyser sur lui-même l'effet des plantes testées !

Actuellement, les médecins chinois disposent de 16 000 plantes différentes à l'origine de milliers de traitements…

Lors de mes nombreux voyages en Chine, notamment à Shanghai, j'ai eu longuement l'occasion de discuter avec mes confrères de la richesse de leurs ressources pharmacologiques. Il faut dire que les autorités chinoises ont pris conscience de la valeur marchande de leurs ressources végétales. Leur pharmacopée comprend des centaines de substances dérivées des animaux et des dizaines de matières minérales, pour la plupart encore inexploitées. Conscientes de cette richesse et de la course aux brevets qu'entraîne la mondialisation, les autorités s'efforcent d'inventorier leur capital naturel. Au Shanghai Institute of Materia Medica, des dizaines de milliers de produits sont classés et expérimentés. Leurs effets sont testés et croisés sur des pathologies aussi essentielles que le SRAS ou la maladie d'Alzheimer. Les enquêteurs de cet institut arpentent les régions les plus reculées du pays pour y interroger les habitants sur les recettes médicales ancestrales. Ils observent les habitudes alimentaires, le mode de préparation des tisanes administrées aux personnes malades et prélèvent inlassablement des extraits des végétaux les plus usités.

Parmi les exemples récents les plus marquants de cet incroyable réservoir pharmaceutique que constitue la pharmacopée chinoise, je citerai le cas d'un antipaludéen, l'artémisine, qui est tiré de la plante appelée armoise annuelle (*Artemisia annua*). Les médecins traditionnels chinois l'utilisaient depuis plus de deux mille ans dans le traitement de différentes maladies. Quelques chercheurs chinois travaillaient « à l'occidentale » sur l'artémisine depuis les années 1960, mais leurs recherches ont pris une tout autre dimension lorsque le phénomène de résistance du paludisme aux médicaments conventionnels (chloroquine, sulfadoxine-pyriméthamine et amodiaquine) s'est amplifié, depuis une quinzaine d'années. Les laboratoires pharmaceutiques se sont vivement intéressés à l'armoise annuelle, puis, en 2001, l'Organisation mondiale de la santé a recommandé son utilisation dans tous les pays où sévit le paludisme à *falciparum* – la forme la plus résistante de la maladie. En quelques années, l'artémisine « redécouverte » a déjà sauvé des millions de vies. La plante dont elle est extraite est actuellement cultivée en Europe et en Afrique.

En 2006, l'OMS a demandé aux laboratoires d'arrêter la commercialisation de médicaments antipaludéens constitués de la seule artémisine (monothérapie). Les premières études venaient de démontrer que les parasites du paludisme traités à l'artémisine commençaient à développer par mutation des résistances au produit. Pour ne pas « perdre » ce médicament, l'OMS recommande désormais de l'utiliser en association avec d'autres médicaments qui permettront aux extraits de l'armoise annuelle de conserver son efficacité.

Mais la pharmacopée chinoise souffre aussi de ses limites, dont les autorités ont parfois du mal à convenir. Conscients que les médicaments occidentaux (notamment les anticancéreux ou les protocoles anti-sida) coûtent très cher et que le pays n'a pas les moyens de les diffuser aux millions de Chinois touchés par ces maladies, les responsables médicaux et politiques affirment que la médecine chinoise est aussi efficace que la médecine occidentale pour traiter ces pathologies graves.

Parfois, ils n'ont pas tort. Outre l'exemple de l'antipaludéen tiré de l'armoise annuelle, la médecine chinoise traditionnelle dispose d'un médicament extrait de plantes très efficace contre certaines formes de leucémie. La présentation du produit avait été, je m'en souviens, accueillie avec beaucoup de scepticisme et parfois des sarcasmes de la part des milieux médico-scientifiques occidentaux, avant que les mérites de la substance soient reconnus.

Mais réduire la pharmacopée chinoise à ces deux exemples est évidemment stupide. Des centaines de médicaments actuels sont issus (plus ou moins) des plantes utilisées par les Chinois. Les extraits de feuille de saule, l'éphèdre qui a donné l'éphédrine ; elle partage avec la pharmacopée indienne ou africaine de multiples plantes, le datura, le pavot (opium), la mandragore…

Cependant, laisser dire que la pharmacopée chinoise peut traiter toutes les maladies à grande échelle me semble exagéré, sinon irresponsable. D'ailleurs les Chinois eux-mêmes en conviennent ; dans mon service à Shanghai nous pratiquons exclusivement une médecine occidentale pour les pathologies classiques. Sans négliger, dans les autres étages de l'hôpital, l'utilisation de la médecine traditionnelle.

L'autre pilier de cette médecine tellement extraordinaire reste l'acupuncture. À l'origine, l'acupunc-

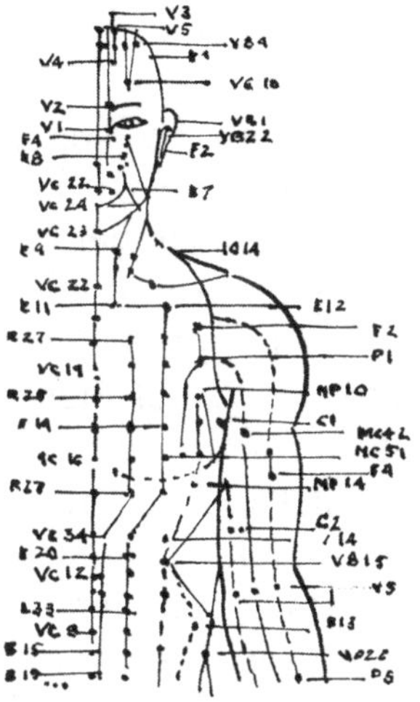

ture avait comme vertu de chasser les démons qui avaient pénétré le corps humain, perturbant l'équilibre fondamental entre le yin et le yang. Chaque organe est représenté par un point situé sur la peau. Faut-il rappeler que le corps est structuré comme l'était la société chinoise de l'époque ?

Le cœur avait rang d'empereur et comme fonction le discernement. Les poumons n'étaient que ministre d'État et agissaient comme l'administration. Le foie était général en charge de la réflexion. Quant aux reins, ils n'étaient que fonctionnaires mais avaient comme rôle la création et l'érection.

Ainsi, il existe plus de sept cents points d'acupuncture sur la peau, disposés sur douze méridiens qui parcourent le corps de haut en bas. Le médecin acupuncteur, aujourd'hui encore, doit connaître par cœur non seulement les méridiens mais aussi les centaines de points. C'est l'épreuve de l'homme de bronze, statue de bronze grandeur nature portant tous les points d'acupuncture.

Les Chinois ont parfois été bien cruels. Un gouverneur vivant vers 1000 après Jésus-Christ fit couper en morceaux des condamnés à mort. Pendant qu'un médecin disséquait le foie, un acupuncteur lui enfonçait des aiguilles au niveau du méridien correspondant (jambe droite), le but étant d'observer les éventuelles actions de l'acupuncture sur l'organe…

À côté de l'acupuncture avec aiguilles (en pierre, puis en cuivre et en fer, maintenant en or et en argent), d'autres types d'acupuncture ont fait leur apparition. Dans l'Antiquité chinoise s'est développée la moxibustion : il s'agissait de déposer aux points d'acupuncture classiques des petits cônes en poudre d'armoise et d'y mettre le feu…

Aujourd'hui, certains utilisent l'acupuncture électrique qui consiste à envoyer des impulsions sur les points d'acupuncture. Avec une efficacité non démentie : des études démontrent que certains points provoquent la sécrétion d'endorphine par le cerveau, ce qui calme les douleurs (l'endorphine est une morphine naturelle sécrétée en permanence par le cerveau qui établit un seuil en dessous duquel la douleur n'est pas ressentie comme telle).

D'où l'utilisation de l'acupuncture en anesthésie. Dans les années 1960, une opération chirurgicale a été filmée par la télévision chinoise : une ouvrière d'usine a été opérée d'un goitre sous anesthésie à l'acupuncture. Pendant l'opération, alors qu'elle plaisante avec les chirurgiens, l'anesthésiste lui pique le lobe de l'oreille droite. À la fin de l'intervention elle se lève, chante la gloire de Mao Zedong et s'en va à pied retrouver son lit ! Beaucoup de téléspectateurs européens ont voulu y voir un stratagème. Or, ce type d'anesthésie existe en France, et donne de véritables résultats... mais reste néanmoins aléatoire et peu pratiqué.

Voir : Phytothérapie.

Chirurgien (être)

Être chirurgien, c'est arriver le matin à l'aube dans son service, voir, revoir plutôt les opérés de la veille ou des jours précédents, rassurer ceux qui vont l'être dans la matinée et vérifier les dossiers.

Déjà la salle d'opération ouverte, préparée par les panseuses, est occupée par les anesthésistes. La matinée opératoire peut commencer ; bistouri, hémostase, la concentration est absolue pendant certaines phases opératoires ; les heures passent sans que véritablement quiconque ne s'en rende compte tant les esprits sont fixés sur le malade endormi (ou non, il peut être éveillé sous péridurale). Cinq à sept heures de salle d'opération ; une ou plusieurs interventions. En sortir heureux, fatigué, tendu (les plus vieux d'entre nous sont un peu moins tendus que les plus jeunes).

Commence alors la période postopératoire, c'est le rôle des anesthésistes réanimateurs, mais aussi des chirurgiens : « leurs » opérés vont-ils bien ? Ou souffrent-ils ? Sont-ils bien réveillés ? Drains, aspiration gastrique, sonde urinaire, couleurs des liquides, tension artérielle, pouls, saturation en oxygène... Les paramètres sont surveillés par les anesthésistes puis par les infirmières. Cette équipe est indissociable, sa cohésion est la garantie de la quiétude et de la guérison du patient.

Être chirurgien, c'est aussi et surtout prendre des décisions, tantôt seul pendant l'intervention, parfois aidé par une équipe pour faire un diagnostic, pour décider d'une opération, de sa technique. Anesthésistes, radiologues, médecins spécialistes sont tous réunis autour d'un dossier. Le chirurgien sait qu'à un moment il prendra la décision, mais seul. Ces réunions autour des dossiers peuvent durer quelques minutes, parfois plus. Elles sont techniques, souvent déshumanisées mais indispensables. Elles sont le seul moment où le patient ne vit qu'au travers de ses radios, de ses examens, de son observation.

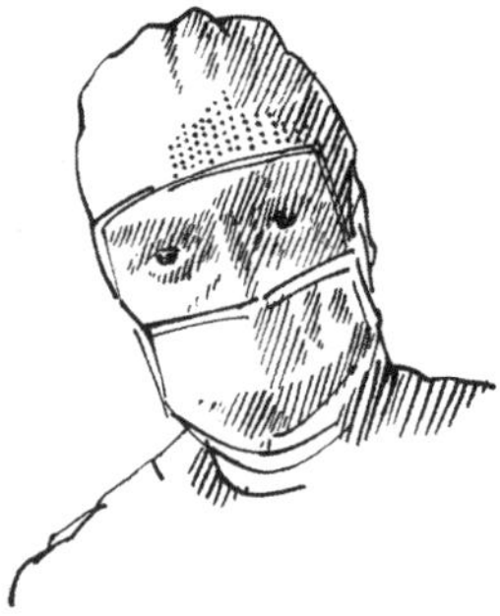

Vient alors la consultation, entre vingt et trente patients ; elle peut aller vite quand il ne s'agit que d'une surveillance, elle peut durer plus longtemps quand le patient se présente pour la première fois, qu'il faut faire ou confirmer un diagnostic. Parler, écouter, faire parler, conseiller, réconforter, promettre, faire comprendre et faire accepter aussi.

La journée se termine tard, souvent après 20 heures, après avoir dit un mot de réconfort aux opérés du jour, à ceux de la veille, après avoir accueilli les opérés du lendemain.

Certains chirurgiens, eux, n'ont pas terminé la journée. La garde commence, tantôt calme et paisible, souvent mouvementée. De nouveau, la salle d'opération, la tension y est décuplée par l'urgence, aucune n'est simple. Accidents de la route, urgence abdominale ou thoracique… Il n'y a aucune petite urgence car, derrière la simple plaie du thorax, le cœur peut être touché, derrière celle de l'abdomen, le foie ou la rate. Que la garde ait été paisible ou épuisante, il faut bien souvent reprendre le travail à 8 heures le lendemain… Quelle foutaise, ces 35 heures ! Quelle injure faite aux chirurgiens ! Elles dénaturent tellement notre métier, comme si la maladie, les urgences elles aussi devaient être régies par un quelconque horaire ! Comme si notre attention, notre présence, notre compassion même devaient être rythmées par des décisions administrativement imposées.

Être chirurgien, c'est aussi accepter deux mots merveilleux, mais tellement oubliés : servir et partager. Oui, nous sommes au service de l'homme ; de celui qui souffre, qui est inquiet mais qui doit guérir. De celui aussi qui va mourir, qui le sait ou le devine, qui l'ignore et ne veut pas qu'on le lui dise, mais qui a besoin de l'équipe ; des admirables infirmières ou aides-soignantes, des anesthésistes qui viennent calmer sa douleur, du chirurgien quelquefois comme porteur d'espoir.

Le mot servir a été si souvent tourné en dérision, ridiculisé, or c'est peut-être le plus beau mot de la langue française. Nous le partageons avec les religieux qui, eux, servent Dieu, tandis que, nous, nous servons l'homme. Pour certains, servir l'homme, c'est aussi servir Dieu.

Partager est l'autre mot lui aussi bien oublié. Nous partageons les émotions des patients, nous partageons leur joie de la guérison, leur bonheur est le nôtre ; bien entendu, il y a un peu d'ambiguïté dans ce partage, notre joie est mêlée de fierté, rarement plus. Mais nous partageons la souffrance, l'anxiété, la tristesse. Nous accompagnons aussi l'homme jusqu'à la fin de sa vie. Ces sentiments troublent souvent nos nuits. Avons-nous tout fait, n'y avait-il pas d'autre solution ? Avons-nous été à la hauteur ? Être chirurgien, ce n'est pas seulement être agile de ses doigts, c'est bien plus que cela. C'est écouter, comprendre, décider ; c'est aussi travailler pour se tenir à jour tant la science et la technique progressent vite ; c'est sacrifier un peu de sa vie familiale. Être chirurgien, c'est pourtant le plus beau, le plus dur, le plus extraordinaire, le plus ingrat des métiers.

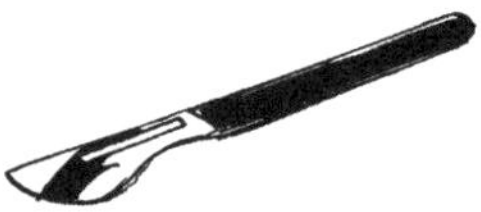

Quelle tristesse qu'il soit aujourd'hui abandonné ! Les jeunes s'en détournent. Il y a vingt ans, les meilleurs étudiants en médecine, ceux qui étaient classés les premiers au concours de l'internat, choisissaient la « chirurgie » et les meilleurs services. Leurs noms résonnent même dans ma mémoire… Loygue, Steg, Merle d'Aubigné et tant d'autres. Aujourd'hui, beaucoup de postes restent vacants, ils ne sont plus choisis même parmi les moins bien classés ! La moyenne d'âge des chirurgiens est de cinquante-sept ans ! La relève n'est pas là ! La crise de la chirurgie n'est pas uniquement une affaire de salaire, de rémunération ou d'assurance ; même si tout est important et qu'il est nécessaire que les chirurgiens aient une juste rémunération : tant d'années d'étude jamais achevées, tant de responsabilités toujours renouvelées, tant de travail jamais limité.

La crise de la chirurgie, c'est aussi la crise de nos valeurs humanistes et humaines ! Les jeunes générations trompées par les discours démagogiques de certains politiques pensent pouvoir entrer dans l'ère des loisirs où tout effort peut être écarté, l'ère de l'égoïsme où toute idée de servir est incongrue.

Qui ne voit qu'aujourd'hui notre activité chirurgicale ne peut vivre que parce que des milliers d'étrangers sont venus ici, chez nous, pour nous aider ; sans eux, la crise aurait été foudroyante. Pourtant, il y a vingt ans, ces étrangers venaient chez nous, attirés par l'excellence de nos chirurgiens, apprendre et plus tard diffuser chez eux nos techniques et notre science. Les voici qui nous remplacent parce que nous ne sommes plus capables de travailler. C'est ainsi que notre métier vacille et disparaît.

J'aimerais dire aux jeunes étudiants : venez faire le plus beau métier du monde. Venez apprendre la chirurgie, venez servir et partager.

Ciblées (thérapies)

La publication quasi hebdomadaire d'études et prévisions sur les comptes et déficits de nos dépenses de santé a pour effet paradoxal de différer des choix pourtant essentiels et urgents. Je ne rappellerai ici que quelques données clés : les dépenses de santé s'élèvent en France à environ cent cinquante milliards d'euros annuels, soit environ 10 % du PIB (produit intérieur brut, la production nationale de richesses). Ce montant est en augmentation constante dans notre pays comme dans les grandes nations industrialisées depuis les quarante dernières années. Pour le détail, je renverrai à l'ouvrage que j'ai consacré à cette question en compagnie du professeur Philippe Éven (*Avertissement aux malades, aux médecins, aux élus*, Le Cherche Midi). Cette analyse date de 2002. En consultant le rapport de la Cour des comptes sur la Sécurité sociale, qu'elle a rendu public en septembre 2006, j'ai constaté avec consternation que les problèmes de fond que nous avons soulevés dans ce livre n'ont connu aucune évolution notable, si ce n'est en pis puisque la France semble avoir progressé de quelques places dans le classement des pays occidentaux les plus dépensiers. Une précision toutefois : selon les critères de l'INSEE, la France, avec 10,5 % de son PIB consacrés à la « dépense nationale de santé », se classerait juste derrière les États-Unis (15,3 %) parmi les pays les plus dépensiers. C'est faux. Les études de l'INSEE comparent des données et des modèles sociaux et de santé aussi différents que celui de la France et des États-Unis. Si l'on prend la peine de recouper plusieurs études nationales et internationales, dont celles de l'Organisation mondiale de la santé (OMS) et de l'Organisation de coopération et de développement économiques (OCDE), on s'aperçoit que la France se ne situe en réalité qu'à la cinquième ou sixième place de cette liste, derrière l'Allemagne, la Suisse ou le Danemark, position honorable, en tout cas pas scandaleuse.

Les populations occidentales vieillissent et, en tant que médecin et humaniste, vous m'en voyez fort satisfait. Entre 2000 et 2006, l'espérance de vie en France est passée de 75,3 ans à un peu plus de 77 ans chez les hommes, de 82,8 à 84 ans chez les femmes. Dans les dernières décennies, les Français ont gagné à peu près deux à trois années d'espérance de vie tous les dix ans. En 2050, selon les projections de l'INSEE (qui sur ce point me semblent vraisemblables), un habitant sur trois serait âgé de soixante ans ou plus, contre un sur cinq en 2005. Or, on sait par ailleurs que les personnes de plus de soixante-cinq ans sont les plus médicalisées. La dernière année de vie coûte aussi cher que la totalité des années précédentes (c'est donc elle qu'il faudrait supprimer, disent les tenants de l'humour noir).

Nous allons vivre plus vieux donc plus malades, quoique plus et mieux soignés. Mais connaissez-vous le nombre de maladies qui nous guettent ? Environ dix milliers. Au début des années 2000, les causes d'environ la moitié de ces pathologies nous étaient encore inconnues ou mal connues. Nous traitions les symptômes ressentis mais pas forcément la cause (ce qui n'est déjà pas si mal). Mais, depuis cette période, la concrétisation de recherches engagées de longue date et le décryptage du génome humain ont bouleversé la donne. Prenons l'exemple de la cancérologie. Pour simplifier : auparavant, on soignait le cancer de tel organe par un traitement chirurgical, une radiothérapie ou une chimiothérapie. Dans les deux premiers domaines, les techniques s'affinent et s'améliorent de façon quasiment linéaire. Dans le troisième, le nombre de traitements progresse de manière presque exponentielle : on ne traite plus le cancer de la vessie avec tel médicament, mais tel type de cancer de la vessie chez tel individu dont le génome détermine le type de thérapeutique. Ce sont les thérapies « ciblées ».

Les médicaments d'ancienne génération, en particulier ceux de la famille des cytotoxiques, avaient pour fonction de détruire les cellules cancéreuses, mais ils s'attaquaient également aux cellules saines, provoquant des effets secondaires parfois redoutables. Les nouveaux principes actifs de traitement du cancer sont capables d'inhiber, de bloquer le processus de réplication de cellules tumorales spécifiques de tel organe d'un individu dont le génome présente des caractéristiques préalablement identifiées. Ces produits interagissent avec le génome de la cellule tumorale, cellules qu'ils ont la capacité de « reconnaître ». Mais à la différence de leurs prédécesseurs, ils sont programmés pour ignorer, et donc épargner, les cellules saines.

Lorsqu'une molécule se révèle particulièrement performante, une infime modification de sa structure, opérée par génie génétique, permet la création d'un nouveau médicament chargé de combattre la réplication de cellules cancéreuses propres à d'autres organes (dont le processus de reproduction est proche mais pas exactement semblable).

On parle alors de « pharmacogénomique ». Cette nouvelle discipline, dans son mouvement incessant de complexification, permet la mise au point de substances plus efficaces et moins pourvoyeuses d'effets indésirables. Ce ciblage des médicaments induit leur démultiplication.

« Plus de 600 traitements anticancéreux de nouvelle génération sont actuellement en développement dans les laboratoires pharmaceutiques, rapportent *Les Échos* du 4 juin 2007. En moins de cinq ans, l'oncologie est devenue un domaine stratégique et tous les industriels ont dans leurs cartons des thérapies innovantes. Une raison justifie cette effervescence : d'ici à 2020, le nombre de malades devrait doubler. "Une personne sur trois croisera le cancer au cours de sa vie", résume le professeur David Cameron de l'université de Leeds, en Grande-Bretagne. Corollaire, les traitements contre le cancer constituent le marché pharmaceutique aujourd'hui le plus porteur. »

Mais ces dizaines, et bientôt ces centaines, de médicaments ont un inconvénient : ils sont très chers. Le coût d'une seule injection peut atteindre plusieurs milliers d'euros. Si deux ou trois molécules sont associées, le coût annuel d'un traitement pourrait avoisiner les cent mille euros par patient, estiment les spécialistes interrogés par le même quotidien.

Dans ce contexte de la mondialisation des dépenses de santé, la question de la recherche pharmaceutique apparaît essentielle. Elle doit être un élément moteur de notre réflexion et de notre action en matière de politique de santé publique et de soins, et de stratégie industrielle. À la seule échelle de la France, des milliers de patients seront chaque année éligibles à ces thérapies ciblées. Comment notre système de soins encaissera-t-il un tel choc ?

En termes budgétaires, le phénomène donne le vertige, mais il y a des précédents sur lesquels nous pouvons appuyer nos décisions. Dans les années 1970, nombre d'experts estimaient que la pose de prothèses de hanche sur des patients âgés de plus de soixante-cinq ans ne pouvait être « rentable ». L'analyse nous fait sourire aujourd'hui, mais elle était extrêmement répandue.

On s'est fort heureusement aperçu depuis que l'implantation de ces prothèses permettait aux malades d'être réinsérés dans la vie économique et sociale de la nation, de redevenir des consommateurs et, pour certains, des producteurs de richesses. Cette démarche aura finalement coûté bien moins cher à la société qu'une politique d'assistanat envers des personnes qui seraient devenues prématurément « dépendantes » (le vocable n'était pas aussi utilisé qu'actuellement).

Dans le cas des médicaments ciblés, il faut procéder à des études prospectives de coût à long terme et estimer la productivité qu'ils pourront faire gagner à l'ensemble de l'économie du pays. Mais leur utilisation à grande échelle ne sera possible qu'au prix d'une série de choix politiques, dont le plus évident est de poursuivre et d'amplifier la politique de déremboursement des médicaments de moindre efficacité et autres produits de confort.

Mais cela sera-t-il suffisant ? Certainement pas. Il est par ailleurs indispensable de maintenir la recherche et l'industrie pharmaceutiques françaises – ou ce qu'il en reste – à un niveau compétitif, de s'assurer que les laboratoires nationaux ne se laisseront pas distancer dans les nouveaux défis qui attendent le secteur. L'industrie pharmaceutique française doit continuer à investir dans la recherche des fameux *blockbusters*, ces médicaments dont la vocation est de générer plus d'un milliard de dollars de chiffres d'affaires annuels, comme le Plavix (un anticoagulant) ou le Prozac (antidépresseur), sans pour autant manquer le train des biotechnologies (thérapies ciblées), dont le système de recherche et de production suppose des modèles différents : notamment des coopérations entre les entités de petite ou moyenne importance et les grands groupes.

Et la libre concurrence ne réglera pas tout : l'État peut et doit jouer son rôle dans cette bataille. Il en a les moyens car c'est lui qui accorde les subventions de recherche, autorise les expérimentations des médicaments, leur mise sur le marché, leur prix et leur taux de remboursement. En plus de maintenir à un niveau équilibré le coût et la qualité des soins dispensés à nos concitoyens, remporter ce défi permettrait à l'économie nationale de créer des emplois et d'améliorer ses exportations, car la demande mondiale de médicaments ne va cesser d'augmenter et dans des proportions gigantesques.

Clonage (1) : les mythes

Comme la création de chimères, la conception de clones nous renvoie aux plus vieux mythes de l'humanité, notamment celui de l'autofécondation qui, pour partie, a donné naissance à notre monde, selon la mythologie grecque. Reprenons la première tentative hellénique de reconstituer l'origine du monde, la *Théogonie* du poète Hésiode (VIIIe siècle avant J.-C.) (plus qu'une théogonie, une généalogie des dieux, ce texte est une cosmogonie, une explication de l'origine du monde).

Avant Hésiode, dans les temps homériques, le panthéon apparaissait déjà constitué, avec toutes ses divinités et un organigramme définitif. Hésiode décrit plutôt une cosmogonie suivant laquelle le monde lui-même procède d'un seul être primordial, et non de deux : Chaos (le néant), qui lui-même donnera naissance à Gaia (la terre) puis à Éros (l'amour). Ce triptyque fondamental engendrera quatre naissances sans fécondation, autant dire des clones de leurs géniteurs : Érèbe (l'obscurité) et Nyx (la nuit), issues de Chaos ; mais aussi Ouranos (le ciel) et Pontos (l'eau, la mer), nés de Gaia. C'est ensuite seulement que commence l'ère de la fécondation classique, opérée par la rencontre fusionnelle du masculin et du féminin – en l'espèce Gaia et Ouranos, qui, bien qu'étant mère et fils, donneront ensemble naissance aux Titans, aux Cyclopes et aux Hécatonchires (les monstres aux cent bras) –, sans que prennent fin pour autant les générations spontanées !

Parmi les fécondations « classiques », citons Océan et Téthys donnant naissance aux Fleuves et aux Océanides ; Cronos et Rhéa faisant naître Déméter, Hestia, Héra, Hadès, Poséidon et Zeus ; ou encore Hypérion et Théia engendrant Séléné (la Lune), Hélios (le Soleil) et Éos (l'Aurore)...

Mais que de « clonages » encore, même après l'union originelle d'Ouranos et de Gaia ! Non seulement, nous l'avons dit, Ouranos engendrera seul Aphrodite, et Zeus, Athéna, mais Gaia se passera de partenaire pour donner naissance aux Géants et aux Érinyes (les déesses de la vengeance qui, dans le monde romain, deviendront les Furies), non sans s'être unie avec son fils Pontos pour créer Thaumas, Phorcys, Céto, Eurybia et Nérée…

Dans les grands textes grecs, la confusion du même et de l'autre est partout : quand elle n'est pas le fruit d'une naissance autogène, elle est l'œuvre des dieux, qui se plaisent à créer l'illusion pour piéger les hommes. Souvenons-nous de Narcisse dont le travers originel n'était pas d'être amoureux de lui-même, comme le vocable tiré de son nom pourrait le laisser croire. Certes, le fils de la nymphe Liriopé et du fleuve Céphise était fort bel homme. Mais le devin Tirésias avait prédit au garçon un curieux destin : il vivrait tant qu'il n'apercevrait pas sa propre image. Tel un Claude François des temps anciens, Narcisse vivait entouré d'une suite de fans, garçons et filles, tous amoureux de lui à la folie.

La plus assidue aura été Écho, dont l'histoire, par parenthèse, vaut le détour. Écho était une bavarde invétérée. Par ses babillages incessants, elle retenait l'attention d'Héra, la femme de Zeus, pendant que ce dernier s'en allait taquiner la nymphe et, dit-on, la mortelle. Découvrant le subterfuge, Héra condamna Écho à ne plus pouvoir s'exprimer qu'en répétant les dernières paroles de ses interlocuteurs. La prédiction se réalisa lorsque la nymphe tomba amoureuse de Narcisse. Lorsque le garçon l'appelait, Écho lui renvoyait ses dernières paroles (un peu à la manière des psychologues lors de certains types d'entretien), ce qui peut s'avérer prodigieusement agaçant. Narcisse laissa tomber le dossier et la pauvre Écho s'exila, errant dans les montagnes, et s'étiola jusqu'à ce qu'il ne reste d'elle que cette voix que l'on peut encore entendre aujourd'hui. Les sœurs d'Écho, qui n'avaient peut-être pas tous les éléments de réflexion en leur possession, attribuèrent la responsabilité de ce malheur à Narcisse. Elles demandèrent justice à Némésis, la fille de la nuit (Nyx).

Quelques mots sur Némésis. Elle devait être agréable à regarder, puisque Zeus la poursuivait de ses assiduités (quoique, à bien y réfléchir, Zeus courût après tout ce qui portait jupon). Lors d'un épisode resté célèbre, elle s'était même transformée en oie pour échapper aux ardeurs du premier des dieux. Zeus, à qui on ne la faisait pas, s'était à son tour métamorphosé en jars et était parvenu à ses fins.

Quant à Narcisse, Némésis l'attira dans un piège. Au cours d'une chasse, elle l'incita à se rafraîchir dans une fontaine où il pût contempler son reflet. Narcisse tomba amoureux de tant de beauté, en oublia de se nourrir et mourut, réalisant la prédiction de Tirésias. L'histoire ne constitue-t-elle pas une mise en garde envers tous ceux qui souhaiteraient concevoir et engendrer un descendant cloné, un reflet d'eux-mêmes ?

La conception de Narcisse, dont le père n'était qu'un fleuve, me rappelle par ailleurs une information publiée il y a quelques années dans la presse, à la rubrique des perles relevées dans les réclamations adressées aux agences de voyages. Parmi les plus drôles figurait celle d'une brave mère de famille, furieuse que sa fille soit tombée enceinte à cause de la présence de spermatozoïdes dans les eaux de la piscine du lieu de leurs dernières vacances ! On lui suggérera de prénommer l'enfant Maya – l'Illusion –, comme la mère de Bouddha.

Plus sérieusement, le théâtre grec illustre l'omniprésence du clone dans l'imaginaire antique : la guerre de Troie, selon Euripide, n'aurait été provoquée que par une fausse Hélène, inventée par Héra pour piéger Pâris !

Dans la pièce du même nom, Hélène peut ainsi plaider non coupable : ce n'est pas elle qui se serait laissé séduire et enlever par Pâris mais son clone (*eidôlon*, idole), façonné à son image pour prendre les hommes au piège de leur vanité ! En réalité, explique finalement Euripide, Hermès a transporté la véritable Hélène en Égypte, à la cour de Protée, où elle aurait passé les dix années de la guerre, en attendant le retour de Ménélas, son mari bien-aimé !

Quant à Bouddha, sa naissance relève elle aussi du miracle : sa mère Mayadevi (ou Maya) l'aurait conçu durant un rêve au cours duquel un petit éléphant blanc aurait délicatement percé son sein de sa défense. Heureusement que le pachyderme n'était pas rose, les mauvaises langues se seraient permis des commentaires déplacés.

Et que dire de la religion égypticnne et de ses « statues vivantes » capables de s'animer selon les rites magiques qu'on leur applique ! Comme l'écrit la philosophe Isabelle Rieusset-Lemarié, auteur d'un essai passionnant sur le clonage (*La Société des clones à l'ère de la reproduction multimédia*, Actes Sud, 1999), nous sommes ici « au cœur de l'idéologie de clonage qui prétend qu'il suffit de reproduire un organisme vivant à l'identique pour lui conférer l'immortalité ».

Plus tard, c'est la littérature romaine, parcourue de fantômes, d'ombres ou de sosies, utilisés bien souvent dans l'unique objectif de tromper (qu'on songe seulement aux métamorphoses décrites par le poète Ovide, contemporain de Jules César !), qui va inscrire l'imaginaire du clone au plus profond de notre culture, relayée par la religion chrétienne. La Genèse, après tout, ne contient-elle pas le récit d'une duplication : Ève étant née de la côte d'Adam, nous ne sommes pas très éloignés de la création d'un clone à partir d'une cellule somatique (c'est-à-dire non sexuelle) !

Les Raëliens s'en souviendront quand ils prétendront avoir fait naître leur premier clone humain, baptisé du nom de la première femme.

Est-ce pour cette raison que le premier commandement du Décalogue proscrit, une fois Ève créée, toute reproduction à l'identique de ce qui vit ? « Tu ne feras aucune image sculptée, rien qui ressemble à ce qui est dans les cieux là-haut, ou sur la terre ici-bas, ou dans les eaux ou au-dessous de la terre. » Isabelle Rieusset-Lemarié remarque : « En tant qu'ils sont une reproduction, non seulement en trois dimensions, mais dotée d'une ressemblance parfaite jusqu'à s'y méprendre, les clones sembleraient donc relever de cette interdiction à un double titre. Le premier commandement du Décalogue peut se lire de ce point de vue comme un "Tu ne cloneras pas". » Et d'en conclure : « À la lettre, les clones virtuels et toute reproduction en trois dimensions de l'homme sont concernés au même titre que le clonage biologique. Toute reproduction technique à l'image de l'homme, y compris avec un matériau vivant, est interdite. Avant même que l'homme en ait la possibilité technique, le clonage biologique lui est interdit. C'est le droit moral de l'auteur sur son œuvre : toute reproduction interdite. »

Clonage (2) : la réalité

Trois mille ans après le Décalogue, nous voici pourtant au seuil de la grande transgression, puisque techniquement rien ne s'oppose plus, dans l'absolu, à ce que le clonage (le terme clone vient du grec *klôn*, brindille ou petite pousse) remplace, demain ou après-demain, la reproduction naturelle. En pratique, il n'y aurait plus besoin de père (ou de mère autre qu'un utérus de location !) pour avoir un enfant qui serait la pure réplique de sa mère ! À long terme, la généralisation de cette pratique pourrait même impliquer la fin de la reproduction sexuée.

Croit-on que j'exagère ? Sans remonter aux origines du clonage – en 1938, quand l'embryologiste allemand Hans Spemann, prix Nobel de médecine en 1935, parvient à retirer le noyau de cellules d'embryons de grenouilles de leur enveloppe et à les réimplanter dans des ovocytes (ovules non fécondés) préalablement énucléés –, rappelons les grandes étapes de cette marche irréversible vers la duplication du vivant.

C'est en 1952, à Philadelphie aux États-Unis, que les biologistes Robert Briggs et Thomas King réalisent le premier clonage de grenouilles à partir de cellules de têtards. Mais au fur et à mesure qu'ils utilisent des cellules plus différenciées (c'est-à-dire plus évoluées et spécialisées dans une fonction), le taux de survie des embryons diminue. Durant les années 1960, le Britannique John Gurdon parvient à cloner des grenouilles adultes, en utilisant le noyau d'une cellule différenciée d'épithélium intestinal. Malgré le faible taux de réussite, le principe est enfin démontré que n'importe quelle cellule peut engendrer la reproduction d'un être complet !

Devant la polémique suscitée dans les milieux scientifiques (tout le monde, alors, ne croit pas encore à la « dédifférenciation cellulaire » !), Gurdon persiste et, en 1970, renouvelle l'expérience avec succès.

Simultanément, dans d'autres équipes, les clonages obtenus à partir de cellules embryonnaires se poursuivent, non plus sur des batraciens mais sur des mammifères (dont le code génétique et le mode de reproduction sont plus proches de ceux de l'homme) : en 1975, c'est la naissance des premiers lapins clonés, suivis, en 1980, par les premières souris, et, en 1986, par le premier veau…

Mais c'est en 1997 qu'intervient le grand basculement : la naissance de l'agnelle Dolly, « produite » par des chercheurs du Roslin Institute d'Édimbourg, non pas à partir d'une cellule embryonnaire mais d'une cellule adulte prélevée sur la mamelle d'une brebis de six ans. Autrement dit, il est possible de faire régresser une cellule mature somatique en cellule primordiale, en cellule souche permettant de reproduire l'animal…

Et voici que, soudain, les imaginations s'enflamment ! À peine accoutumés à ce qui, voici encore dix ans, nous apparaissait comme un rêve de savant fou, nous attendons déjà fébrilement l'étape suivante : la duplication de l'homme sans fécondation !

Nous pouvons bien en réprouver le principe avec les meilleurs arguments du monde, condamner ceux qui s'affranchissent des lois et défient l'opinion pour prôner ce que l'Unesco a estimé incompatible avec la dignité humaine. Deux articles de sa Déclaration

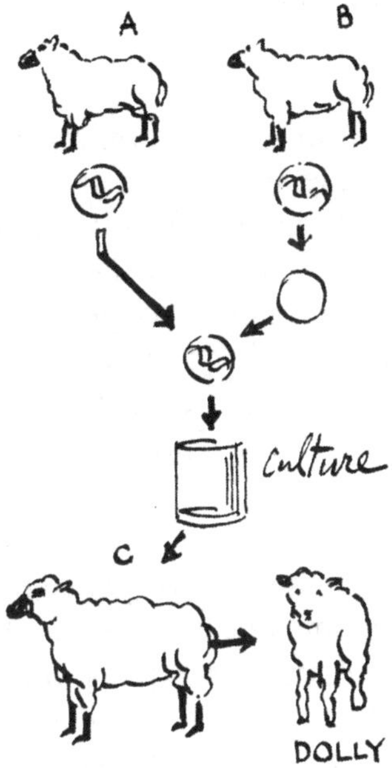

universelle sur le génome humain et les droits de l'homme (adoptée en novembre 1997 par l'Unesco puis quelques mois plus tard par l'Assemblée générale de l'ONU) résument la position des Nations unies :

— *Article 10*

Aucune recherche concernant le génome humain, ni aucune de ses applications, en particulier dans les domaines de la biologie, de la génétique et de la médecine, ne devrait prévaloir sur le respect des droits de l'homme, des libertés fondamentales et de la dignité humaine des individus ou, le cas échéant, de groupes d'individus.

— *Article 11*

Des pratiques qui sont contraires à la dignité humaine, telles que le clonage à des fins de reproduction d'êtres humains, ne doivent pas être permises. Les États et les organisations internationales compétentes sont invités à coopérer afin d'identifier de telles pratiques et de prendre, au niveau national ou international, les mesures qui s'imposent, conformément aux principes énoncés dans la présente Déclaration.

Dans d'autres textes, les organisations onusiennes évoquent carrément un « crime contre l'homme ». Nous savons bien que rien, jamais, n'arrête la science. Aucune religion, aucun interdit laïc, aucune menace judiciaire même, n'est encore parvenu à endiguer le torrent de la connaissance quand celui-ci déborde du lit où les lois humaines ont cru pouvoir le contenir.

Tout au long du Moyen Âge, l'Église interdisait aux médecins de rechercher les causes des maladies en pratiquant la dissection (sauf celle des animaux !), parce qu'elle contrevenait au dogme de la résurrection des corps. Les chirurgiens qui bravaient l'interdit le faisaient au péril de leur vie.

C'est ainsi que, le 27 septembre 1299, le pape Boniface VIII promulgua la bulle *Detestande feritatis* :

« Il est un usage d'une férocité abominable que suivent certains chrétiens par une coutume atroce ; c'est justement que nous ordonnons qu'on l'abolisse, nous qui sommes guidés par la pieuse intention d'éviter que cet usage féroce ne fasse plus longtemps dépecer les corps humains, ne frappe plus d'horreur les fidèles ni ne trouble l'esprit. [...] Nous voulons donc, comme c'est le devoir de notre charge, qu'une habitude aussi cruelle, aussi abominable, aussi sacrilège soit entièrement détruite et ne gagne pas d'autres hommes ; nous décrétons et ordonnons de notre autorité apostolique qu'à la mort de tout homme, quelle que soit sa dignité ou sa naissance, en quelque lieu que ce soit où règne le culte catholique, personne ne songe à appliquer au corps du défunt cet usage ou tout autre qui y ressemblerait et que la main des fidèles cesse de se souiller aussi monstrueusement. »

Mais le décalage entre les principes et la pratique allait croissant et les États eux-mêmes ont favorisé les transgressions de l'interdit. En France, Philippe IV, dit le Bel (1268-1314), se souciait fort peu des bulles papales, surtout quand elles venaient de son ennemi Boniface VIII. Le petit-fils de Saint Louis semble avoir pris un malin plaisir à encourager son chirurgien personnel, Henri de Mondeville, à pratiquer des dissections plus ou moins clandestines. La première dissection officielle n'eut d'ailleurs lieu qu'en 1315, après la mort du roi.

Par la suite, la position de l'Église évoluera, mais la science a perdu dans cette affaire quelques précieuses décennies. Et il faudra attendre 1554 et l'élévation d'Ambroise Paré au rang de chirurgien pour que cette pratique, monnaie courante depuis l'Antiquité, devienne recommandable et... recommandée ! Ses deux livres publiés en 1561 et 1562, *La méthode curative des playes et fractures de la teste humaine* et *Anatomie universelle du corps humain*, permirent à la chirurgie d'avancer plus vite en quelques années qu'elle n'avait progressé en dix siècles.

Et que dire de la découverte de la circulation du sang par Michel Servet, médecin genevois que Calvin tout-puissant récompensa en le faisant décapiter en 1553, cent vingt ans avant que Louis XIV n'impose sa réhabilitation au grand dam de la Faculté et des autorités religieuses qui en tenaient pour l'enseignement de Galien (IIe siècle après J.-C.), lequel n'avait jamais disséqué que des animaux. Pour la petite histoire, Galien a été le médecin des gladiateurs grecs de Pergame, poste stratégique pour l'observation en direct de la chirurgie élémentaire pratiquée par de tels amateurs.

Parmi ces figures historiques qui ont permis à la science d'avancer malgré et contre l'Église ou le pouvoir, on pourrait aussi évoquer Giordano Bruno, théologien, philosophe, astronome et mathématicien, brûlé vif à Rome, en 1600, parce qu'il avait osé décrire l'univers comme infini. À la demande des autorités de l'Inquisition, on aura même soin de le bâillonner avant de l'amener sur le lieu de son supplice, afin d'éviter que ses paroles puissent troubler la foule, venue assister au spectacle sur la piazza Campo dei Fiori…

Dieu merci, nous n'en sommes plus là, mais, plus que jamais, la science – surtout quand elle progresse à pas de géants – vit sous le double signe du pouvoir et du savoir, le premier ayant toujours des tendances irrépressibles à canaliser le second afin de conserver une apparence de contrôle sur les événements.

Soyons réalistes : face au clonage, la première question qui devrait se poser aux gouvernements n'est pourtant pas de savoir s'il doit être prohibé ou non ; elle est de savoir s'il existe ou s'il n'existe pas. La réponse est claire : le clonage existe et existera de plus en plus couramment, appliqué à des espèces animales et végétales de plus en plus nombreuses, avec des taux de réussite de plus en plus élevés.

Se souvient-on que, dès 2001, une université du Texas a réussi à cloner une chatte aussitôt baptisée CopyCat – ce que l'on pourrait traduire par copie conforme –, CC pour les intimes. L'événement avait donné lieu à une publication dans la prestigieuse revue britannique *Nature*.

Quelques mois plus tard, s'engouffrant dans la brèche, une société californienne passait un accord avec l'université et se disait en mesure d'offrir à ceux qui le souhaitaient – et qui en avaient les moyens – la possibilité de faire répliquer leur animal familier. Il suffisait de stocker les données génétiques des animaux familiers de leur vivant grâce à un simple prélèvement. Certes, l'addition était un peu salée : cinquante mille dollars pour une réplique du matou. Neuf clones « commerciaux » auraient été réalisés en 2004. Pour un chat, le nombre est tout indiqué.

À l'époque, le directeur adjoint de la société se répandait dans la presse en anecdotes pathétiques : « Des gens nous apportent la balle avec laquelle jouait leur chien, dans l'espoir qu'avec les fragments d'ADN que nous y trouverons, nous serons en mesure de faire revivre leur compagnon ! » Et il citait en exemple une cliente prénommée Julie, qui aurait cassé sa tirelire pour faire reproduire à l'identique son chat adoré Nicky. Le fils Little Nicky serait né en décembre 2004 à partir de cellules prélevées sur son père quelques mois avant que ce dernier ne décède. Personne n'a jamais eu l'occasion d'interroger ni Julie, ni Little Nicky. Cette firme a déposé son bilan depuis (elle aura eu raison trop tôt, sans doute) mais d'autres ont pris sa suite. ViaGen, plus prudente quant à la réplication des « compagnons à quatre pattes » (comme on dit dans l'émission « 30 millions d'amis »), se propose de fournir au vétérinaire de votre choix un kit de prélèvement des données génétiques de votre animal de compagnie par biopsie (mille cinq cents dollars). Elle s'engage à conserver ces données dans une banque du froid et de les maintenir disponibles « pendant de nombreuses années », sans préciser combien. Il serait également possible de prélever les gènes nécessaires au clonage d'un animal mort depuis moins de cinq jours. Mais attention, l'entreprise est fermée durant les week-ends et les vacances, précise son site internet, sans doute par crainte des attaques pour publicité mensongère !

On peut trouver risible cet engouement très américain, il n'en reste pas moins que, dans quelques années, cette pratique pourrait se développer « pour de vrai ». Qu'on le veuille ou non. Et si une loi venait à l'interdire aux États-Unis, comment empêcherait-on des structures clandestines de proposer le même service… en plus cher ?

À l'heure actuelle, ce clonage « commercial » relève vraisemblablement de l'attrape-nigauds et permet à des aigrefins de rafler quelques milliers d'euros à un grand nombre d'individus qui espèrent faire revivre leur animal de compagnie. Car aujourd'hui encore les expériences de clonage supposent de fabriquer un nombre important d'embryons, pour obtenir quelques individus qui présentent souvent une santé fragile et de fréquentes anomalies physiques.

Imaginons d'ailleurs que la transaction ait lieu et que l'animal meure quelques semaines ou mois après sa « livraison » : la judiciarisation du système américain a atteint de tels sommets que les condamnations pleuvraient sur les petits malins.

Pour autant, la base scientifique de cette mode qui peut faire sourire semble solide. Cinq ans après sa venue au monde, la fameuse chatte CC a bel et bien survécu et a donné naissance à une portée de trois chatons. Dans l'intervalle, l'université texane a réussi à cloner un grand nombre de porcs, de chèvres et de chevaux. D'autres équipes américaines parmi les plus sérieuses œuvrent à la conception de chiens ou de chats analergéniques, autrement dit : génétiquement modifiés pour ne pas transmettre d'allergies ! La très sérieuse université du Connecticut y travaille ainsi d'arrache-pied, en collaboration avec un laboratoire privé qui a mis un million quatre cent mille dollars sur la table !

En France, la nouvelle de la création d'une entreprise de clonage d'animaux de compagnie a été furtivement annoncée en 2006, mais elle ne s'est pas concrétisée. Serions-nous moins sentimentaux, moins naïfs et plus sourcilleux de l'éthique que les Anglo-Saxons ? Espérons-le.

Quant à nos laboratoires scientifiques sérieux comme ceux de l'INRA, ils étudient plus volontiers les rats ou les lapins, et dans une certaine discrétion.

Sur le Vieux Continent, ce sont les scientifiques italiens qui sont les plus actifs et/ou les plus médiatiques en matière de clonage. Ils mettent en œuvre leurs connaissances (et un certain culot) pour répliquer des animaux d'exception : en 2003, la ponette Prometea voit le jour à Crémone dans le laboratoire LTR-CIZ de Cesare Galli (associé à Éric Palmer, un ancien chercheur des Haras nationaux français). La méthode, qui fait l'objet d'un brevet, est celle des créateurs de la brebis Dolly : des cellules prélevées sur le poitrail d'un équidé. On notera la fine allusion à Prométhée, fils du Titan Japet et frère d'Atlas. Selon la mythologie grecque, Prométhée a créé l'homme à partir d'une motte d'argile. Il est connu pour avoir dérobé le feu aux dieux et l'avoir donné aux hommes mais aussi pour avoir dupé Zeus en lui offrant un faux taureau composé de la seule graisse d'un animal dépecé par ses soins. Pour le prix de son infamie, Prométhée a passé le restant de sa vie enchaîné à un rocher du mont Caucase. Son agonie s'est prolongée durant des siècles. Chaque jour, un aigle venait lui arracher un petit bout de foie, organe qui, pour son malheur, se reconstituait au fur et à mesure des attaques. Ce prélèvement répétitif et rudimentaire (effectué dans des conditions sanitaires et de confort qui ne seraient pas tolérées de nos jours, tout au moins sous nos latitudes) constituerait une forme primitive de biopsie. Prométhée serait finalement mort frappé par la foudre. Son nom signifie « le Prévoyant ». Sans commentaire.

En 2005, un clone à haute valeur ajoutée naît dans le laboratoire de Galli. Il répond au nom barbare de Pieraz-Cryozootech-Stallion (l'étalon Pieraz de la société Cryozootech), ce qui à défaut d'être romantique a le mérite d'annoncer la couleur : celle du business. L'animal est le clone du champion d'endurance Pieraz, âgé de vingt-quatre ans. Le crack (alors à la retraite) ne pouvait avoir de descendant naturel pour cause de castration à l'âge de trois ans. Une décision qui, finalement, n'a pas été irrémédiable, puisque quelques cellules somatiques prélevées ont suffi à lui assurer une descendance !

Puis en 2006, treize clones d'un étalon star de l'équitation western, Smart Little Lena, ont été produits aux États-Unis. Les chercheurs ne souhaitaient obtenir qu'un seul clone, mais la technologie a été plus productive que prévu. Comme pour Dolly et Prométéa, les cellules somatiques ont été prélevées sur l'encolure de l'étalon, puis introduites dans des ovules de juments, préalablement énucléés. Un clonage d'équidé coûte cher : de cent mille à cent cinquante mille euros (selon le quotidien *Les Échos* du 24 avril 2007), mais la saillie d'un étalon n'est pas donnée (jusqu'à trente ou quarante mille euros). Pour les propriétaires, la production d'un clone peut être le moyen de perpétuer les revenus de leur patrimoine sur pattes.

Mais un bon étalon cloné, cela ne se trouve pas sous le sabot d'un cheval. Les réplicants sont souvent stériles et la qualité de leur semence doit être analysée et vérifiée (un clone peut ne pas être reproductible). Celle du fils de Pieraz a été déclarée « bonne pour le service ». Les performances sportives de ses descendants ne pourront être estimées que plusieurs années après leur naissance.

Clonage (3) : la voie thérapeutique

Comme on vient de le voir, la cause du clonage animal est entendue. Mais elle n'est que le prélude à la réplication des cellules d'origine humaine, qui, si elle est orientée dans un but thérapeutique, ne peut qu'être encouragée.

Les difficultés techniques sont d'ailleurs infiniment plus nombreuses dans le cas de la réplication des cellules-souches humaines que dans le clonage des bovins, caprins, ovins ou équidés.

Pour raisonner clairement, il importe, en outre, d'évacuer les malentendus qui ont investi le débat sur le clonage et empêchent d'en parler sereinement. La principale difficulté est, en effet, de faire comprendre au public la différence entre le clonage dit thérapeutique et le clonage reproductif… pour souligner, aussitôt après, que celle-ci n'est pas aussi évidente qu'on veut bien le dire !

Qu'appelle-t-on le clonage thérapeutique, par opposition au clonage de réplication dont nous venons de parler ? Comme son nom l'indique, le clonage thérapeutique a pour finalité de soigner, et seulement de soigner. Il consiste à mettre en culture des cellules somatiques (spécialisées) d'un donneur (qui deviendra le receveur) afin de les faire régresser vers l'état de cellules souches. Puis ces cellules souches sont employées non pas pour constituer un être complet, comme ce fut le cas pour Dolly, mais pour réparer un organe (foie, cœur) atteint d'une pathologie. Les cellules saines remplacent alors les cellules malades, sans que cette « greffe » coure le moindre risque d'être rejetée… Rien à voir, donc, en théorie, avec le clonage reproductif, alternatif à la fécondation !

Mais à y regarder de plus près, que de points communs entre les deux processus ! D'abord parce qu'à l'origine du protocole, les méthodes employées sont les mêmes. Rappelons brièvement les étapes de la fécondation par clonage.

Premier stade : un ovule est prélevé sur une femme. Son contenu génétique, situé dans le noyau, en est extrait. On parle alors d'ovule énucléé. Parallèlement, une cellule somatique (non sexuelle, le plus souvent une cellule de peau) est prélevée sur un homme ou une femme, puis mise en culture. Nous avons même vu qu'au lieu d'avoir recours à deux organismes différents, comme ce fut le cas pour Dolly, l'ovule et la cellule somatique peuvent avoir la même origine. Puis le noyau contenant l'ADN (donc le message génétique) de cette cellule somatique est prélevé pour être implanté dans l'ovule vide de la donneuse. L'œuf ainsi reconstruit contient maintenant le matériel génétique du donneur. Spectacle inimaginable voici encore quelques années : on peut alors assister, sous microscope, à la régression d'une cellule somatique vers une cellule primordiale, capable de se diviser à nouveau ! Puis, grâce à des chocs électriques et à un cocktail chimique (chaque institut a ses recettes !), l'œuf peut commencer son développement et sa division jusqu'à contenir une centaine de cellules.

C'est le stade de ce que l'on désigne par blastocyste qui, dans le cadre d'une fécondation *in vitro*, donne un embryon préimplantatoire. La couche externe va former le placenta et la partie interne – le futur embryon – contenir les cellules souches. Ce sont elles qui, tout au long de l'embryogenèse, vont plus tard se spécialiser pour produire les innombrables morceaux du puzzle humain, en se transformant en cellules de foie, en cellules de rein, en cellules de cheveux… Le grand livre de la vie commence à s'écrire et ses messages partent en tous sens pour donner un homme complet !

C'est à partir de ce stade que les chemins du clonage thérapeutique et ceux du clonage reproductif divergent. Au moins provisoirement…

Dans le cas du clonage thérapeutique, les cellules souches au stade du blastocyste sont prélevées et mises en culture dans un milieu bien précis (une « soupe » de protéines et d'enzymes) où elles poursuivront, *in vitro*, leur évolution normale : de totipotentes (ouvertes à toutes les spécialisations), elles deviendront pluripotentes (ouvertes à certaines seulement) puis se différencieront définitivement vers telle ou telle fonction (cellule cardiaque, cellule musculaire, neurone...). À ce stade, elles pourront être transplantées chez le malade-donneur dont un organe aura besoin d'être réparé.

À la fin de l'année 2004, j'ai assisté, en Israël, au Technium d'Haïfa, à un spectacle unique, à la fois merveilleux et émouvant : la transformation de cellules souches d'embryons indifférenciés en cellules de myocarde (la partie musculaire du cœur) qui se mettent à battre seules et qui ne demandent qu'à être injectées dans le cœur d'un malade pour remplacer ses cellules défaillantes ! Dès lors, comment ne pas croire à l'avenir du clonage thérapeutique ? Comment ne pas adhérer à son principe ? Comment ne pas penser aux milliers de malades que ce type de thérapie, lorsqu'elle sera sortie de sa phase expérimentale, pourra à coup sûr soulager et sauver ?

Dans le cadre du clonage reproductif, en revanche, le blastocyste n'a pas vocation à servir de banque de cellules et d'organes : il est tout bonnement réimplanté dans l'utérus de la femme. En théorie, il pourra alors se développer jusqu'au stade de fœtus. Et le bébé qui en résultera sera la copie génétique du donneur de la cellule somatique.

Le problème clé auquel les scientifiques et les États seront très prochainement confrontés n'est donc pas (ou plus) de savoir comment s'opposer à l'inévitable ; il est de faire en sorte que cet inévitable reste toujours compatible avec l'honneur de vivre, immense chantier qui, j'aimerais le montrer, se suffit largement à lui-même.

Quitte à choquer, et avant d'entamer ce débat éthique fondamental, poussons d'emblée les choses à l'extrême : qui nous dit que des clones humains n'existent pas déjà ? Oh, certes, pas ceux que nous ont promis le mage Raël et sa secte folle qui nous annonçaient, en décembre 2002, la naissance du premier bébé cloné de l'histoire de l'humanité (suivi d'un deuxième, quelques mois plus tard !). En revanche, il ne fait aucun doute que d'autres clones sont élaborés dans la plus grande discrétion, dans de vrais laboratoires, avec de vrais moyens, par de vrais scientifiques qui auraient dompté les trois principales difficultés du clonage reproductif humain :

— l'obstacle moléculaire mis en lumière par l'équipe du professeur Schatten (le père du singe phosphorescent !), lequel a remarqué, chez les primates, que les chromosomes se divisaient de manière anarchique et empêchaient l'embryogenèse de se dérouler normalement ;

— l'obstacle immunitaire, déjà constaté chez certains animaux développant – mais de moins en moins – des tumeurs virulentes liées au caractère incontrôlable des cellules souches embryonnaires extraites puis injectées ;

— l'obstacle de la longévité, enfin, lié à l'atrophie des télomères, celui-là même qui fit vieillir Dolly prématurément, mais que les concepteurs d'un taureau cloné Kamitakafuku semblent bien avoir résolu… Si tant est qu'il se soit jamais posé !

Et si nous partions pour un tour du monde et une rétrospective historique récente des expérimentations de clonage (« forcément » à usage thérapeutique puisque le clonage reproductif est officiellement interdit par toutes les législations nationales) ?

Arrêtons-nous un bref instant en Italie pour parler du sulfureux gynécologue Severino Antinori. En matière de clonage, il a toujours manié l'esbroufe de manière insupportable, notamment lorsqu'il a annoncé au printemps 2003, au cours d'un débat télévisé sur une chaîne française, que trois bébés clonés par ses soins étaient déjà nés dans le monde, avant de se rétracter. Il affirme désormais travailler en Ukraine où ses recherches ne seraient pas bridées. On veut bien le croire sur ce dernier point. Antinori reste un mégalomane doué d'une éthique toute personnelle qui me semble difficilement compatible avec l'exercice serein de la médecine. Mais il est tout sauf incompétent en matière de reproduction ! Qu'il soit ou non parvenu à faire naître un bébé cloné, Antinori n'en est pas moins membre d'une sorte d'internationale du clonage qui, sans attendre qu'une législation internationale le proscrive, s'est engagée dans une course de vitesse visant à mettre les États et les diverses autorités morales devant le fait accompli.

Passons par la Chine populaire qui se moque bien, elle, de plaire ou de déplaire à la communauté internationale. Peu accessible aux scrupules qui nous animent, elle a ainsi voté en 2005 contre la Déclaration solennelle adoptée par la Commission du droit international de l'assemblée générale de l'ONU qui demandait à tous les pays d'interdire le clonage humain, qu'il soit à visée thérapeutique comme reproductive. L'argument développé par ses représentants n'est pas dépourvu de pertinence : un zygote (l'œuf résultant de la fécondation de deux gamètes, un ovule et un spermatozoïde) n'est pas un homme puisqu'il n'a ni fonction sensorielle ni système nerveux. « La protection des droits d'un être non humain au détriment de millions de malades ne favorise pas le progrès social », expliquait alors le communiqué officiel du gouvernement chinois. Et Li Sun, membre de l'Académie des sciences morales de Pékin, de démontrer en une phrase, tout le pragmatisme de son pays : « L'immaturité technique doit être l'unique cause de l'opposition au clonage humain. » Traduction : dès que l'ingénierie appropriée aura fait ses preuves, rien ne s'opposera à ce que des expériences plus complètes soient menées à bien.

En Chine, Mme le professeur Lu Guangxiu, membre de la Conférence consultative politique du peuple chinois (une assemblée créée pour distinguer les personnalités scientifiques et culturelles les plus représentatives du pays), dirige, à Changsha, dans le Hunan, un institut voué officiellement au clonage thérapeutique qui pourrait s'imposer, demain, comme la référence mondiale en matière de clonage reproductif. Elle est surnommée « Songzi Nainai », la déesse de la Fécondité. Non seulement Lu Guangxiu serait parvenue à cloner plusieurs embryons jusqu'au stade de blastocyste (cinq à sept jours), mais elle dispose à la fois d'un matériel de pointe et d'un volant de volontaires quasi inépuisable. Contrairement à Severino Antinori, Lu Guangxiu ne fait pas payer les candidates au clonage (ce qui limiterait les demandes, surtout dans cette province, parmi les plus pauvres de la Chine). Les couples stériles viennent à elle pour bénéficier d'une fécondation *in vitro*, laquelle sera effectuée gratuitement, et autant de fois qu'il sera nécessaire, en échange d'une simple signature. Par celle-ci, la patiente s'engage à offrir à la recherche une partie de ses ovules – ce qui est impensable chez nous, où la totalité des ovules prélevés chez une femme (une douzaine en moyenne) est consacrée à maximiser les chances de réussite des opérations de procréation assistée. Le journaliste Frédéric Koller, de *L'Express*, qui a rencontré le professeur Lu dans son institut en 2003, raconte : « L'équipe de Changsha bénéficie ainsi d'une source inépuisable d'ovules frais, qui n'a pas d'équivalent ailleurs dans le monde. Mais, dans le clonage, l'ovule n'est qu'une coquille vide dans laquelle est placé le patrimoine génétique d'un autre individu. Qui donc se porte volontaire, à Changsha, pour confier à la science ses chromosomes qui font de lui un être unique ? Encore les mêmes couples ! Selon le professeur Lu, leur consentement écrit vaut aussi pour l'utilisation des cellules du cumulus entourant l'ovule, qui d'habitude sont jetées. “Si nous réussissons à en tirer une lignée de cellules souches, celle-ci appartiendra à la donneuse”, précise le médecin. L'heureuse élue sera alors la première au monde à disposer d'un kit personnalisé de réparation d'organes. Sans l'avoir demandé. »

Et *L'Express* de poser la question clé : « Pour un laboratoire qui mène ainsi ses travaux au grand jour, combien d'autres dans le monde font la même chose sans s'en vanter ? Parmi les scientifiques, les plus alarmistes soutiennent que n'importe quelle clinique maîtrisant les dernières techniques de procréation assistée peut bricoler en douce des ovules et des noyaux de cellule. »

Résumé simpliste ? Voire… *L'Express*, qui a fait son métier, a recensé, dès 2003, au moins deux instituts capables de concurrencer Changsha, dont certains membres travaillent en collaboration avec les équipes du docteur Antinori. Fin 2002, l'université de Stanford (Californie) a annoncé la création d'un institut destiné à fabriquer des embryons clonés – officiellement, bien sûr, pour produire des cellules souches à des fins thérapeutiques.

Vantardise ou réalité ? En janvier 2003, le biologiste russe Alexeï Iablokov n'a pas hésité à déclarer à l'AFP que des « centaines de généticiens russes » étaient capables de mettre au monde un enfant cloné. Et en Turquie, un service de pointe de l'hôpital du Mémorial (Istanbul), spécialisé dans le diagnostic préimplantatoire, ne dissimule pas qu'il a recruté des chercheurs à plein temps pour maîtriser le tiercé gagnant du clonage réussi : dénoyautage de l'ovule, implantation d'un nouveau noyau, mise en route de l'embryon au moyen d'un procédé électrochimique… En s'abstenant, bien sûr, pour des raisons éthiques, d'enchaîner les trois opérations !

Comme leurs confrères chinois, les médecins d'Istanbul ont sous la main autant d'ovules et cellules à recopier qu'ils le désirent. L'activité est même deux fois plus intense qu'à Changsha, avec mille deux cents tentatives de fécondation *in vitro* réalisées chaque année ! Comme en Chine, les patientes ont accepté de donner « pour la recherche », sans plus de précision, leurs ovules inutilisés. Et l'on compte, paraît-il, sur les doigts d'une seule main les couples ayant refusé de signer le formulaire qui autorise les médecins à utiliser les ovules « surnuméraires », non enrôlés au service de la fécondation recherchée…

En un mot comme en cent, et même si ces chercheurs sont de bonne foi lorsqu'ils jurent, la main sur le cœur, qu'ils n'iront pas plus loin dans leurs expériences, comment être certains que d'autres n'ont pas déjà franchi depuis longtemps la barrière de l'éthique ? Qui nous dit que, dans quelques mois peut-être, un vrai bébé cloné ne sera pas présenté au public avec toutes les preuves requises attestant de son « authenticité » ?

Et ce jour-là, comment réagiront les promoteurs de l'interdiction du clonage ? Réclameront-ils l'euthanasie du bébé, assimilé à un monstre alors que rien ne le différenciera de milliards d'autres nourrissons, nés de deux parents ? Rétablirons-nous la peine de mort pour faire respecter des textes de loi, par ailleurs pleins d'humanité ? Et pour quel motif ? La non-conformité à une norme ? Mais laquelle, au fait ? Et pour débusquer les clones éventuels que des savants indélicats auront placés parmi nous, faudra-t-il créer une police génétique chargée d'établir la filiation de chaque nouveau-né ?

Dans les années 1990, ce que j'écris aurait été assimilé à de la science-fiction. Et j'entends déjà certains me reprocher, au choix, d'agiter des peurs inutiles ou, à l'inverse, de banaliser le clonage…

Ce qui m'anime, en tant que médecin et en tant que parlementaire, est bien différent, et tellement plus simple : le souci d'offrir à mes contemporains une claire vision de ce qui est et surtout de ce qui sera. En matière scientifique, davantage encore que dans toutes les autres, le refus du réel n'a jamais été et ne sera jamais une solution, sauf à se retirer dans une lamaserie tibétaine ; de même, considérer que la science doit avoir autorité sur la loi serait aussi fou, et éventuellement aussi criminel, que de soutenir l'inverse. Tâchons donc d'établir une frontière claire entre l'acceptable et l'inacceptable, entre ce qui est inévitable et ce que nous pouvons et devons éviter.

En matière de clonage comme dans d'autres domaines scientifiques, la course à l'annonce de résultats « extraordinaires » peut provoquer de singuliers dérapages. Et nous y sommes d'autant plus sensibles que l'avenir de notre espèce est directement en cause.

Triste histoire, par exemple, que celle d'un ancien vétérinaire devenu généticien, le docteur Hwang Woosuk, chercheur à l'Institut de médecine vétérinaire de l'université nationale de Séoul. En février 2004, il affirme avoir réussi à créer plusieurs embryons humains clonés. Pour y parvenir, son équipe a employé une méthode sensiblement différente de la technique qui a présidé à la conception de la brebis Dolly : le clonage autologue. Explication : si Dolly est bien, en effet, le clone de sa mère, son créateur, le professeur Ian Wilmut, a eu recours, pour la « concevoir », à deux organismes distincts : celui de la mère, *via* les cellules extraites d'une glande mammaire, et celui d'une autre brebis dont les ovules, préalablement énucléés, ont servi de réceptacles. Dans le cas des expériences conduites à Séoul, les ovules énucléés et les noyaux cellulaires à cloner étaient censés provenir de la même femme. Mais tout cela n'était qu'une fraude.

Le phénomène de la fraude scientifique demeure exceptionnel en matière de recherche, mais celle du docteur Hwang s'inscrit dans un contexte particulier. La médiatisation de ses découvertes a généré pendant quelques mois de grands espoirs thérapeutiques.

Et, dans un premier temps, l'emballement médiatique autour de la pseudo-découverte coréenne a fait souffler un vent de panique chez les experts des pays dont la législation sur la bioéthique prohibait toute forme de clonage, comme c'était le cas en France. Quelques mois après l'annonce des premiers résultats positifs de l'équipe coréenne, les députés (dont je faisais partie) et les sénateurs avaient adopté une loi prohibant toute forme de clonage, reproductif ou thérapeutique. Il faut dire que la discussion s'était étendue sur des mois. La loi sur la bioéthique du 6 août 2004 (toujours en vigueur) ne fait apparemment pas dans le détail :

Article 21 : « Est interdite toute intervention ayant pour but de faire naître un enfant génétiquement identique à une autre personne vivante ou décédée. »

De l'avis général des scientifiques, la peine applicable atteindrait son objectif de dissuasion : trente ans de prison, sept millions cinq cent mille euros d'amende.

Lorsqu'il est commis « en bande organisée » – c'est-à-dire, selon le Code pénal : « tout groupement formé ou toute entente établie en vue de la préparation, caractérisée par un ou plusieurs faits matériels, d'une ou de plusieurs infractions » (suivez mon regard : un laboratoire) –, le clonage reproductif est classé parmi les crimes contre l'espèce humaine et sanctionné par la prison à perpétuité.

Pour le clonage à visée thérapeutique, la justice pourrait se montrer un peu plus clémente : sept ans de réclusion, cent mille euros de pénalité.

Avis aux amateurs !

Imaginons un instant l'état d'esprit des chercheurs œuvrant dans des disciplines frontalières du clonage reproductif (l'utilisation des embryons surnuméraires issus de la fécondation *in vitro* par exemple) ou engagés dans des coopérations avec des collègues travaillant dans des pays qui autorisent le clonage thérapeutique, comme la Suède ou la Grande-Bretagne. En cas de découverte majeure, pourront-ils bénéficier d'un permis de sortie de prison pour aller recueillir leur prix Nobel à Stockholm ? Doit-on envisager l'aménagement de parloirs *ad hoc* ? La recherche française est-elle condamnée à se laisser surclasser par la concurrence en se recroquevillant sur ses paillasses ?

En réalité, et fort heureusement, la situation est plus nuancée. La loi d'août 2004 prévoit des dérogations, certes très encadrées et limitées dans le temps, qui, comme on le verra, ont permis aux laboratoires de génétique qui travaillent sur les cellules souches d'embryons de continuer à fonctionner.

Mais lorsque la nouvelle tombe des trucages de l'équipe de Séoul, les chercheurs progressistes n'en continuent pas moins à s'interroger sur les nécessaires évolutions de la norme.

« C'est un séisme politique parce que les pays du monde entier, sur la foi des résultats de Hwang, s'apprêtent à voter des lois sur le clonage ou les cellules souches », confie au *Figaro* du 16 décembre 2005 mon confrère et ami le professeur Axel Kahn, l'un des plus grands généticiens français, directeur de l'Institut Cochin de génétique moléculaire.

« Il faut réfléchir aux conditions de validation des articles scientifiques, s'interroger au plan éthique sur le recours à des ovocytes pour le clonage thérapeutique, se pencher sur les intérêts économiques de ces recherches », expliquera au même journal, en mai 2006, le député Alain Claeys, en charge d'un rapport sur les questions bioéthiques.

À la fin de l'année 2006, en France, l'Office parlementaire d'évaluation des choix scientifiques et technologiques (OPECST), qui regroupe des députés et des sénateurs de la majorité et de l'opposition, a rendu un rapport qui fait le point sur la législation française dans le domaine des « recherches sur le fonctionnement des cellules vivantes » (ce rapport est en accès libre sur les sites internet de l'Assemblée et du Sénat). L'office a mené deux ans d'études et d'auditions, engagées quelques mois après l'entrée en vigueur de la loi sur la bioéthique de 2004, dont un article prévoit qu'elle doit être réévaluée en 2009.

Le rapport pointait l'ambiguïté de la réglementation française actuelle, qui, comme on l'a dit, permet à des chercheurs de travailler sur des embryons humains, exclusivement sur dérogation et dans le cas où ces recherches constituent la seule voie de progrès thérapeutiques.

« Sont notamment susceptibles de permettre des progrès thérapeutiques majeurs, au sens de l'article L. 2151-5, les recherches sur l'embryon et les cellules embryonnaires poursuivant une visée thérapeutique pour le traitement de maladies particulièrement graves ou incurables, ainsi que le traitement des affections de l'embryon ou du fœtus », précise un décret d'application de la loi.

Ce décret n'est intervenu qu'en février 2006, à l'issue d'une longue période transitoire pendant laquelle les dérogations ont été accordées aux équipes de chercheurs, non pas, comme le prévoyait la loi, par l'Agence pour la biomédecine dont la constitution a pris du retard, mais par les ministères compétents. Le rapport de l'OPECTS dresse le constat suivant :

« Ce décret permet donc aux chercheurs de créer et de travailler sur des lignées de cellules souches embryonnaires humaines issues d'embryons surnuméraires, conçus *in vitro* dans le cadre d'une assistance médicale à la procréation sur le territoire français, et sur des lignées de cellules importées créées dans les mêmes conditions.

« Trois types de recherches sont autorisés en employant :

« — des embryons surnuméraires ne faisant plus l'objet de projet parental. Les parents doivent consentir par écrit au don de l'embryon pour la recherche, sans aucune contrepartie financière. Ce consentement, donné une première fois, doit être renouvelé à l'issue d'un délai de réflexion de trois mois ;

« — des embryons dont l'état ne permet pas la réimplantation ou la conservation à des fins de grossesse, sous réserve de l'autorisation des parents ;

« — des embryons porteurs de l'anomalie recherchée dans le cadre d'un diagnostic préimplantatoire, sous réserve de l'autorisation des parents. »

« Créer et travailler sur des lignées de cellules souches » embryonnaires, cela n'implique-t-il pas de pouvoir les cloner ? Peut-être ! Mais à condition de ne pas le dire trop fort.

Fuyons donc, car tout est découvert ! Depuis trois ans, des dizaines de chercheurs encourent quotidiennement la prison.

Devons-nous préparer nos calicots et nos porte-voix au cas où quelque tribunal saisi par des ayatollahs viendrait à appliquer aveuglément la loi (Libérez nos ca-ma-rades !) ?

L'Office parlementaire d'évaluation des choix scientifiques concluait d'ailleurs son rapport par des préconisations visant à autoriser le clonage thérapeutique. Il proposait de réviser la loi dès 2007 – il n'a donc pas été écouté – et non en 2009 comme prévu. Il préconisait aussi de substituer à ce régime complexe et hypocrite d'interdiction assorti de dérogations un régime d'autorisation contrôlée de la recherche sur l'embryon et du clonage thérapeutique.

Cela constituerait une évolution juridique majeure car l'autorisation de ce type de recherche deviendrait le principe (sévèrement contrôlé, certes) et non plus l'exception. L'Office suggère également la tenue d'un débat sur le don d'ovocytes pour la recherche, sur le modèle de ce qui a été réalisé en Grande-Bretagne et avec de nombreux garde-fous : interdiction à une mineure de procéder à ce type de don, consentement préalable et éclairé, gratuité du don (interdiction de la rémunération), remboursement des frais, anonymat total des donneuses…

Toutes propositions de bon sens, que j'approuve sans réserves.

Une vraie loi autorisant le clonage thérapeutique me paraît indispensable. Les courants conservateurs, scientifiques ou religieux, et les taquins pourraient soulever une contradiction dans mes opinions : comment puis-je être à la fois opposé à une loi légalisant l'euthanasie et pleinement favorable à un texte sur le clonage thérapeutique ? Tout simplement parce que la situation est complètement différente. L'euthanasie est déjà réalisable dans des conditions qui relèvent de la responsabilité des médecins, en collaboration avec les équipes soignantes et avec l'avis de la famille. À l'inverse, le développement du clonage à finalité thérapeutique, qui dans quelques années pourrait sauver des milliers de vies, ne sera possible que lorsque l'État et les entreprises pourront accorder des crédits et investir des fonds dans des recherches qui ne relèveront plus potentiellement de la cour d'assises. À moins que nous tenions absolument à ce que tous les brevets concernant les médicaments et greffes d'organes issus de recherches génétiques sur l'embryon soient monopolisés par des organismes de recherche ou des compagnies privés étrangers.

En conclusion, sur cet aspect législatif, je ne résiste pas au plaisir de citer un passage du rapport de l'OPECST, qui démontre le caractère ultra-sensible de la question du clonage thérapeutique. Il s'agit d'un dialogue extrait du compte rendu de présentation du rapport, en date du 6 décembre 2006 :

« Mme Ketty Schwartz, vice-présidente du conseil d'administration de l'Inserm, ancienne directrice de la recherche au ministère de la Recherche : [...] Il ne fait nul doute qu'un meilleur modèle expérimental que les souris permettrait d'étudier les mécanismes avec le même fonds génétique que celui du patient. Cela peut se faire en dérivant des lignées à partir d'embryons porteurs de la mutation et non réimplantés après diagnostic préimplantatoire. L'autorisation d'importation d'une de ces lignées porteuse de mutations de la mucoviscidose a été donnée dans notre pays le mois dernier, le 24 octobre, et l'autorisation pour deux autres lignées porteuses d'une extension dans le gène de la huntingtine, responsable de la maladie de Huntington, est en attente depuis plus d'un mois. Une autre façon de faire, pour obtenir le même fonds génétique que celui des patients, est de créer des lignées par transfert nucléaire (*somatic cell nuclear transfer*) ou clonage thérapeutique, qui était le terme utilisé autrefois, que je n'aimais pas, ou encore clonage scientifique, qui est également utilisé. La terminologie internationale tend plutôt vers le terme de transfert nucléaire ou transfert de noyau.

« M. Alain Claeys, député de la Vienne : Je voudrais dire un mot à ce sujet. Ce terme de “transfert nucléaire” est-il pour tous les présents la bonne définition ? Même si ce n’est pas celle ressentie le plus explicitement par le plus grand public… On peut donc retenir ce terme pour la journée.

« M. Claude Sureau, président honoraire de l’Académie nationale de médecine, membre du Comité consultatif national d’éthique : Le terme de “transposition” est souvent utilisé par des chercheurs étrangers, pour une simple raison pratique. Le transfert est un terme qui est également utilisé pour le transfert d’un embryon dans l’utérus maternel. Il existe donc deux acceptions du terme transfert, ce qui peut être un peu gênant.

« Mme Ketty Schwartz : En effet. Le terme de transplantation cellulaire avait aussi été donné, mais on a celui de “transposition nucléaire”. Je serais d’accord *a priori.* »

Propos surréalistes, à côté desquels une discussion sur le sexe des anges ferait figure de réunion de chantier ! On admirera la subtilité du débat sémantique : faut-il utiliser les termes « transfert cellulaire », « transplantation cellulaire » ou « transposition cellulaire » ? Que d’efforts et de justifications pour ne pas avoir à employer le terme de clonage, « expression ressentie le plus explicitement par le plus grand public » !

Je sais qu’il n’est pas très fair-play de balancer (gentiment) les confrères et les collègues… D’ailleurs, même si je me permets ces petits sarcasmes, je ne peux que conseiller la lecture de ce document qui pose, en termes mesurés, un constat lucide et avance des propositions intéressantes, notamment sur le clo…, pardon, sur la transposition cellulaire.

L'Asie regroupe les pays les plus dynamiques quant aux études liées au clonage thérapeutique. Les moyens déployés par les institutions scientifiques publiques et les structures privées y sont considérables ; les chercheurs sont parmi les mieux formés au monde (souvent aux États-Unis). La course aux résultats y est encouragée par des gouvernements qui ne s'embarrassent pas toujours de scrupules démocratiques démesurés et feraient volontiers la nique à l'Occident moralisateur. Avec parfois les dérapages que l'on sait (cf. l'affaire Hwang).

Mais, aux termes de la loi, le clonage reproductif reste théoriquement prohibé en Chine, à Singapour, à Taïwan, en Corée du Sud et au Japon.

Épilogue provisoire sur le clonage humain à visée thérapeutique : à l'automne 2007, un laboratoire français (issu de la collaboration de l'université de Paris-Sud, de l'Inserm et du CNRS) annonçait officiellement la création d'une lignée française de cellules souches pluripotentes (susceptibles de se différencier en tous types de cellules sauf celle du placenta). Auparavant, ces lignées devaient, pour des raisons légales, être importées, puisque la réglementation en vigueur en interdisait la production sur le territoire national.

Ces chercheurs ont également réussi à constituer une banque de cellules multipotentes (issues de la moelle osseuse et capables de se différencier en n'importe quelle cellule du sang). Les cellules seront mises à disposition de l'équipe ISTEM du Génopole d'Évry, spécialisée dans le traitement de maladies génétiques et dirigée par le neurobiologiste Marc Peschanski.

Ces équipes ont pu mener leurs travaux à partir de 2005, grâce à l'évolution, toute récente à l'époque, de la loi française (votée en 2004 et dont les décrets d'application ont été adoptés en février 2006).

Signe de l'urgence dans laquelle se trouvait la recherche française, Marc Peschanski a dû partir à la pêche aux chercheurs exilés pour constituer son équipe. « J'ai épluché toutes les publications scientifiques sur les cellules embryonnaires souches humaines, et j'y ai cherché les Français partis à l'étranger. Pour les faire revenir. Ce n'était pas évident, car on était en plein mouvement Sauvons la recherche et, vu de l'étranger, il était difficile de croire qu'il y avait un avenir en France pour les scientifiques », raconte-t-il à *Libération* du 16 octobre 2007.

Les cellules sur lesquelles travaillent ces équipes sont issues soit d'individus adultes, soit d'embryons issus du tri préimplantatoire d'embryons. Certains de ces embryons étaient porteurs d'une maladie génétique. Et alors ! Ce genre d'étude a précisément pour objet d'en apprendre plus sur le développement de ces maladies. Quelle meilleure source de progrès et de vie peut-on imaginer qu'un embryon porteur d'une pathologie et voué à la destruction ?

Voir : Fraude (scientifique), Eugénisme, Clonage (3) : la voie thérapeutique.

Cochin, Jacques Denis

(1726-1783)

La dynastie des Cochin a fourni à la France tant de grands hommes qu'il n'est pas inutile de rappeler lequel d'entre eux a donné son nom à l'hôpital où j'ai l'honneur d'exercer mon métier de chirurgien.

Il ne s'agit point de l'avocat Jean-Marie-Denys Cochin (1789-1841), auteur en 1833 d'un *Manuel des salles d'asile*, ouvrage de référence consacré à l'accueil et à l'éducation des enfants abandonnés ; pas plus que de son fils, l'écrivain et homme politique Augustin Cochin (1823-1872) ; ni de son petit-fils Denys (1851-1922), député, ministre, mais aussi chimiste et ami des impressionnistes. Celui-ci est, pour mémoire, le père d'un autre Augustin Cochin, né en 1876, historien méconnu de la Révolution française, mort en héros dans la Somme en 1916, à la tête des troupes d'infanterie dont il était capitaine.

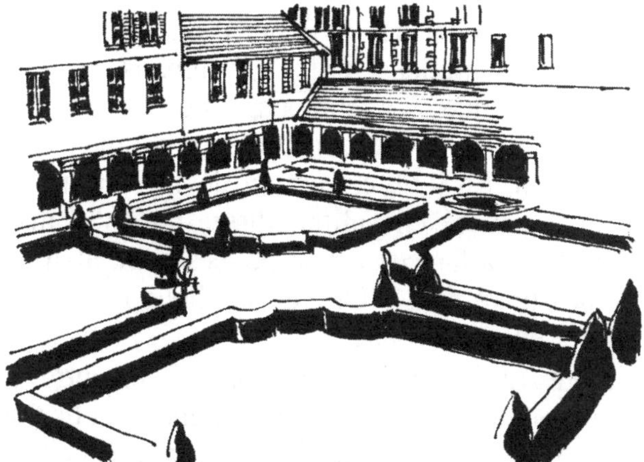

Non, le fondateur de l'hôpital est Jacques Denis Cochin, qui n'a pas de descendant direct officiel puisqu'il était curé. C'est grâce à sa fortune et aux dons de ses fidèles paroissiens qu'il a créé en 1780 un modeste hôpital dont la vocation était d'accueillir les patients issus de la population ouvrière du faubourg Saint-Jacques. L'établissement prendra plus tard le nom d'Hospices du Sud, puis d'hôpital Cochin. Louée soit la mémoire de ce bon abbé.

Cordoue

Au VIIIe siècle, l'islam conquiert l'Espagne (711-716). L'Andalousie voit le jour (al-Andalus), mais très vite, dès 750, à l'occasion de la fin de la dynastie des Omeyyades à Damas, leur dernier représentant en fuite va s'installer à Cordoue et proclamer son autonomie ; commence alors l'âge d'or de l'Espagne arabo-musulmane.

Les émirs étaient dès le début d'une grande ouverture d'esprit. Chrétiens, juifs, musulmans vivaient en bonne intelligence, il n'était pas rare que les œuvres des philosophes, des médecins fussent traduites en latin ou en hébreu. En 929, cet émirat devint véritablement indépendant, érigé en califat, dirigé par Abd al-Rahman III et des alliances furent nouées entre al-Andalus et l'empereur romain d'Orient : la chrétienté et l'islam se mettent enfin à échanger.

Cordoue va devenir pour un siècle l'épicentre d'une effervescence médicale, philosophique, intellectuelle, sans précédent. L'œuvre de Dioscoride (médecin grec) *Sur la matière médicale* fut traduite en arabe et distribuée à Cordoue, les travaux des médecins arabes de Bagdad y affluèrent.

Le premier médecin de l'école de Cordoue fut Qasir Khalaf al-Abbas al-Zahrawi plus connu sous le nom d'Abulcasis (936-1009). Il fut l'auteur d'une encyclopédie médico-chirurgicale, *Pratique médicale pour celui qui ne peut composer lui-même un livre*. Il s'agit vraisemblablement d'une compilation d'œuvres écrites par ses prédécesseurs, sauf peut-être pour certains passages abordant « la technique chirurgicale ». Il déplore la méconnaissance de l'anatomie. Il va aborder les calculs de la vessie et leur extraction par lithotomie. Il est le premier à inventer le sondage urinaire par la mise en place d'une canule en argent. Il décrit de façon fascinante les méthodes de suture des plaies, faut-il utiliser le crin, le coton ou la soie, ou le boyau de chat, matériau utilisé encore récemment mais remplacé depuis quelques années par les fils synthétiques.

Le deuxième médecin dont le nom restera dans l'histoire est Averroès, né à Cordoue en 1126, dernier éclat de l'école de Cordoue.

En effet, le califat allait vivre ses derniers moments et se désintégrer en de multiples principautés : celle de Séville fut la plus importante pendant quelques années, mais décidément aucune ville n'est sûre et Averroès dut quitter Séville pour Marrakech.

Il nous a laissé un livre sur les généralités de la médecine traduit d'abord en hébreu puis en latin, connu en Occident sous le nom de *Colliget* – édité à Venise en 1482. C'est peut-être le premier ouvrage médical de cette époque qui s'écarte des positions de Galien, d'Aristote et d'Avicenne.

L'islam va entrer dans des luttes incessantes contre les chrétiens et les juifs et se laisser submerger par une nouvelle orthodoxie conduisant progressivement à un fanatisme peu favorable à la philosophie et aux sciences. Les livres d'Averroès seront brûlés à Marrakech et à Cordoue. Ses disciples juifs devront fuir, ainsi en est-il pour Maïmonide (Abū Imrān Mūsā ibn Maymūni ibn 'Ubayd Allāh), immense médecin connu pour ses travaux en ophtalmologie et ses traités sur les fièvres ; il fut aussi philosophe, moraliste et talmudiste. C'est lui qui a écrit le très célèbre *Guide des égarés*. Il est l'auteur de la prière médicale, version juive du serment d'Hippocrate :

« Dieu, emplis mon esprit d'amour pour l'art et pour toutes les créatures. Éloigne de moi la tentation. Que l'appât du gain et la recherche de la gloire ne m'influencent dans l'exercice de mon métier. Soutiens les forces de mon cœur, afin qu'il soit toujours prêt à servir le pauvre comme le riche, l'ami et l'ennemi, le juste et l'injuste.

« Fais que je ne voie que l'être humain dans celui qui souffre. Fais que mon esprit demeure clair en toutes circonstances, car grande et sublime est la science dont l'objet est de conserver la santé et la vie de toutes les créatures.

« Fais que mes patients aient confiance en moi et en mon art, et qu'ils suivent mes conseils et mes prescriptions. Éloigne de leur lit les charlatans, la cohorte des parents aux mille conseils et les gardes-malades qui savent toujours tout ; c'est une engeance dangereuse qui fait échouer par vanité les meilleures intentions.

« Accorde-moi, mon Dieu, indulgence et patience à l'égard des malades obstinés et grossiers. Fais que je sois modéré en toutes choses, mais insatiable dans mon amour de la science.

« Éloigne de moi l'idée que je peux tout. Donne-moi la force, la volonté et l'occasion d'élargir de plus en plus les connaissances, afin que j'en fasse bénéficier ceux qui souffrent.

« Amen. »

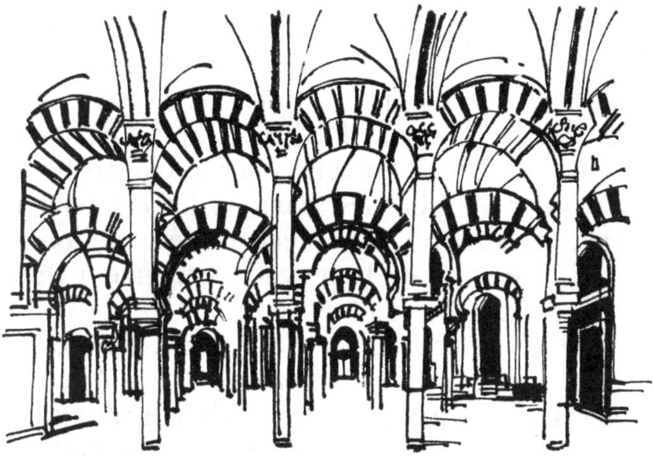

Cournand, André

(1895-1988)

André Cournand était un élève et un ami de mon grand-père Robert Debré.

Après s'être illustré sur les champs de bataille de la Première Guerre mondiale, André Cournand a effectué ses études de médecine à Paris, couronnées par une thèse obtenue en 1930. Puis, suivant les conseils de son maître, Cournand s'expatrie à New York. Au sein de plusieurs universités et hôpitaux de la région, il peut conduire ses recherches sur les pathologies de la respiration dans les meilleures conditions.

Pendant la Seconde Guerre mondiale, il adopte la nationalité américaine. Ses recherches se concentrent alors sur le procédé du cathéter, cette sonde souple qui permet d'explorer sans dommage nos organes.

Devenu professeur de médecine en 1951, il perfectionne cette technologie (en ayant notamment recours au guidage par radiographie). Ses travaux démontreront tout l'intérêt du cathéter pour le diagnostic des malformations cardiaques, mais également pour les repérages préopératoires, le recueil d'échantillons de sang ou la mesure de la pression sanguine à l'intérieur du muscle « entier ».

En 1956, il recevra pour ces recherches le prix Nobel de médecine en compagnie de l'Allemand Werner Forssmann (qui avait, le premier, testé la technique du cathéter cardiaque… sur lui-même) et de l'Américain Dickinson W. Richard.

D

Debré, Robert

(1882-1976)

Je ne suis pas persuadé d'avoir opté pour la médecine en vertu d'une vocation. À dire vrai, je ne me souviens pas de m'être un jour demandé pourquoi je suivais des études de médecine. Mais peut-être est-ce cela, la vocation ? Ne pas se poser la question.

Sans doute aussi ai-je été influencé dès l'enfance par la figure tutélaire de mon grand-père, Robert Debré. Il était né dans une famille juive alsacienne immigrée à Paris après la défaite française et la cession de l'Alsace-Lorraine à la Prusse. D'abord attiré par la philosophie – il est l'ami de Péguy et de Maritain –, il découvre la grande misère des hôpitaux parisiens. Il se passionne pour la médecine et décide d'en faire son métier.

C'est en effectuant ses études à Paris (il consacrera sa thèse à la méningite cérébro-spinale) qu'il rencontre ma grand-mère, d'une famille catholique du Sud-Ouest, Jeanne Debat-Ponsan, qui deviendra, en 1915, la première femme interne et chef de clinique des Hôpitaux de Paris, pionnière parmi les pionnières en un temps où les jurys mettaient des notes très moyennes à l'oral aux candidates pour les empêcher d'être nommées aux concours…

Longtemps après la mort de Jeanne, en 1929, mon grand-père épousa d'ailleurs une autre femme exceptionnelle, injustement oubliée : Élisabeth de la Panouse, l'une des premières résistantes de France, membre du fameux réseau du musée de l'Homme, qu'il avait connue dans la clandestinité.

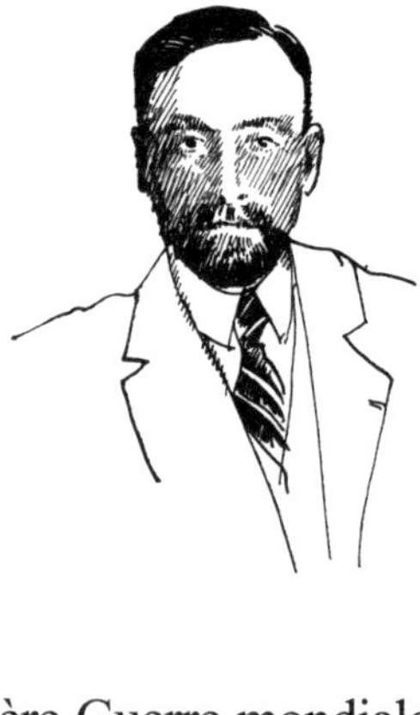

Après la Première Guerre mondiale, pendant laquelle il sert comme médecin-lieutenant dans l'artillerie, mon grand-père dirige l'Institut d'hygiène de l'université de Strasbourg, où il met en place l'enseignement de la bactériologie.

En 1933, il est élu à l'Académie de médecine, nommé professeur à la faculté et médecin-chef d'un service de pédiatrie. Quelques années plus tard, il est nommé à la tête de l'un des plus grands services de l'hôpital des Enfants-Malades. Comme il le racontera dans ses Mémoires publiés en 1976 (*L'Honneur de vivre*, Herman, ouvrage réédité en 1996), c'est dans cet hôpital qu'il fixe sa méthode de travail et de pensée et crée son école, c'est-à-dire l'École française de pédiatrie. En outre, il participe activement au développement de la vaccination contre la rougeole et du BCG.

Mais les activités de clinicien ne suffisent pas à apaiser sa soif de progrès. Sollicitant les autorités médicales françaises tout autant que les très actives fondations américaines, il impose, dès les années 1930, l'implantation de laboratoires de recherche à la clinique de pédiatrie de l'hôpital des Enfants-Malades. Ces unités constitueront le creuset de la recherche médicale française en pédiatrie, mais également dans bien d'autres disciplines, notamment la génétique.

La France lui apparaît comme un terrain d'action trop limité. Dès les années 1920, il s'est engagé dans la coopération scientifique internationale mise en place par la Société des Nations (SDN). En 1946, c'est sur les bases du Service d'hygiène de la SDN que sera établi le Fonds des Nations unies de secours à l'enfance (UNICEF). Robert Debré en sera un des membres fondateurs et un des plus actifs animateurs.

Le dernier et non le moindre de ses engagements est la réforme du système français d'enseignement et de recherche. Ses premiers travaux de réflexion datent de la Seconde Guerre mondiale. Robert Debré rejoint dès sa création le Comité médical de la Résistance, présidé par Louis Pasteur Vallery-Radot (petit-fils de Louis Pasteur) qui sera nommé par de Gaulle ministre de la Santé au sein du Gouvernement provisoire en 1944. C'est l'application aux services de l'Assistance publique du statut des Juifs instauré par le gouvernement de Vichy qui, en lui interdisant d'exercer ses fonctions, lui donnera la « disponibilité » nécessaire à l'intensification de ses activités de résistant.

« Ma tâche de professeur, raconte-t-il dans ses Mémoires, étant attachée au service de la clinique des Enfants-Malades, il fallait renoncer à la fois aux activités hospitalières et universitaires. Sur le tableau placé rue de Sèvres, à l'entrée de l'hôpital, mon nom fut effacé et aucun autre n'y fut inscrit. [...] Ainsi dégagé de ces obligations, je pus donner tout mon temps à la Résistance et entreprendre différents voyages dans toute la France. Il était bon d'aider au rassemblement de médecins résistants, de leur apporter aide et encouragement et de préparer le service de santé de l'armée secrète en même temps que l'aide aux maquisards dont l'activité se développait.

« Frédéric Joliot-Curie m'aidait à préparer mes missions. Je le vis souvent. J'aimais à le faire parler des grands problèmes : l'avenir de la recherche scientifique, les espoirs que pouvaient donner les applications de l'énergie atomique, les devoirs du savant vis-à-vis de la nation, de la société, du gouvernement. Doit-il tout dire ? Chercher à appliquer tout ce qu'il sait ? »

Robert Debré, comme d'autres membres du comité, sillonne la France pour y rencontrer les délégués départementaux. Profitant de ces contacts, il consulte ses confrères sur leur vision du système de santé pour « après ». Ces consultations et réflexions seront réunies dans un rapport remis au Comité médical de la Résistance puis transmis au Comité français de Libération nationale à Alger.

Dans l'immédiat après-guerre, il est nommé à la tête de l'Institut national d'hygiène, au sein duquel il œuvre notamment pour le développement des crédits à la recherche.

En 1954, le gouvernement Mendès France crée le Comité interministériel pour la réforme des études médicales, initiative qui doit beaucoup à Jean Dausset, autre disciple de Robert Debré. Ce dernier en fait évidemment partie. Trois ans plus tard, et au terme de nombreuses réunions et de tables rondes parfois animées, le Comité publie un avant-projet de loi. Le texte est dominé par quelques idées fortes : moderniser les hôpitaux français, en construire de nouveaux, agencer le confort des patients, améliorer l'accueil du patient et de sa famille, rendre la maladie moins pénible et le séjour à l'hôpital moins sévère, pouvoir diriger les malades de toutes classes sociales vers l'hôpital, en cas d'urgence, de blessure grave ou de diagnostic difficile. Le Comité avait pour ambition « de modifier le sentiment général d'une population habituée à considérer l'hôpital comme le refuge de la misère où l'on ne doit se rendre que si l'on ne peut l'éviter, montrer ensuite que celui-ci est devenu le seul lieu où puissent se trouver les secours les meilleurs dans un cadre à tous égards favorable à la guérison. Nous espérions que l'opinion éclairée et bien orientée exigerait des collectivités publiques les dépenses très lourdes nécessaires pour réaliser notre idéal de progrès et d'égalité ».

La solennité des termes donne une idée de l'ambition du programme ! La doctrine présidant à l'élaboration du projet faisait de l'hôpital le centre où doivent converger les efforts pour les soins, l'enseignement et la recherche. L'hôpital moderne, rappelle-t-il dans ses Mémoires, devait être conçu « comme un centre de diagnostic et de traitement où l'équipement instrumental n'est rentable que s'il est appliqué aux malades de toute la population et que s'il fonctionne pour toute une région et la journée tout entière ». Enfin l'architecture de l'hôpital doit subir une transformation considérable pour être adaptée aux exigences très souvent modifiées et chaque jour croissantes des soins difficiles, urgents, et de la surveillance minutieuse des grands malades.

C'est sur le terrain de l'hôpital que doivent vivre professeurs, assistants et étudiants. Donc l'équipement hospitalier doit comporter des salles de cours, des salles de réunion pour le travail et le repos, des pièces destinées à l'enseignement et tous les agencements que celui-ci comporte, et, enfin, des installations pour la détente et les repas de tous. C'était une véritable mutation que proposait le Comité. Ainsi, certains centres devaient servir de modèles et permettre d'apprécier les essais des aménagements nouveaux. Les hôpitaux anciens devaient recevoir des crédits destinés à des dispositifs de modernisation et d'adaptation à l'enseignement et à la recherche.

Le Comité interministériel expliquait enfin que les chercheurs opérant en biologie ne devaient, en aucun cas, être installés loin des malades pour le bien desquels ils travaillaient, et préconisait la création de laboratoires organisés par les administrations de l'Éducation nationale, des hôpitaux et de la recherche. Il proposait une nouvelle dénomination pour ce nouvel édifice institutionnel : Centre hospitalier et universitaire.

Le régime de vie du personnel des hôpitaux devait subir une révolution : « Il était indispensable que l'existence même de tous s'écoulât complètement sur les lieux de travail, qu'on en finisse avec la dispersion, le temps perdu, la fatigue des trajets, l'insuffisance des séjours à l'hôpital des enscignants comme des étudiants, bref qu'on exigeât de tous le temps plein, élément primordial du progrès », estimait-il.

Quant à la question de la médecine privée, elle était abordée de façon diplomatique. Le Comité « n'ignorait pas l'intérêt intellectuel de l'exercice en ville » et s'interrogeait sur les moyens de permettre « que les plus fines intelligences de notre avant-garde médicale ne fussent pas perdues pour l'investigation originale ».

Cette réforme a été progressivement mise en application quelques mois après le retour au pouvoir du général de Gaulle, grâce une série de lois très directement inspirées par les travaux du Comité interministériel et par les recommandations de Robert Debré… Et imposées par mon père, Michel, premier Premier ministre du Général, à un corps médical d'abord réticent ! Elles ont révolutionné la médecine. Auparavant, les médecins travaillaient le matin à l'hôpital et l'après-midi dans leur cabinet de ville. Désormais les médecins hospitaliers allaient pouvoir œuvrer (et être rémunérés) *à temps plein* à l'hôpital, comme cela se pratiquait en Angleterre ou aux États-Unis. Les Centres hospitaliers régionaux et les universités devaient être liés par des conventions. Les trois missions de soins, d'enseignement et de recherche pouvaient dès lors être assurées conjointement et en harmonie. Dans les années 1960 et 1970, cette réforme a replacé la médecine hospitalière française en tête des nations pour la qualité des soins et a relancé la recherche (même si, pour cette dernière, la situation s'est nettement détériorée par la suite).

C'est le gouvernement de Michel Debré qui a mis en place ce dispositif à partir de l'ordonnance de décembre 1958. Et j'ai toujours trouvé plaisant de constater qu'une bonne partie de la population politique, scientifique et médicale parle de la « réforme Debré » des hôpitaux sans savoir précisément, et à coup sûr, de quel Debré il s'agit : Robert ou Michel ?

J'aurai donc passé mon enfance dans l'entourage d'une sommité médicale, d'un mandarin d'exception – pas un seul professeur de pédiatrie ne pouvait être nommé sans son assentiment – et d'un homme extraordinaire.

À l'époque où je commence mes études de médecine, au début des années 1960, des hôpitaux portent son nom partout sur la planète. Lorsqu'il voyage en Chine, Mao Zedong exige de s'entretenir avec lui... Comme cela est toujours le cas de nos jours, les concours de sélection des étudiants en médecine présentent un niveau de difficulté certain. Je les réussis plutôt brillamment, et c'est heureux, car je constate que mes relevés de notes suivent un bien curieux parcours : mes professeurs ont pris l'habitude de les communiquer par téléphone à mon grand-père, qui me les transmet la veille de leur affichage sur les panneaux de la Faculté.

À cette époque, bien qu'il ait dépassé les quatre-vingts ans, Robert Debré exerce encore dans plusieurs hôpitaux parisiens. J'aurai l'occasion de l'y rencontrer dans des circonstances plutôt comiques. Un jour, tandis que je poursuis mes études comme externe à l'hôpital Rothschild, le professeur en allergologie René Wolfromm me demande de passer à son bureau :

— Debré, la semaine prochaine, votre grand-père doit nous rendre visite. Tout est déjà prêt, le dossier du patient a été sélectionné.

— Je préparerai très volontiers le compte rendu d'observation, monsieur.

— Ce n'est pas la peine, j'ai demandé au professeur adjoint du chef de service de le rédiger. Vous aurez seulement à le lire.

— Je pourrais peut-être participer à la rédaction…

— Pas question !

J'imagine alors avec bonheur l'agrégé, peinant sur sa copie, écrivant dans son plus beau français et sans aucun droit à l'erreur sur le fond, un des comptes rendus les plus importants de sa carrière.

Et puis le jour fatidique arrive. Branle-bas de combat dans le service, qui luit comme un sou neuf. Les blouses affichent une blancheur immaculée. Les patrons et tout le personnel, au garde-à-vous, attendent mon grand-père à la porte.

Je me place au pied du lit du patient et je lis l'observation rédigée par le professeur. Lorsque j'ai terminé, mon grand-père me demande quelques détails, puis, s'adressant à l'assemblée, il complète l'observation de ses remarques, avec la clarté et le sens de la pédagogie qui le caractérisent.

Je me souviens que, dans les jours qui suivent, l'attitude du chef de service s'en trouve transformée. Lui, dont j'ai noté l'admiration et la déférence à l'égard du mandarin, s'emploie désormais à forcer la nôtre. À l'évidence, il joue au petit Robert Debré.

Lorsque survient Mai 68, mon grand-père est âgé de quatre-vingt-six ans. Au plus fort de l'agitation, il me « convoque » en compagnie de mon cousin Patrice

Debré, également étudiant en médecine (qui est devenu un éminent chercheur en biomédecine).

— Est-ce bien à la Pitié-Salpêtrière que se tiennent les assemblées générales d'étudiants grévistes ?

Nous échangeons avec Patrice un regard catastrophé, avant d'acquiescer.

— Bon, eh bien, j'y vais !

— Mais pour quoi faire ?

— Pour leur parler !

— Non, tu ne vas pas faire ça ? Tu ne vas pas *nous* faire ça ?

— Si ! Je l'exige et c'est comme ça.

Pendant qu'avec Patrice nous apposons sur les murs déjà bien chargés de l'hôpital des affiches annonçant la venue du professeur Debré pour une conférence sur l'évolution des études de médecine, nous partageons nos inquiétudes :

— Il va se retrouver devant des braillards et des excités, ça va lui faire un choc, imagine Patrice. J'espère qu'il ne va pas se faire insulter ou agresser.

— Le mieux serait peut-être qu'il se retrouve devant une salle vide. On en serait quitte pour essuyer une bonne colère.

À l'heure fatidique, nous accueillons avec inquiétude notre grand-père à la Salpêtrière et l'accompagnons (je devrais dire « escortons ») jusqu'à l'amphithéâtre. De l'extérieur, nous pouvons percevoir un incroyable tapage. Mille étudiants, en immense majorité des contestataires comme il se doit, y ont pris place.

Lorsque mon grand-père pénètre dans les lieux, le silence se fait en quelques secondes.

Pendant plus de deux heures, sans être interrompu, il s'adresse aux étudiants et leur explique pourquoi et dans quel contexte il a, vingt-cinq ans plus tôt, conçu

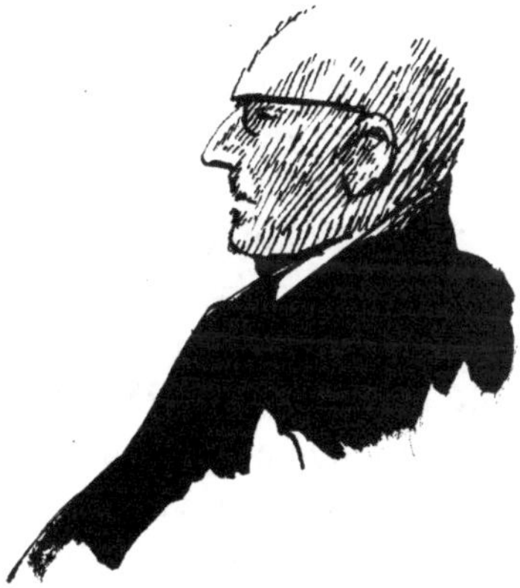

la réforme universitaire et pourquoi il faut encore la faire évoluer. Mais également pourquoi il convient de se remettre au travail.

Puis il sort tranquillement de l'amphi en lâchant sur un ton de défi :

— Le vieux Debré a encore quelque chose à dire.

Je ne sais pas si les étudiants ont vraiment écouté le professeur Robert Debré et encore moins s'ils l'ont entendu. Je ne suis pas convaincu que son intervention ait bouleversé le cours des événements de 68, ni pour les étudiants en médecine, ni au-delà. Mais le respect que les carabins en révolte de la « Pitié-Salpé » lui ont témoigné dépassait la simple révérence envers un mandarin (type de personnalité au demeurant très contestée en ces temps troublés). Sa légitimité et son charisme exceptionnels ont permis à cette curieuse assemblée de mettre entre parenthèses l'agitation environnante. La vigueur de l'intervention de mon grand-père et l'atmosphère irréelle de cet épisode – comme un moment de grâce – resteront gravées dans ma mémoire.

Robert Debré était un homme à la fois extrêmement autoritaire et profondément gentil. Sa volonté de faire le bien, souvent contre la volonté de l'intéressé ou à son insu, a donné lieu à des anecdotes savoureuses. Ainsi, peu après les événements de 68, alors que j'effectue mon service militaire en tant que médecin en Côte-d'Ivoire, le président Houphouët-Boigny me fait appeler et m'informe que j'aurai prochainement l'occasion de voir mon grand-père. Comme par hasard, il a décidé de l'inviter pour une série de visites des hôpitaux ivoiriens. Le voyage est triomphal car mon grand-père adorait l'Afrique qui le lui rendait bien. Quelque temps plus tôt, Houphouët-Boigny a invité en voyage officiel mon père Michel Debré, alors ministre d'État et, par la suite, il fera venir mes frères en voyage privé. Par ailleurs, tout au long de mon service, je serai régulièrement invité à passer les week-ends en compagnie du président et de sa famille.

Un jour, n'y tenant plus, je lui demande la raison de toutes ses invitations.

— C'est pour que vous ne soyez pas trop seul.

— Mais enfin j'ai vingt-quatre ans et je ne suis pas seul : je suis entouré de camarades. Nous travaillons beaucoup et nous nous distrayons un peu.

Avec un regard amusé, Houphouët-Boigny me raconte toute l'histoire : dès le début de mon séjour, mon grand-père lui a demandé de s'occuper personnellement de moi, afin que je ne m'ennuie pas, et surtout que je ne fréquente pas trop les boîtes de nuit !

Cette volonté parfois agaçante de mon grand-père d'influer sur la vie personnelle des gens qu'il aimait ne s'exerçait pas seulement à l'égard de sa famille. Quelques proches en feront parfois les frais, notamment deux grands médecins dont il a accompagné et favorisé la carrière, André Cournand et Jean Bernard.

Cournand vit aux États-Unis et, dès la fin de la guerre, il est de tradition qu'il vienne en compagnie de sa femme passer le mois de juillet dans notre maison familiale, Les Madères, à mi-chemin entre Tours et Amboise. Sa femme meurt et André Cournand a décidé de se remarier, quelques années plus tard. Il l'annonce à mon grand-père.

— À votre âge, c'est impossible. Je vous l'interdis, lui répond celui-ci.

Cournand, qui devait avoir plus de soixante-dix ans (et seulement sept de moins que Robert Debré), est aussi contrarié par la situation que l'on peut l'imaginer. Il se marie quelques mois plus tard et, l'année suivante, se présente, seul, à la maison où il est fort mal accueilli :

— André, j'ai appris que vous m'aviez désobéi, lui signifie mon grand-père. Je suis très déçu.

Puis il rentre dans la maison et laisse le pauvre homme, désemparé, sur le pas de la porte.

Mon père, Michel Debré, doit intervenir et déployer des trésors de diplomatie pour réconcilier les deux hommes.

Mon grand-père accepte de revoir Cournand, qui de son côté fait l'effort de passer quelques jours en sa compagnie. Mais sans celle de sa femme.

Jean Bernard fait également partie des disciples et amis de mon grand-père. Or ce dernier ne s'arrête jamais de travailler et ne peut concevoir que tout le monde ne fasse de même. Pendant les vacances, il organise donc aux Madères des réunions de travail, auxquelles Jean Bernard se sent tenu d'assister. Peu à peu, mon grand-père le convainc d'acheter une maison dans les environs, ce que cet éminent chercheur finit par accepter, bon gré mal gré. Les deux hommes se voient très souvent. Lorsque mon grand-père disparaîtra en 1976, à quatre-vingt-seize ans, Jean Bernard s'empressera de revendre la maison. Peut-être est-ce là une injuste extrapolation de ma part, mais je ne peux m'empêcher de penser qu'il a attendu la disparition de son maître et ami pour se libérer (à soixante-dix ans !) de cet engagement qui lui a empoisonné la vie, car je ne crois pas qu'il appréciait beaucoup cette région.

Le malentendu n'en serait que plus touchant car, dans cette histoire, les deux hommes ont agi au nom d'une amitié par ailleurs très sincère : mon grand-père considérait qu'il faisait l'honneur à Jean Bernard d'être son voisin, honneur que le futur académicien n'a pas osé refuser.

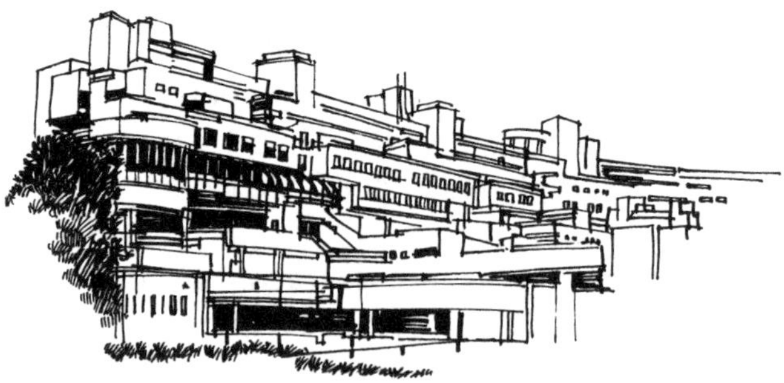

Voir : Bernard, Jean ; Cournand, André.

Dopage

L'érythropoïétine (EPO) est devenue un des symboles du dopage sportif. Il s'agit pourtant d'une hormone naturelle sécrétée par les reins lorsque l'organisme sent qu'il manque d'hémoglobine, protéine présente dans les globules rouges du sang dont la fonction est de véhiculer de l'oxygène dans l'organisme. Depuis une vingtaine d'années, l'EPO de synthèse est d'ailleurs un médicament couramment utilisé chez les personnes atteintes d'insuffisance rénale traitées par hémodialyse (épuration du sang) ou encore chez les patients anémiques (déficit en globules rouges).

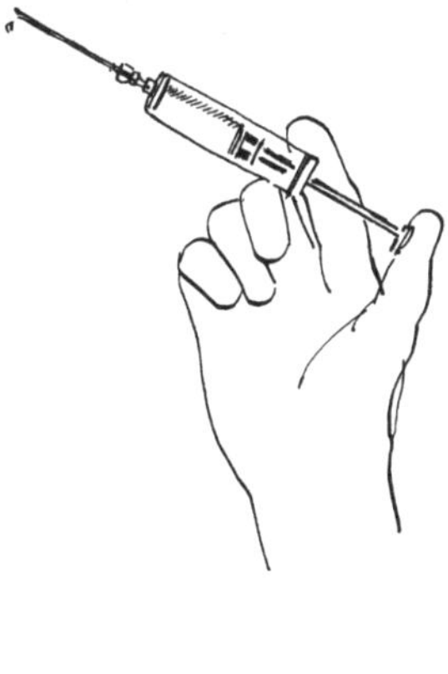

Dans nombres de disciplines sportives, il y a fort longtemps que les athlètes vont s'entraîner en altitude, à Mexico ou dans les Alpes. S'agirait-il, en vertu de bons vieux principes séculaires, d'aller s'imprégner de l'air revigorant des cimes ? Pas seulement. En altitude, l'oxygène est plus rare dans l'air ambiant ou, plus exactement, sa pression est plus faible. Cela entraîne une diminution de l'oxygène nécessaire au fonctionnement de notre organisme. Celui-ci réagit en sécrétant de l'EPO pour accroître le nombre de globules rouges et donc l'oxygénation de ses cellules, entre autres de celles des muscles.

À l'issue de leur séjour en altitude et à condition que celui-ci s'étende sur plus d'une semaine, les sportifs redescendent des hauteurs chargés pour plusieurs semaines d'une bonne EPO naturelle.

C'était là une forme de dopage accessible à beaucoup et parfaitement légale.

Manifestement, elle n'est plus suffisante.

E

EMI (Expérience de mort imminente)

« C'est alors que ce néant fut troublé par des images fortes et obsédantes : je me trouvais sur le bord d'un vaste cratère, un précipice, au fond duquel se tenaient plusieurs petits personnages bizarres, moqueurs et rieurs, des gnomes, des diablotins qui dansaient la farandole, virevoltaient, faisaient des signes comme pour m'inviter à les rejoindre ; ils faisaient des grimaces, des pieds de nez, tiraient la langue, formes de réponses à mes hésitations à les rattraper. D'autres me souriaient ; peut-être pensaient-ils que je répondrais à leurs appels. Je ne ressentais, là encore, aucune douleur ; bien au contraire une sensation de bien-être, de bonheur m'enveloppait. Je me souviens de ne m'être jamais retourné, que j'étais attiré par une force invisible, entraîné par quelque puissance occulte, que j'avançais comme le funambule sur son fil tandis que, de chaque côté, ces petits personnages fantasmatiques s'écartaient pour m'ouvrir la route et me faciliter le chemin. Je marchais dans un passage étroit, tunnel sombre aux parois abruptes, lentement, mû par des automatismes réguliers, prudents et assurés. Au fond apparaissait une lueur qui grossissait sans pour cela éclairer de grands espaces. Comme cette lumière rappelait curieusement celle que j'avais vue au tout début, lorsque je m'étais affalé sur mon lit en attendant le SAMU !

« Je n'avais pas peur. J'avançais vers ce qui me semblait être une sortie, toujours lentement, comme déplacé par une mécanique comparable à celle qui anime les poupées, les ours en peluche, ou autres jouets de notre enfance. J'étais comme le mime s'exprimant par les attitudes et les gestes, sans paroles.

« Plus je progressais, plus la lumière reculait, comme pour se faire désirer ; c'était à moi de la saisir, de m'en emparer, ou de la laisser me guider tout au bout, mais à quel bout…

« Tout s'arrêta là ; il n'y eut plus rien que je puisse décrire ou raconter : ce fut le vide, l'absence de tout jusqu'à mon retour à la vie, ma sortie du coma. Ma première rencontre avec l'autre monde avait-elle eu lieu ? Mais que pourrait m'avoir appris la mort : des scientifiques parleraient certainement d'impulsions électriques ; des croyants de l'Esprit Saint. Ce que je crois avoir constaté, c'est l'absence de l'âme. Je me demande encore ce qu'elle était devenue ; où s'en était-elle allée ? Serait-elle immortelle ? » (Extrait de *Premiers Pas d'après la mort*, Georges Le Breton, L'Harmattan, 2005.)

Nous avons tous entendu parler de ces expériences de mort imminente (EMI en français, NDE en anglais, pour *near death experience*) dont la recension fait, depuis quelques années, la fortune des éditeurs, sans parler des gourous qui en tirent les conclusions les plus adéquates à leurs théories. Pour le médecin confronté au coma, la question prioritaire n'est pas de spéculer sur ce que certains considèrent comme la preuve de l'existence de l'âme, donc de la transcendance divine, mais bien de s'interroger sur ce que de telles expériences, dont la réalité ne fait aucun doute, apportent à la science. Donc à notre capacité de pénétrer le mystère de la mort.

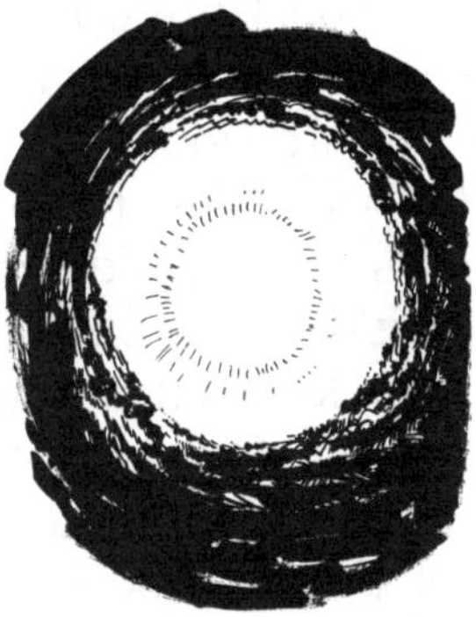

Je rappelle les grandes étapes de ces EMI, telles que décrites par ceux qui les ont vécues. D'abord une sensation d'extrême bien-être – celle, par exemple, retracée par Philippe Labro dans son beau livre autobiographique, *La Traversée*. Ensuite, le fameux syndrome de « décorporation », ce sentiment de sortir de son enveloppe charnelle, de flotter littéralement dans l'espace en distinguant, avec une acuité extrême, non seulement son propre corps allongé, mais aussi le moindre objet, la moindre scène (certains parlent d'une vue « holographique », en plusieurs dimensions), le moindre chuchotement, qu'il s'agisse des mots échangés par l'équipe soignante ou de la conversation des proches restés dans un couloir. Tel survivant d'une EMI se souvient des efforts désespérés de l'anesthésiste, tel autre des larmes de ses enfants auxquels le médecin laisse entendre qu'il n'y a plus d'espoir ; un autre encore se souviendra de détails qu'il n'a pu apercevoir, comme le numéro de la table d'opération !

Troisième phase, tout aussi célèbre et ô combien commentée : la sensation de voyager dans un long « tunnel » au bout duquel brille une lumière… Une expérience relatée dans des termes identiques, et avec une précision impressionnante, à toutes les époques et dans toutes les civilisations, à ceci près que, selon la croyance ou l'absence de croyance de celui qui l'a vécue, le récit de son aventure peut revêtir des sens multiples : pour le chrétien, aucun doute, cette « lumière » est celle du Christ ; pour le musulman, celle du Prophète ; pour le bouddhiste, celle de Bouddha… et pour l'agnostique (s'il ne se convertit pas), une lumière, un point c'est tout !

Qu'importent ces reconstructions *a posteriori*, l'essentiel est que tous tombent d'accord sur la description quasi clinique des faits. Voyez celle de Plutarque au Ier siècle après Jésus-Christ retraçant l'expérience de Thespesios de Soles, un Grec de Cilicie (dans l'actuelle Turquie) : « Étant tombé d'un endroit assez élevé, la tête la première, il n'eut point de blessure grave, mais seulement une contusion qui le fit s'évanouir. On le crut mort, mais trois jours après, comme on se préparait à l'enterrer, il revint à la vie. […] Il n'avait plus vu aucun des objets qu'il avait coutume de voir, mais des astres d'une prodigieuse grandeur, séparés entre eux par des intervalles immenses. Ils jetaient une lumière éblouissante et d'une couleur admirable. Son âme portée sur cet océan lumineux, comme un vaisseau sur une mer calme, voguait légèrement et se portait partout avec rapidité… » (Plutarque, *Œuvres morales*.)

Ce qui donne, deux mille ans plus tard : « Ce tunnel n'a rien d'effrayant… En outre, il est clair, de plus en plus clair. Il devient tellement lumineux que je suis aveuglé par cette lumière et que je ne vois plus que cela : de la lumière. » (Philippe Labro, *La Traversée*, Gallimard, 1996.)

Ajoutons à cela qu'en 80 après Jésus-Christ ou qu'en 2004, ceux qui ont vécu cette expérience partagent la même déception quand ils se réveillent : entre la sensation à la fois d'acuité et de conscience globale que procure l'EMI et le retour à la conscience « consciente » – qui est souvent celle du retour à la souffrance –, le contraste est rude, et le retour « sur terre » une véritable collision.

Reportons-nous à Carl Gustav Jung, l'autre « père » de la psychanalyse, lui-même confronté, en 1944, à une EMI consécutive à un infarctus : « J'étais déçu à l'extrême ; maintenant tout semblait avoir été en vain. Il se passa encore trois bonnes semaines avant que je pusse me décider à revivre, je ne pouvais pas me nourrir… La vie et le monde entier m'apparaissaient comme une prison… »

Quelles conclusions peut-on en tirer ? Je laisserai aux spécialistes de la question le soin d'étudier les mécanismes psychophysiologiques qui président à ces phénomènes et renverrai notamment à l'étude aussi passionnante qu'exhaustive menée pour *The Lancet* par le professeur Van Lommel, un cardiologue néerlandais qui, pendant huit ans, a étudié au plus près le cas de trois cent quarante-quatre patients revenus du coma, dont soixante-deux ont vu la mort en face.

Les hypothèses sont nombreuses, et je laisse volontairement de côté celles qui puisent leur source dans les religions ou la métaphysique : un objet de foi, par définition, ne se discute pas.

Plusieurs explications chimiques et biologiques sont en concurrence : le rôle souvent envisagé de l'anoxie (la diminution de l'alimentation en oxygène des cellules), qui provoquerait une hypovigilance, donc une perte de connexion sensorielle avec le corps, voire, dans certains cas, une libération excessive d'acide glutamique ou glutamate. Cette substance (dont on retrouve un dérivé salé dans la cuisine asiatique !) participe de manière essentielle aux processus liés à la mémoire et aux émotions ; une réaction hallucinatoire provoquée par certaines pharmacothérapies analgésiques ou anesthésiantes à tendance « dissociative » (telle la kétamine, dont on a d'ailleurs diminué l'usage depuis une vingtaine d'années, à cause de sa propension à se fixer durablement sur certains récepteurs neuronaux) ; un effet induit de la transe mortelle provoquant une décharge massive d'endorphine (cette molécule naturelle proche de l'opium qui, en cas d'accident corporel brutal, peut masquer totalement la sensation de douleur) ; ou encore la libération d'une substance endogène restant à découvrir.

Il existe aussi des hypothèses purement neurologiques. On sait qu'une lésion, même momentanée, du lobe temporal peut provoquer des retours de mémoire, cohérents ou non entre eux, qui peuvent expliquer, par exemple, qu'une personne en situation d'EMI voie subitement son passé défiler ; on se demande aussi si une anoxie des lobes occipitaux, sièges de la vision, ne pourrait pas produire l'impression d'intense luminosité ressentie par les rescapés du coma.

Enfin, les explications purement psychologiques ne peuvent être écartées, lesquelles militent en faveur d'une reconstruction sensorielle *a posteriori*, l'expérience de « décorporation » résultant alors de l'ultime tentative qu'opérerait un cerveau agonisant pour reconstruire un modèle de l'univers à partir de signaux sensoriels limités. C'est la thèse, notamment, de Susan Blackmore, psychologue britannique et spécialiste « sceptique » de parapsychologie.

On voit bien, à la fois, ce que toutes ces hypothèses contiennent de cohérent, mais aussi d'incomplet : si l'on s'en tient au modèle Blackmore, comment expliquer, par exemple, que certains « souvenirs » issus du coma puissent être vérifiés avec autant de précision ? Ou qu'un patient opéré d'un anévrisme grâce à un arrêt total de la circulation sanguine et à une suspension temporaire de l'activité cérébrale, corroborée par un électro-encéphalogramme plat, puisse se souvenir de chaque phase de son opération ? C'est pourtant ce qui est arrivé, en 1991, à une Américaine de trente-cinq ans, dont le témoignage a été recueilli par les chercheurs de l'IANDS (International Association for Near Death Studies)…

Face à de telles situations, que peut le scientifique, sinon les constater ? Et dire, après Socrate : « Je ne sais qu'une chose : c'est que je ne sais rien. » Voilà bien le paradoxe fondamental, essentiel même, qui caractérise la médecine confrontée à ce moment spécifique qu'est le passage de la vie à la mort : plus nous progressons dans les thérapeutiques, et plus nous découvrons des phénomènes que nous n'aurions pas soupçonnés quelques années auparavant.

Épigénétique

Un clone est-il une copie conforme de son modèle ? Plongeons dans l'univers de la science-fiction et admettons que le clonage reproductif soit un jour réalisé chez l'homme. L'embryon obtenu sera-t-il la copie conforme du donneur ? Voilà un autre malentendu qu'il convient de dissiper. Quoi qu'on pense de cette méthode, et je ne me priverai pas de dire pourquoi, *in fine*, je la tiens pour inutile, l'honnêteté scientifique commande de dire que tel ne sera pas le cas.

Quitte à décevoir les amateurs de mondes anticipés, un bébé obtenu par clonage ne sera jamais un clone parfait… Il héritera en effet de petites quantités de l'ADN mitochondrial contenu dans l'ovule énucléé mais aussi d'un environnement fœtal différent, à commencer par l'état général, physiologique et psychologique, de la mère porteuse.

Même chez les animaux, d'ailleurs, la copie n'est pas conforme ! Prenons CopyCat, dont nous avons déjà parlé, la première chatte clonée aux États-Unis en 2001 : tandis que Rainbow, son modèle, qui est aussi sa mère porteuse, possède un pelage blanc avec des taches marron et dorées, le clone génétique a une robe blanche avec des rayures grises ! La première est grassouillette tandis que la seconde est mince. Leurs comportements même sont différents : Rainbow est timide, presque sauvage, tandis que CopyCat est curieuse et enjouée !

L'explication de ces différences tient dans un phénomène que l'on désigne par l'épigénétique ou étude de l'épigénome. Le pionnier est le Britannique Conrad Waddington qui a inventé le terme en 1942, « pour désigner l'étude des processus par lesquels le génotype engendre le phénotype, c'est-à-dire par lesquels les gènes contrôlent le développement de l'organisme et son fonctionnement. L'épigénétique est l'héritière de l'épigenèse, la théorie proposée au milieu du XVIIIe siècle, selon laquelle l'organisme n'est pas formé dans l'œuf, mais se construit progressivement au cours de l'embryogenèse. L'épigénétique avait pour ambition de compléter la génétique qui, selon Waddington, s'était limitée à une énumération des gènes, et à leur positionnement sur les chromosomes. [...] Le terme épigénétique a été à nouveau utilisé pour désigner un ensemble de travaux qui sont apparus ou se sont développés à la fin des années 1960 et au début des années 1970, visant à caractériser les mécanismes moléculaires contrôlant l'expression des gènes au cours du développement embryonnaire », comme l'explique le professeur de biologie Michel Morange (dans *INSERM-Actualités* de septembre 2001).

L'épigénétique – qui signifie « en dehors de la génétique » – est une discipline scientifiquement et intellectuellement passionnante, qui tente d'expliquer pourquoi les règles de transmission du phénotype connaissent des exceptions. Elle repose sur deux concepts : le phénotype, ensemble des caractères physiques dont un individu a hérité, et le génotype, c'est-à-dire les informations contenues dans ses gènes. Les recherches en épigénétique expliquent ces dysfonctionnements de transmission par le mode d'expression du génome.

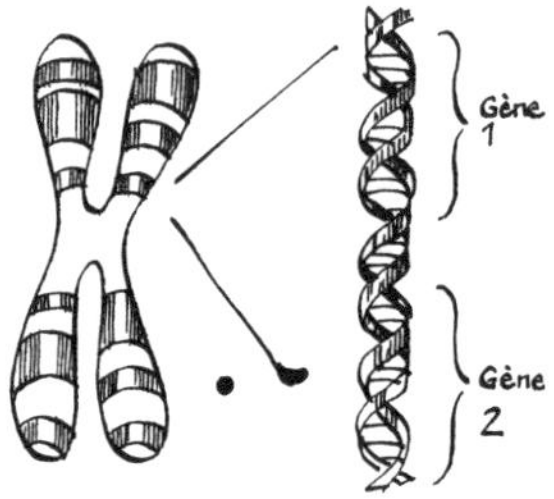

La biologie moléculaire postule que le stockage de l'information génétique est assuré par l'ADN (acide désoxyribonucléique), qui entre dans la composition des chromosomes du noyau cellulaire. L'ADN est présent dans tous les organismes vivants et porte les caractéristiques héréditaires. Chaque fois que l'ADN fait l'objet d'une mutation, le phénotype se modifie. En théorie. Car parfois, l'ARN (acide ribonucléique), qui transporte les données génétiques stockées par l'ADN, se mêle au jeu et vient masquer certaines caractéristiques. Il se comporte alors comme un convoyeur maladroit ou indélicat qui viendrait à perdre ou à subtiliser une partie des marchandises dont il a la charge, ou encore comme un logiciel qui « planterait » la machine et ne délivrerait pas intégralement le document qu'on lui a commandé. En l'état actuel des connaissances, on ne sait pas précisément comment s'opère la disparition du message génétique ou son absence de traduction dans le phénotype.

Par parenthèse, les phénomènes que l'épigénétique tente de décrypter ne concernent pas seulement la reproduction des caractères physiques au sens strict (les traits, la couleur des cheveux ou de la peau) mais également les maladies. « De nombreuses pathologies – en particulier, mais pas seulement, celles liées à l'âge – ont sans doute leur origine dans des altérations épigénétiques. Le cancer en est un bon exemple ; ce qui n'exclut pas l'importance, aussi, des mutations somatiques dans la genèse de cette maladie. Les modifications épigénétiques étant le fruit du fonctionnement cellulaire, elles sont sensibles aux variations de celui-ci liées à des changements de l'environnement », précise Michel Morange.

En cas de clonage humain, il est donc certain que les ressemblances entre le clone et le donneur seront moindres que celles que présentent des jumeaux homozygotes (les « vrais » jumeaux). Ces derniers auront en effet partagé la même expérience physique et spatio-temporelle acquise dans le même utérus, ce qui constitue un facteur essentiel dans la définition d'une identité commune. Ensuite, même en cas d'autoclonage, c'est-à-dire lorsque l'ovocyte et le matériel génétique qui y est transféré proviennent de la même personne, la gestation séparée à des dizaines d'années d'écart et les acquis culturels propres aux deux individus génétiquement identiques en feront des êtres profondément différents.

Alors même qu'ils grandissent ensemble, deux jumeaux nés le même jour et élevés dans une même famille seront-ils d'ailleurs jamais semblables ? Non. Ce qui est vrai pour des jumeaux le serait plus encore pour des clones qui ne seraient pas élevés de façon identique !

Que cela ne veuille pas dire, que cela ne puisse pas vouloir dire que le clonage embryonnaire serait aussi anodin que la gémellité !

Même si le clone n'est pas une copie absolument conforme, il sera cependant tellement proche de son donneur qu'il n'évitera pas, devenu conscient, et *a fortiori* quand il atteindra l'âge adulte, de s'interroger sur son identité ! Car quelle est, au fond, la seule vraie différence entre un jumeau et un clone ? C'est ni plus ni moins que, chez le clone, le hasard n'existe pas. Il a été intentionnellement créé pour ressembler à son modèle… Lui sera-t-il asservi ou, au contraire, se révoltera-t-il, tel Frankenstein découvrant qui il est réellement ? Peu importe après tout : la psychologie d'un clone sera, par nature, au cœur de la sempiternelle dialectique maître-esclave : l'asservissement ou, au contraire, un état d'insurrection permanent contre sa condition…

Comment nier, de fait, qu'il est difficile de concevoir une technique plus méprisante de l'homme que le clonage humain reproductif ? Si l'on réalise le clone d'un être humain, ce n'est jamais pour son bien, mais seulement pour celui du modèle qu'on entend perpétuer.

Voir : ADN.

Eugénisme (1) : l'eugénisme totalitaire

Peu importe l'ordre alphabétique. Définir l'eugénisme totalitaire avant de définir l'eugénisme de liberté permet d'illustrer utilement ce que je rejette viscéralement : un système dans lequel les aspirations individuelles ne compteraient pour rien face à la norme collective, norme imposée aussi bien par une idéologie scientifique dominante que par un État dictatorial, voire par l'évocation mécanique des comptes de la Sécurité sociale…

Eugénisme scientifique, eugénisme dictatorial, eugénisme sociétal : voilà bien la triple source du totalitarisme de la naissance que nous avons vu se mettre en place au fil des deux derniers siècles, chacune de ses manifestations n'étant pas, malheureusement, exclusive des deux autres.

L'eugénisme scientifique fut, historiquement, le premier à se développer. Il est le fils naturel du darwinisme qui, partant du constat indubitable selon lequel les espèces se transforment par la « sélection naturelle », en conclut qu'il existe des races inférieures et des races supérieures. Darwin lui-même a écrit : « Chez les sauvages [*sic*], les corps ou les esprits malades sont rapidement éliminés ; par contre les hommes civilisés construisent des asiles pour les imbéciles, les handicapés et les malades, et nos médecins exercent le meilleur de leurs talents pour sauver la vie de chacun jusqu'au dernier moment, permettant ainsi aux membres faibles de nos sociétés civilisées de se propager. Parmi ceux qui travaillent à la reproduction des animaux domestiques, nul ne doute que cela ne soit hautement préjudiciable à la race humaine. »

Galton, cousin et disciple de Darwin, fut le véritable inventeur de la théorie eugéniste appliquée aux humains : il prolongea celle de la sélection « naturelle » par une doctrine résolument volontariste. Les organisations caritatives, en prenant soin des pauvres et des malades (qualifiés de dégénérés, d'inaptes et d'inférieurs), empêchant, selon lui, la « sélection naturelle » de fonctionner, il exagéra délibérément l'impact de l'hérédité dans la transmission des tares (« l'atavisme »), pour justifier deux objectifs complémentaires : l'un « positif », consistant à favoriser la multiplication des individus réputés supérieurs sans pour autant porter atteinte à la survie et à la condition des « inférieurs » ; l'autre, « négatif », tendant à entraîner progressivement la disparition de ces derniers. Point question, encore, d'élimination physique, mais seulement d'utilitarisme, en un temps où la science triomphante révolutionne le monde de la technique et où la tentation est grande d'utiliser l'homme comme un matériau animal amendable par des croisements et une sélection « scientifique ». La société doit alors traiter ceux qu'elle considère comme tarés (« dysgéniques »), inférieurs, inadaptés, mal évolués, comme des membres gangrenés, et les empêcher de voir le jour, par mesure d'hygiène sociale.

Ni plus ni moins que l'enfer sur terre… pavé des meilleures intentions du monde en faveur de ceux qu'on prétend protéger ! L'exemple le plus significatif de cette perversion de l'esprit scientifique fut, bien entendu, Alexis Carrel, grand médecin s'il en fut, mais victime de l'esprit de système au point de cautionner les pires dérives : l'euthanasie des malades mentaux dangereux, en particulier. Dans *L'Homme cet inconnu*, l'un des *best-sellers* de la première moitié du XXe siècle, édité chez Plon, il n'hésitait pas à écrire : « Un établissement euthanasique, pourvu de gaz appropriés, permettrait de disposer des assassins de façon humaine et économique. Il ne faut pas hésiter à ordonner la société moderne par rapport à l'individu sain. »

Terrible coïncidence : le livre, traduit dans toutes les langues, y compris en hébreu, est écrit en 1935.

Sept ans plus tard, on sait à quoi serviront les gaz ! Contrairement à ce qu'on pourrait penser, et à ce que certains prétendent aujourd'hui, Carrel n'est pourtant pas un précurseur du nazisme, dont l'eugénisme d'État n'a pas eu besoin pour prendre corps. Il n'est ni raciste ni antisémite. Il appartient à une catégorie presque plus dangereuse, car prospérant sous le couvert d'une rationalité scientifique apolitique par définition, capable de déboucher sur le pire comme sur le meilleur.

Et, s'agissant de Carrel, le meilleur n'est pas mince ! Prix Nobel de médecine en 1912, pionnier, entre autres, de la greffe d'organes, il effectua des travaux sur la culture des tissus et les sutures vasculaires qui permirent, pendant la Première Guerre mondiale, de sauver d'innombrables vies humaines. Il devint en 1927 membre de l'Académie des sciences de Paris, puis l'année suivante membre de l'Académie des sciences de Moscou. En 1930, il inventa le premier cœur artificiel et reçut, en 1931, la médaille Nordhoff-Jung pour ses recherches sur le cancer. Dans le domaine social, il fut à l'origine du certificat prénuptial et de l'actuelle médecine du travail, toutes choses qui lui valurent, en 1992, ce salut posthume de François Mitterrand, prince de l'équivoque : « Ce fut l'un des esprits les plus clairvoyants depuis un siècle et demi. »

Mort en 1944 sans avoir été le moins du monde inquiété à la Libération – pourquoi, d'ailleurs, l'aurait-il été ? Il n'eut aucun rapport avec les Allemands ! –, Carrel eut encore le temps de créer une Fondation pour l'étude des problèmes humains qui donnera naissance, peu après, à l'actuel Institut national d'études démographiques (INED).

La morale de tout cela ? Tout simplement qu'en matière scientifique plus encore que dans toutes les autres, l'oubli du paramètre individuel coulé dans le marbre de la liberté de chacun peut déboucher sur les pires dérives criminelles. « Science sans conscience, disait déjà Rabelais, n'est que ruine de l'âme. » Carrel eut assez de conscience pour ne pas collaborer avec les nazis qu'il détestait par ailleurs ; mais son choix de rentrer à Paris sous l'Occupation (alors qu'il avait vécu presque sans interruption aux États-Unis depuis 1901 !) démontre un aveuglement coupable : ayant écrit ce qu'il avait écrit, accepter de faire simplement carrière sous la botte allemande valait soupçon de complicité passive !

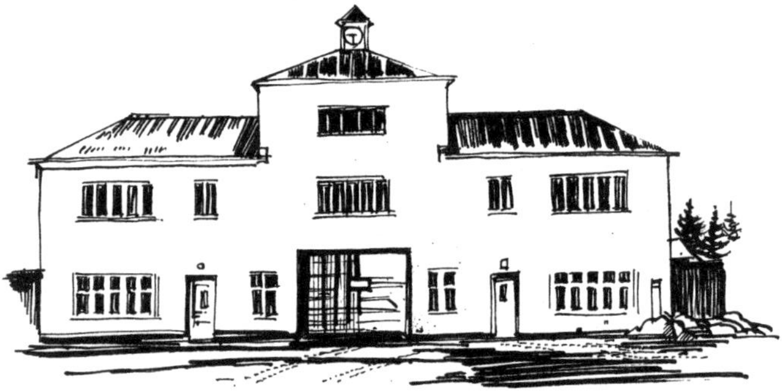

Deuxième expression de l'eugénisme totalitaire, l'eugénisme d'État incarné par les nazis ne mériterait guère qu'on s'y arrête s'il n'était cité à tort et à travers comme l'archétype de l'eugénisme. Repoussant s'il en est, l'eugénisme nazi – mais aussi stalinien qui, ne l'oublions pas, a sévi jusqu'en 1989 dans la Roumanie de Ceausescu ! – a ceci de commode dans le cadre d'une discussion polémique qu'il est immédiatement disqualifiant. Tel chroniqueur est opposé au principe même du tri d'embryons (par conviction religieuse ou tout simplement parce que cela choque sa sensibilité) et voici les thérapies d'évitement les plus prometteuses assimilées à l'eugénisme totalitaire qui prétendait favoriser l'émergence d'un homme sans tares !

C'est qu'à défaut de s'interroger sur le sens des mots, on s'interdit de penser. Comme si le temps s'était figé. Comme si le « défaut » génétique, que l'on est désormais en mesure de déceler pour mieux tenter de le corriger, était de même nature que le « défaut » pris dans l'acception la plus pernicieuse, celle, par exemple, qui avait cours en Allemagne entre 1933 et 1945.

Qui étaient-ils, sous Hitler, ces individus « tarés » ? Un individu mal formé, certes, dont l'élimination à la naissance était obligatoire, les aliénés jugés irrécupérables, promis à l'euthanasie, et, par-dessus tout, les êtres « racialement impurs », qu'on s'appliquait, avec les méthodes que l'on sait, à éliminer… Chacun connaît en détail l'horreur de l'eugénisme national-socialiste, qui s'exprima principalement par l'antisémitisme, mais aussi contre tous ceux qui n'avaient pas eu l'heur de naître du bon côté de la barrière : Tziganes, Slaves, et autres ethnies décrétées parasites, qu'on transformait en esclaves quand on ne les exterminait pas…

Mais on aurait tort d'oublier une troisième forme d'eugénisme totalitaire qui, de 1935 à 1975, prospéra dans le cadre de l'Europe démocratique la plus avancée : la Suède sociale-démocrate !

Adoptée en 1934, la loi suédoise sur la stérilisation s'inspirait des théories post-darwiniennes qui avaient cours à l'époque. « On cherchait non pas, comme les nazis, à purifier la race suédoise, mais à empêcher la dégénérescence de la population », souligne l'historien Mattias Tyden, auteur d'un ouvrage sur l'eugénisme et l'État providence (cité dans l'enquête de *L'Express* du 18 septembre 1997). Point question de race, ici, assurément, mais quelque chose de voisin avec l'élevage : pour améliorer la qualité du « cheptel » humain, empêchons la reproduction de ceux qui sont hors normes. Les handicapés mentaux, mais aussi les déviants, les atypiques. Autre préoccupation, plus prosaïque, mais qui, nous y reviendrons, est à mon sens la plus ignoble : empêcher la naissance d'enfants dont on savait qu'ils devraient être pris en charge par la société. Un texte de 1946 d'Alva Myrdal – prix Nobel de la paix en 1982 en raison de son action en faveur du désarmement ! – est sur ce point parfaitement explicite : la mise en place d'allocations familiales rendait selon lui indispensable l'augmentation des cas de stérilisation, afin d'éviter que l'aide de l'État n'encourage des naissances contraires à l'intérêt de la collectivité !

Pendant trente ans, l'argument social fut ainsi déterminant dans la vague de stérilisations forcées pratiquées en Suède : les premiers concernés étaient les marginaux de tous ordres, les délinquants, voire simplement des mères célibataires ou, à l'inverse, ayant eu trop d'enfants ! Jusque dans les années 1950, les intéressées n'avaient le plus souvent pas leur mot à dire, même si l'on s'arrangeait en général pour leur faire signer une autorisation en bonne et due forme. Puis, dans les années 1960 et 1970, la stérilisation ne fut plus qu'encouragée, réservée en priorité aux femmes qui avaient fait une demande d'avortement. Pour obtenir une réponse favorable, il fallait qu'elles acceptent ensuite d'être opérées…

Comment ne pas rejeter cette triple acception de l'eugénisme : l'eugénisme scientiste de la fin du XIXe siècle et de la première moitié du XXe, l'eugénisme d'État qui l'a détrôné pour mieux le systématiser en l'enrôlant au service de doctrines folles, et l'eugénisme sociétal, d'autant plus dangereux qu'il se pare d'arguments de bon sens pour convaincre les esprits, et plonge parfois ses racines dans les traditions les plus anciennes ?

Premier à formaliser cet eugénisme sociétal, Platon écrivait au Ve siècle avant Jésus-Christ : « … Former des unions au hasard serait une impiété dans une cité heureuse… Nous ferons des mariages aussi sains qu'il sera en notre pouvoir ; or les plus sains seront aussi les plus avantageux » (*La République*, V, 459).

Qu'entend Platon par des mariages « sains » ? Des unions exemptes de tares et donnant naissance à des enfants aptes à rendre les meilleurs services à la société, qu'il s'agisse de guerriers, d'intellectuels ou de magistrats. Et de décrire cette régulation eugénique de la Cité : « Il faut, selon nos principes, rendre les rapports très fréquents entre les hommes et les femmes d'élite, et très rares, au contraire, entre les sujets inférieurs de l'un et l'autre sexe. »

Avant même d'en arriver à des phases plus radicales – l'infanticide des sujets les moins valeureux, en particulier –, l'eugénisme platonicien repose donc sur le principe que l'excellence d'un individu (rareté chez Platon) se transmet à ses descendants suivant une logique héréditaire directe. C'est donc dans une perspective clairement aristocratique que cette génétique de l'héritage et de la transmission fonde le système démocratique idéal : il ne peut y avoir d'égalité politique absolue qu'entre les « meilleurs ».

Pour Platon, donc, toute union amoureuse doit être soumise à l'approbation de l'autorité politique et religieuse – faute de quoi cette union n'aura pas plus de légitimité que son « fruit » potentiel. Autrement dit, la reproduction et, par conséquent, le choix du conjoint sont des sujets bien trop importants pour être laissés à la libre appréciation des individus… Ils sont ni plus ni moins des affaires d'État ! À l'État, par conséquent, d'assurer sa propre pérennité en transformant la sexualité humaine et la procréation en véritables services publics. Ainsi, devrait être puni « celui qui, encore dans l'âge de la génération, toucherait à une femme, en cet âge également, sans que le magistrat les ait unis. Nous déclarons qu'un tel homme introduit dans la cité un bâtard dont la naissance n'a été ni autorisée, ni sanctifiée » (*La République*, V, 461).

Dans d'autres textes, Platon va encore plus loin : il assimile le législateur eugéniste à un médecin, et son action à une thérapie ! (*Les Lois*, IV, 719.)

La tradition orientale n'est pas en reste : dans l'Inde ancienne, comme dans la Chine antique, l'eugénisme sociétal était la norme, et la liberté de procréer l'exception. La priorité des priorités, on le sait, était de donner naissance à des fils (réputés plus aptes à travailler pour nourrir la communauté et à combattre pour la défendre), mais aussi, on l'oublie trop, d'engendrer des enfants exempts de tares !

Loin d'être atténuées par le miracle économique et le surdéveloppement que connaissent ces pays, ces traditions millénaires connaissent au contraire une nouvelle vigueur : quand la croissance économique va de pair avec la croissance démographique, on badine moins que jamais avec l'amour ! Chaque homme doit être mis au service de la production, et de la production seulement… De ce point de vue, la politique de l'enfant unique, décrétée depuis longtemps par Pékin, semble une mesure presque anodine en comparaison de l'arsenal eugénique qui s'est mis (ou remis) en place depuis quelques années.

En Inde, celui-ci a tous les dehors de la barbarie : les statistiques les plus récentes (dont celles établies par le docteur Amod Kumar, qui a étudié pendant cinq ans les courbes de mortalité infantile d'enfants du Saint Stephen's Hospital de New Delhi dont il avait la charge) concluent en effet que la mortalité infantile est une fois et demie plus élevée chez les filles que chez les garçons. En cause : l'« eugénisme spontané » qui, dans la plupart des familles pauvres, aboutit à concentrer ses soins sur ces derniers, au détriment des filles, victimes prioritaires de la malnutrition ou, plus simplement, de l'absence de soins…

Plus significatif encore : lors d'une étude menée dans l'État de Maharashtra, l'UNICEF a découvert que sur huit mille avortements pratiqués à la suite d'une amniocentèse déterminant le sexe du bébé, un seul ne concernait pas une petite fille ! Éliminer 100 % des filles au profit des garçons, voici, incontestablement, de l'eugénisme bien ordonné…

La Chine, pour sa part, est moins hypocrite : elle dispose, depuis 1995, d'une loi *ad hoc* pour empêcher la naissance d'individus coûteux pour la collectivité. Selon ce texte, appliqué massivement, le médecin doit s'assurer que les couples porteurs de maladies génétiques graves, mentales ou infectieuses, acceptent de recourir à une contraception de longue durée ou d'être stérilisés. Or sous l'effet d'une étonnante permanence culturelle et historique, ces dispositions s'appliquent en priorité aux paysans et aux « minorités ethniques », dont les généticiens chinois prétendent qu'ils présentent un taux de handicapés physiques et mentaux plus élevé que celui des citadins. Cherchez l'erreur : les paysans dont la Chine littorale, en plein décollage économique, n'a que faire, et les « minorités ethniques » qui ont toujours cultivé leurs différences avec la majorité Han, détentrice du pouvoir central, qui les accuse de trop pratiquer l'endogamie…

En attendant, il manque à la Chine quelque soixante millions de femmes et, comme les Romains de Tite-Live organisant l'enlèvement des Sabines pour pouvoir s'assurer d'une descendance, les jeunes Chinois qui étudient dans des universités étrangères ne cachent pas que, s'ils peuvent ramener dans leur pays une femme en sus d'un diplôme, ils n'auront pas perdu leur temps.

Eugénisme (2) : un eugénisme acceptable ?

Comment comparer l'horreur de l'eugénisme totalitaire avec les voies prédictives et curatives ouvertes par la génétique d'aujourd'hui et de demain ?

Une fois de plus, la sémantique sert de moteur à la pire des manipulations : une réalité est vidée de son sens qu'on remplace par un autre, exactement inverse !

Voici, d'un côté, un eugénisme portant à l'élimination de masse pure et simple des « déviants » : c'est l'euthanasie dès la naissance ou après, dans le cas de l'eugénisme totalitaire ; l'« euthanasie » préventive par stérilisation forcée, dans celui de l'eugénisme « démocratique » à la suédoise ou « traditionnel » à la chinoise.

De l'autre côté, il existe un eugénisme d'évitement, permettant à la famille ou au couple, avant une fécondation classique ou une implantation d'embryon, de s'affranchir de conséquences dramatiques, pour eux ou pour l'enfant qu'ils pourraient mettre au monde.

À la condition expresse que l'État respecte intégralement le choix de la femme ou du couple – garder ou ne pas garder l'embryon – et s'engage à prendre en charge tout enfant mal formé que les parents auraient souhaité voir venir au monde, en connaissance de cause ou non, cet eugénisme de liberté n'est pas seulement le plus sûr moyen d'affranchir la naissance du danger totalitaire (voilà comment doit être votre enfant ; voilà comment il ne doit pas être), c'est aussi la réponse à l'une des plus vieilles interrogations de l'humanité face à la procréation : à quel être vais-je transmettre la vie ? Qui sera-t-il, au physique comme au mental ?

Quelle femme a souhaité donner le jour à un enfant anormal, arriéré mental ? À un petit garçon ou à une petite fille sans jambes ou sans bras ? À un enfant né en bonne santé mais qui, à trois ans, à six, à neuf, développera telle maladie incurable et qui, plus tard, en mourra ?

Depuis que l'homme a pris conscience de sa singularité, il n'a rien négligé pour savoir de quoi sera constituée sa descendance. Astrologie, magie, interprétation du moindre signe, la liste est longue des moyens utilisés par les civilisations traditionnelles pour percer le mystère qui entoure l'être à venir. Aujourd'hui encore, quelle femme enceinte n'est pas influencée par tel rêve ou tel cauchemar (et Dieu sait si les périodes de grossesse sont propices à l'activité onirique !) dans sa représentation de l'enfant qu'elle porte ?

À l'époque de l'échographie, il n'est pas rare d'entendre encore de bonnes âmes énoncer doctement leur diagnostic à la vue d'une future maman : « Le ventre est en pointe, ce sera un garçon ! » Ou au contraire : « Ce sera une fille si la maman souffre de nausées au début de sa grossesse. » Il y a aussi les inévitables recettes pour obtenir un enfant à la carte. Mangez salé et évitez les laitages, vous aurez un garçon ! Mangez sucré et buvez du lait, ce sera une fille ! Et que dire de cette croyance, encore plus répandue qu'on ne le pense dans certaines campagnes : « Le sexe du bébé change à chaque lune, donc son sexe définitif dépendra de la lune sous laquelle on accouchera » !

Certes, nous sourions de tout cela, et nous avons raison. Mais ne négligeons pas ce que révèle cette frénésie prédictive : l'impérieux besoin de savoir de quoi sera fait notre lendemain génétique.

Dès lors que l'avenir est écrit dans les gènes, aurions-nous donc le droit de faire comme si nous ne le savions pas ? L'histoire démontre que le savoir, jamais, ne s'est effacé bien longtemps devant le pouvoir. Puisqu'on ne peut arrêter le savoir, tout l'enjeu est par conséquent de civiliser le pouvoir en le mettant au service de la liberté individuelle et de la vie.

Face à l'eugénisme totalitaire multiforme que je viens d'évoquer, la vraie question est donc la suivante : existe-t-il un eugénisme de liberté ?

D'une certaine manière, ses fondements existent déjà avec la loi Veil de 1974 sur l'interruption volontaire de grossesse. Cette liberté, désormais essentielle, est fondée, on le sait, sur deux objectifs : éviter les avortements d'arrière-boutique avec leurs faiseuses d'anges et leur affreux cortège de morts et de mutilations ; et compléter la liberté de procréation offerte à la femme et au couple par la contraception légale.

Conjuguée avec les progrès fulgurants réalisés dans la connaissance du génome, cette liberté n'est pas anodine : elle permet à l'eugénisme de se civiliser en s'ancrant définitivement dans l'individu. Et, j'ose le dire, dans la solidarité.

Comment, en effet, renoncer à exploiter ce que nous savons – et ce que nous saurons de plus en plus clairement – sur la genèse de certaines maladies pour éviter aux bébés « à risques » de les développer ?

Depuis la découverte du gène de la trisomie 21 par le professeur Jérôme Lejeune, en 1959, le décryptage du génome, en pleine expansion, nous abreuve d'informations sur l'origine génétique de nombreuses maladies (certes, toutes les maladies génétiques ne sont pas héréditaires, mais toutes les maladies héréditaires sont d'origine génétique, ce qui devrait inciter, au minimum, à la vigilance !).

Du mongolisme (ou syndrome de Down) à la mucoviscidose en passant par la Chorée de Huntington (maladie neuro-dégénérative) et la myopathie, sans oublier l'hémophilie et le diabète sucré, la liste des maladies génétiques commence à devenir impressionnante.

Ces pathologies se répartissent en plusieurs catégories : les anomalies liées au nombre de chromosomes (c'est le cas du mongolisme, dans lequel le chromosome 21 existe en trois exemplaires au lieu de deux) ; les anomalies liées à la forme ou à la taille du chromosome, comme la maladie dite du « X fragile », qui touche environ un garçon sur 1 500 et une fille sur 2 500, ce qui en fait la deuxième cause spécifique de retard mental après la trisomie 21 ; et, enfin, les maladies internes au chromosome, sous l'effet d'une mutation des gènes qui le constituent...

Bien souvent, les maladies dues au nombre ou à la forme du chromosome rendent stérile, tandis que celles qui sont liées à des mutations internes au chromosome sont, pour la plupart, transmissibles.

Quant au cancer, pas un jour ne se passe en tout cas sans que, depuis les quatre coins du monde, chercheurs et revues spécialisées ne nous livrent un lot de découvertes essentielles sur les liens de cause à effet entre la mutation de tel gène – le plus souvent un gène antitumoral qui, en s'inactivant, déclenche l'activité tumorale – et le développement d'une pathologie cancéreuse, héréditaire ou non.

S'agissant du rôle clé de l'hérédité dans le développement de certains cancers (oncogénétique), la voie a été ouverte dès le XIXe siècle par l'intuition du grand neurologue Paul Broca, aïeul de mon oncle, Philippe Monod-Broca, qui en fit le constat en étudiant la récurrence du cancer du sein dans certaines familles, observation que corrobora, bien plus tard, la découverte des gènes BRCA 1 et 2 (pour *Breast Cancer,* cancer du sein), dont la mutation prédispose aux tumeurs mammaires et ovariennes. À telle enseigne que certains médecins préconisent l'ablation des seins et des ovaires chez les femmes de trente à trente-cinq ans dont ces gènes ont muté !

Parmi les syndromes héréditaires bien connus aujourd'hui, citons également certains cancers de la thyroïde pour lesquels est impliqué le gène RET, dont la mutation peut provoquer également l'apparition de maladies rares, comme la maladie de Hirschsprung (malformation congénitale du côlon) ou certaines formes de cancers colorectaux…

Certes, actuellement, moins de 1 % des cancers sont clairement identifiés comme étant d'origine strictement héréditaire, même si pour 5 à 10 % d'entre eux, il existe des associations familiales faisant soupçonner un rôle chromosomique important. Si important d'ailleurs que des études américaines et suédoises récentes vont jusqu'à prétendre qu'un tiers des cancers seraient d'origine héréditaire !

C'est ainsi que, pour déterminer de quel côté penche la balance (facteurs héréditaires ou, au contraire, environnementaux, voire indéterminés), le professeur Paul Lichtenstein, du département de biostatistiques de l'Institut Carolin de Stockholm, a eu l'idée d'utiliser des jumeaux chez lesquels a été comparée la fréquence de certains cancers. Le raisonnement est simple : si la plupart des jumeaux se révèlent tous deux atteints d'un même cancer, l'option héréditaire l'emporte. Si au contraire on retrouve une majorité de paires de jumeaux n'ayant développé qu'un seul cancer, l'influence environnementale s'impose.

Sur 44 788 jumeaux observés, il ressort de l'étude que, globalement, un cancer sur quatre posséderait une composante héréditaire certaine, les trois autres étant la conséquence, par exemple, de nos modes de vie (pollution, sédentarité, etc.). Sans pour autant éliminer l'hypothèse selon laquelle une malformation génétique serait en quelque sorte révélée et rendue opérante par l'environnement...

Pour affiner leurs recherches, Lichtenstein et ses collaborateurs ont examiné en détail la fréquence des types de cancers. Ils ont observé que l'hérédité intervenait à des degrés divers selon la maladie. Le risque avoisinerait ainsi 42 % dans le cas du cancer de la prostate, 35 % dans celui du cancer colorectal et 27 % pour le cancer du sein.

Quoi qu'il en soit, les formes habituelles non familiales ressemblent tellement aux formes familiales, génétiquement parlant, que le dépistage de ces dernières et, si possible, leur étude *in utero* constituent une étape précieuse pour la recherche anticancéreuse dans son ensemble.

Mais nous découvrons aujourd'hui que les mutations génétiques ne provoquent pas seulement des malformations physiques, somatiques, des maladies dégénératives (Alzheimer précoce, leucodystrophie) ou des cancers de toutes sortes... On se demande désormais si certains troubles psychiques (comme les crises d'angoisse qui touchent entre 5 et 10 % de la population mondiale et s'expriment par un éventail de manifestations allant du malaise anodin et passager jusqu'aux troubles obsessionnels compulsifs les plus lourds en passant par des phobies sans lien avec un phénomène traumatique) ne seraient pas liés pour partie à une mauvaise régulation de la sérotonine, un neurotransmetteur essentiel qui ne remplirait plus son rôle sous l'effet d'un gène spécifique ayant subi une mutation, le 5 HTT. Un même soupçon prend corps concernant l'autisme, dont on découvre aujourd'hui qu'il pourrait être associé à plusieurs anomalies génétiques concentrées, notamment, dans une région particulière du chromosome 15.

En réalité, la génétique contemporaine nous donne à voir plusieurs types de malformations, différentes à la fois par leur mode d'apparition, et dans leur expression.

Leur mode d'apparition est affaire de temps, certaines affections génétiques apparaissant dès la naissance, d'autres dans la petite enfance, d'autres encore, bien plus tard, parfois après trente, voire quarante ans de vie en bonne santé…

Parmi les maladies génétiques apparaissant dès la naissance, citons, outre la trisomie 21, la plupart des malformations physiques (du simple bec-de-lièvre à toutes les variantes de la tératologie – la fameuse maladie de Recklinghausen, de l'infortuné Joseph Merrick, héros bien malgré lui du film *Elephant Man* !) en passant par les affections les plus diverses de l'appareil locomoteur – mais aussi beaucoup de surdités ou de cécités liées à des rétinopathies pigmentaires…

Beaucoup d'autres maladies, ne l'oublions pas, n'apparaissent que quelques mois ou quelques années après la naissance ! Autrement dit, l'enfant voit le jour avec toutes les apparences de la bonne santé, mais développe plus ou moins rapidement une maladie grave, éventuellement mortelle : la leucodystrophie par exemple (une affection du système nerveux central qui n'est diagnosticable qu'à l'âge de la marche), mais aussi la myopathie ou la mucoviscidose, sans parler des maladies dites lysosomales, ainsi nommées parce qu'elles affectent le lysosome, véritable « chef de gare » du métabolisme cellulaire. S'il est déficient, les matières issues du métabolisme (les métabolites) s'accumulent progressivement dans les cellules et, par voie de conséquence, dans les tissus de l'enfant malade. Peu à peu, des lésions apparaissent au niveau de ses différents organes : os, cœur, poumons, foie, rate, cerveau et provoquent des troubles particulièrement graves, souvent irréversibles et mortels.

Le plus souvent, les signes révélateurs de ces maladies sont absents à la naissance et n'apparaissent qu'après une période d'évolution de quelques mois, voire de plusieurs années. 3 000 enfants en sont atteints en France, et 400 nouveaux cas apparaissent en moyenne chaque année.

Et que dire des dérèglements génétiques qui ne produisent leurs effets qu'après des dizaines d'années de vie, comme beaucoup de cancers et, nous l'avons vu, de maladies dégénératives comme l'Alzheimer ?

Pour compliquer le tout, les anomalies génétiques ne se différencient pas seulement dans leur mode d'apparition : elles varient dans leur expression même. À côté des anomalies les plus connues du développement somatique (comme le nanisme), nous découvrons que la mutation d'un gène peut également provoquer des dérèglements psychiques (l'arriération mentale, mais aussi l'autisme, dont on découvre aujourd'hui l'origine génétique), voire des anomalies mixtes (à la fois somatiques, psychiques et biologiques), ou encore fonctionnelles, comme la phénylcétonurie, une maladie due à l'accumulation de phénylalanine dans l'organisme. Il s'agit d'un composant protéique présent sous la forme de « faux » sucre (aspartame) dans les aliments que nous mangeons chaque jour et qui, s'il n'est pas éliminé correctement, empêche le cerveau de se développer normalement.

Détectée *in utero* ou dès la naissance, cette affection est curable par un régime qui doit impérativement débuter avant le troisième mois de vie, et grâce auquel les enfants qui en sont victimes peuvent éviter des troubles neurologiques graves : retard mental, troubles du comportement, psychoses, spasmes, épilepsie, etc. C'est d'ailleurs l'une des premières maladies génétiques qui, découverte systématiquement à la naissance, est traitée et guérie au moyen d'un régime adapté.

Nous voici donc confrontés, en même temps, à une liste de maladies génétiques qui ne cesse de s'étoffer, et à l'espoir croissant de les détecter à temps, soit pour les soigner, soit pour éviter la venue au monde d'un enfant dont la vie risque de ressembler à un calvaire…

Comment, dans ces conditions, ne pas réfléchir sur des moyens que nous offre la science pour prévenir de tels drames, en toute connaissance de cause, autrement dit en toute liberté ?

Qu'on ne se méprenne pas sur ma pensée : j'ai le plus grand respect, et même une réelle admiration pour ces femmes, ces couples qui, ayant mis au monde un enfant malformé, trisomique ou arriéré mental, consacrent leur vie et leur énergie à son bonheur. Il est vraisemblable aussi que l'arrivée d'un handicapé dans certaines familles provoque un surcroît d'amour à l'égard de cet être fragilisé dès la naissance et qui le restera tant qu'il vivra.

Il est vrai encore que beaucoup de ces familles n'ont pas eu le choix. L'auraient-elles eu, j'en suis sûr, que beaucoup auraient accepté la venue au monde de cet enfant, perçu comme un « don de Dieu ».

Mais est-ce suffisant pour interdire à d'autres femmes de faire un autre choix ? C'est ce choix justement qu'il importe, à chaque étape, de respecter.

En cas de procréation médicalement assistée, la première étape n'est autre que le tri d'embryons, désormais bien maîtrisé dans le cadre de fécondations *in vitro*, et qui permet d'éviter l'implantation d'un fœtus porteur d'anomalies graves (bien que le tri *systématique* d'embryons soit théoriquement interdit par la loi).

J'aimerais développer ici deux exemples de cette pratique qui, à mes yeux, montrent la direction à suivre dans le sens d'une attitude humaniste, héritier direct de la médecine préventive d'hier : l'histoire de Valentin et celle d'Adam.

Le premier exemple est celui d'une famille française dont trois enfants sont morts successivement en bas âge d'une même maladie génétique, pour l'instant incurable. Les parents – qui oserait le leur reprocher ? – émettaient légitimement le souhait d'avoir un quatrième enfant exempt de cette pathologie. La science est donc venue à leur aide. Après une fécondation *in vitro* avec les spermatozoïdes du mari et les ovules de la femme, un certain nombre d'embryons ont été obtenus. Ils ont été triés dans un laboratoire : ceux porteurs de la maladie génétique ont été détruits, ceux qui en étaient indemnes ont été réintroduits dans l'utérus maternel. Et Valentin est né. Sain ! N'est-ce pas, aujourd'hui, un petit garçon comme les autres ? En est-il moins aimé pour autant ?

Second exemple, qui nous vient des États-Unis : à la fin des années 1990, un couple a vu sa fille de huit ans développer une grave leucémie. Seule solution, la greffe de moelle osseuse. Problème : il n'a pas été possible de trouver un donneur de moelle compatible. Il a été décidé que ce couple pourrait donner naissance à un enfant « trié » dont la moelle, à la naissance, serait totalement compatible avec celle de son aînée. C'est ainsi qu'a vu le jour le petit Adam, le 28 août 2000, à Denver : des cellules immatures furent extraites de son cordon ombilical, à partir desquelles fut élaboré le traitement qui a permis de sauver définitivement sa grande sœur. Aujourd'hui, les deux enfants se portent parfaitement bien ; l'enfant « médicament » comme l'enfant guéri, confondus tous deux dans la même affection.

Ces deux aventures scientifiques et humaines, inenvisageables voici encore quelques années, ne constituent-elles pas d'éclatants exemples d'un eugénisme tourné exclusivement vers la vie ?

Dans le cas de Valentin, il s'agissait d'un eugénisme d'évitement classique – nous savons ce qui peut se passer et sans doute ce qui va se passer : nous allons donc tout faire pour l'empêcher ; quant au cas d'Adam, il relevait d'un eugénisme de solidarité, visant à faire naître un enfant destiné, entre autres, à sauver un autre enfant.

Et tout réside dans cet « entre autres » : car le bébé qui aura permis de sauver son aînée sera non seulement un enfant normal, aimé pour ce qu'il est, mais aussi pour ce qu'il aura donné. Qui sait même si, loin d'être considéré comme un instrument, il n'en sera pas doublement aimé de ses parents ?

Cette solidarité, pourtant, que de difficultés pour la faire entrer dans les mœurs ! Que de combats pour obtenir que la loi la reconnaisse d'utilité publique, au même titre que la transfusion sanguine ou les greffes d'organes ! Jusqu'alors conçus dans une semi-clandestinité, ces « bébés-médicaments » – terme tout d'ambiguïté qui suggère une instrumentalisation de la vie, et même, pour certains intégristes religieux, la réduction en esclavage de l'enfant créé *ad hoc*, qu'on dépècerait à peine né pour en faire une banque d'organes au profit de son aîné ! – ne sont pleinement autorisés que depuis peu de temps. Seuls les États-Unis, la Belgique et l'Espagne autorisaient – ou plutôt toléraient – cette pratique.

Mais, depuis le 28 avril 2005, tout a changé : la Cour suprême britannique a rejeté le recours que lui avait soumis une ligue antiavortement, scandalisée que des couples revendiquent le droit à des tris d'embryons pour donner naissance à des enfants susceptibles de fournir des cellules saines à d'autres enfants souffrant de graves maladies et, la plupart du temps, confrontés à un pronostic fatal…

En l'occurrence, pour Raj et Shahana Hashmi, déjà parents de quatre enfants, l'enjeu était de faire naître un nouvel enfant sain afin de prélever sur lui des cellules susceptibles de soigner leur fils de six ans, Zain, né avec une maladie génétique sanguine gravissime. Après deux grossesses infructueuses, les parents avaient interrompu leurs démarches à la suite d'un jugement interdisant cette pratique, prononcé en première instance, en décembre 2002. En leur donnant finalement raison, les juges de la Cour suprême britannique n'ont pas seulement fait preuve d'humanité : ils ont ouvert la voie à une pratique qui ne peut désormais que se généraliser.

Autorisée en France sous condition depuis la loi de bioéthique du 8 juillet 2004, la pratique n'attendait que des décrets d'application pour être réellement effective : c'est chose faite aujourd'hui, non sans d'importants garde-fous. Il faut, en effet, que la maladie de l'aîné soit déclarée incurable, et pas seulement incapacitante, mais aussi que le « pronostic vital de cet enfant puisse être amélioré, de façon décisive », par des mesures thérapeutiques « ne portant pas atteinte à l'intégrité du corps de l'enfant » à naître…

Malgré cela, il se trouve pourtant des « moralistes », religieux ou non, pour s'en offusquer, au motif qu'il a fallu, pour les mener à bien, procéder à un tri : choisir l'embryon dépourvu d'anomalie chromosomique aux dépens de ceux porteurs du gène déclencheur de la maladie…

Mais dans le même temps, nul ne s'offusque – et c'est tant mieux ! – de la généralisation de l'amniocentèse, dont la seule légitimité est d'être entrée dans les mœurs, et qui constitue, aujourd'hui, le moyen le plus répandu d'éviter la naissance d'un enfant malformé.

Or, n'ayons pas peur des mots, qu'est-ce qu'une amniocentèse ? C'est, dans les faits, la capacité donnée à une mère de garder ou de ne pas garder son fœtus, sur la foi d'informations objectives concernant d'éventuelles anomalies relevées dans le liquide amniotique.

L'amniocentèse, qui peut être pratiquée à partir de la seizième semaine d'aménorrhée en raison d'une pathologie préexistante, est aujourd'hui proposée systématiquement aux futures mères de plus de trente-huit ans, en raison des risques inhérents à toutes les grossesses tardives. Elle est remboursée par la Sécurité sociale.

Après culture, l'étude des cellules fœtales permet, d'une part, la recherche d'anomalies chromosomiques (comme la trisomie 21 et d'autres maladies génétiques) grâce à l'établissement de la carte chromosomique du fœtus (caryotype) et, d'autre part, la recherche de certaines affections héréditaires grâce à l'étude de l'ADN. L'étude du liquide amniotique, quant à elle, permet de doser plusieurs éléments dont l'existence peut traduire certaines pathologies fœtales, liées au métabolisme ou au système nerveux central.

À un stade plus avancé, par exemple au troisième trimestre de la grossesse, une amniocentèse tardive permet de surveiller l'évolution d'une gestation à risques (incompatibilité des rhésus des deux parents, etc.), mais aussi de dépister certaines malformations neurologiques ou digestives, voire de rechercher une souffrance fœtale. Seul inconvénient de l'amniocentèse : le fœtus court un risque infime, mais bien réel, puisque le liquide amniotique est prélevé au moyen d'une fine aiguille qu'il appartient au médecin de manier avec précaution, sous contrôle échographique…

L'amniocentèse est donc un examen qu'il ne viendrait à l'idée de personne de contester, bien qu'il offre aux parents le droit de vie ou de mort sur l'enfant à naître, selon qu'il sera ou non dans la norme… Depuis sa mise au point, en 1972 – soit trois ans avant l'adoption de la loi sur l'interruption volontaire de grossesse –, il est donc généralement admis que la future mère dispose de deux droits inaliénables : celui de savoir et celui de décider. Savoir si elle mettra au monde un enfant sain ; et décider si elle souhaite ou non prendre la responsabilité de lui donner le jour.

Mais voici qu'un autre type d'examen, d'une simplicité biblique, se développe sous nos yeux, qui permet de connaître le génome du fœtus, examen rendu possible grâce aux méthodes mises au point par le professeur Patricia Paterlini-Bréchot. En prélevant simplement un peu de sang de la mère, dès la sixième semaine d'aménorrhée, donc bien avant la date limite qui met fin à l'autorisation de l'avortement après la douzième semaine en France, nous sommes désormais en capacité d'arriver au même résultat qu'avec l'amniocentèse (et, cette fois, sans le moindre risque pour le fœtus), car dans ce sang, circulent déjà des cellules appartenant au fœtus !

J'ajoute au passage que cette présence de certaines cellules fœtales dans le sang périphérique de la mère pose un problème scientifique à la fois nouveau et passionnant, qui fait voler en éclats une certitude jusqu'alors bien établie : l'existence de deux sphères sanguines distinctes – celle de la mère et celle du bébé, communiquant seulement grâce à l'interface du placenta et dans une seule direction : de la mère vers le fœtus et non l'inverse. Non encore expliqué, le fait est là : les cellules de l'enfant peuvent passer dans le sang de la mère mais en outre elles n'induisent pas chez la femme enceinte de réaction de rejet, *via* la création automatique d'anticorps !

Plus que jamais, donc, les scientifiques doivent rester modestes et se contenter d'admettre à défaut de théoriser. Bref, il devient désormais possible, à partir d'une simple prise de sang – à l'occasion d'une numération globulaire presque de routine – de déterminer le génome du fœtus...

Grâce à cette procédure qui deviendra simplissime et qui pourrait bientôt se substituer à l'amniocentèse, trois informations essentielles peuvent donc être données aux parents.

Primo, l'enfant va-t-il naître normal ou pas (trisomie 21, anencéphalie) ?

Secundo, s'il naît sain, court-il le risque de développer rapidement une maladie grave (leucodystrophie, myopathie, mucoviscidose) ?

Tertio, l'enfant qui va naître court-il le risque de développer, à l'âge adulte, une maladie inscrite dans ses gènes, un cancer par exemple, ou une maladie d'Alzheimer précoce ?

Plus encore que la réponse à la deuxième question (elle-même inenvisageable voici encore dix ans), celle qu'il devient possible de donner à la troisième constitue, à proprement parler, une révolution. Car ce n'est plus seulement la médecine prénatale, voire néonatale qui s'en trouve bouleversée, mais la médecine tout court, qui, un jour peut-être, grâce aux progrès de la génétique, pourrait devenir autant prédictive que curative, ce qui n'est pas sans poser un problème éthique majeur : si l'on sait, peut-on s'abstenir d'agir, et si l'on choisit d'agir, jusqu'où peut-on aller pour préserver la liberté de choix des parents ? Que pourrait dire la loi ? Interdire aux femmes de faire le test, impossible il sera fait dans n'importe quel pays. D'ailleurs, déjà, pour quelques centaines d'euros, vous pouvez obtenir sur le net votre génome en envoyant un peu de salive à un laboratoire anglais. Il serait paradoxal d'autoriser une femme à avorter, avant la douzième semaine d'aménorrhée, sauf si elle connaît le génome de l'enfant qu'elle porte. Ce problème éthique est de ceux auxquels nous serons confrontés dans un avenir proche.

Voir : Broca, Paul.

F

Fertilité

La fertilité a toujours été l'obsession des couples. Au début, il y a fort longtemps, le machisme aidant, il n'était pas envisageable que l'homme fût infertile. Quand un couple n'arrivait pas à avoir d'enfant, c'était toujours la « faute » de la femme. Progressivement, l'homme a accepté sa part de responsabilité. Aujourd'hui la « faute » – ou prétendue telle ! – est partagée.

Et la médecine est venue au secours des uns et des autres. La fécondation *in vitro* tout d'abord. Quand la femme n'arrivait pas à concevoir, cette « fécondation » de l'ovule dans l'éprouvette, si elle n'est pas d'un grand romantisme, a permis à tellement de couples d'être heureux.

Puis, pour être schématique, quand l'homme est hypofertile, quand il n'a pas assez de spermatozoïdes ou quand ils sont « fatigués », il est possible d'utiliser une méthode qui est fascinante : l'injection intracytoplasmique du spermatozoïde (ICSI). C'est Éros, son arc et sa flèche en microscopie.

Habituellement, quand l'ovule est mis en contact avec le sperme, des milliers de spermatozoïdes se ruent, ils entourent l'ovule formant une couronne, l'un d'eux, le plus fort, perce la membrane de l'ovule, il est le seul, les autres déclarent forfait et s'en vont disparaître dans le métabolisme de l'utérus. Mais quand les spermatozoïdes sont « asthéniques », pas assez nombreux ou mal formés, la fécondation ne se fait pas, l'ovule reste « vierge », le couple est stérile.

Voici maintenant une méthode qui fait fureur : l'ovule est prélevé, parfois plusieurs, après stimulation ovarienne, pendant que, dans le sperme, est choisi un spermatozoïde qui semble vigoureux. Celui-ci est alors injecté dans l'ovule. Comme une flèche d'un arc irait se planter dans une cible, l'ovule est fécondé, l'embryon commence à se développer, puis est introduit dans l'utérus de la mère.

Cette opération n'est pas sans poser quelques questions. Dans la nature, en effet, la fécondation est le fruit du hasard. Parmi les millions de spermatozoïdes, un seul peut pénétrer et accomplir sa tâche. Qui est-il ? Comment est-il sélectionné ? Mystère !

Quand une ICSI est pratiquée, point de hasard. C'est le chercheur qui choisit. Est-il pour autant certain que le patrimoine génétique est sans tare ? Heureusement, la nature est bonne fille. Il n'y a eu jusqu'à présent peu ou pas de « ratés ». Mais dans l'avenir ? Que dira le couple ayant bénéficié d'une ICSI si son enfant est mal formé ? Ne va-t-il pas se retourner contre le médecin pour lui faire porter la responsabilité de ce défaut ?

Tout est à craindre dans ce domaine… Mais le risque était à prendre, au nom des milliers de couples auxquels l'ISCI a procuré le bonheur d'enfanter !

Au fait, sait-on selon quels procédés la fertilité du sperme masculin peut être testée ? La loi britannique autorise que des spermatozoïdes soient insérés dans un ovule de hamster, l'embryon issu de l'œuf fécondé devant être détruit dès qu'il compte deux cellules. En France, les spermatozoïdes sont introduits dans des ovules de vipère !

Fleming, Alexander

(1881-1955)

Alexander Fleming aurait dû être fermier en Écosse. Mais le sort en décida autrement. Grâce à un héritage, il réalisa son rêve, devenir médecin, plus particulièrement bactériologiste.

Nous sommes en 1908. La lutte contre les infections bactériennes bat son plein. La chirurgie est en plein essor mais bute plus que jamais sur l'action délétère du microbe. En accouchant, beaucoup de femmes contractent la fièvre puerpérale et meurent. Les plus petites blessures deviennent dramatiques si une infection s'installe.

Certes, grâce à Pasteur, certaines maladies infectieuses peuvent enfin guérir à l'aide de la vaccination : la variole commence à être évitée, le vaccin antityphoïde est réservé aux militaires mais les streptocoques, les colibacilles, les staphylocoques et les germes des maladies gangréneuses (le clostridium) règnent en maîtres. Dès les années 1930, les sulfamides prennent le relais. Auparavant, Ehrlich, puis Gerhard Domagk avaient mis au point plusieurs colorants qui tuent certaines bactéries : les premiers germes ciblés furent les streptocoques, les pneumocoques et les méningocoques. Des études plus poussées montrèrent bientôt que le colorant n'avait rien à voir avec le principe actif. Il s'agissait en réalité d'une structure simple à synthétiser, celle qui donnera naissance aux sulfamides.

Mais voici qu'arrive… Fleming et sa géniale découverte effectuée, dit-on, par hasard.

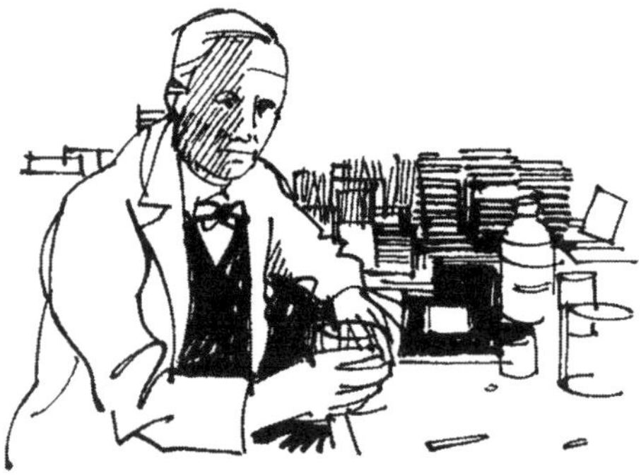

Il a alors quarante-sept ans et travaille au Saint Mary's Hospital sur les microbes. En revenant de vacances, il observe un curieux phénomène. Dans des boîtes de Pétri (petits récipients ronds dans lesquels les microbes sont mis en culture), une moisissure transportée par l'air, le *penicillium notatum*, détruit ces microbes. En 1928, après plusieurs expériences identiques, il publie sa découverte, sans rencontrer l'écho qu'elle mérite. Il lui faudra l'aide de B. Chain et de H.N. Florey pour affiner la découverte et ce n'est qu'en 1940 que la pénicilline naîtra effectivement.

Le premier malade est traité en 1941, un policier britannique atteint de septicémie. Mais la pénicilline est encore rare. Dès les premières injections, le policier semble aller mieux. Bientôt, on l'imagine guéri. Cependant une semaine plus tard, faute de produit disponible, il meurt brusquement.

Il faut attendre 1942 pour que la production soit suffisante : les laboratoires Merck Sharp, Dohme MSD et Squibb se sont mis à la tâche. En mars 1942, la première Américaine est sauvée par la pénicilline, à la suite d'un avortement qui avait provoqué une septicémie. Le dimanche 15 mars, après une série d'injections de pénicilline, la fièvre chute de 40 °C à 36,7 °C. Le 6 mai, elle quitte l'hôpital, guérie.

En 1942, cent soixante-dix blessés anglais combattant l'armée de Rommel en Afrique sont traités et guéris.

En 1944, il est produit 40 milliards d'unités par mois…

Petite histoire : à la fin de la guerre, la pénicilline fut utilisée en priorité pour traiter les maladies vénériennes. Dans la seule armée britannique, on traita 200 000 cas de blennorragies et près de 100 000 cas de syphilis.

Un des plus grands succès de la pénicilline fut de combattre le streptocoque hémolytique A, responsable des angines et des atteintes cardiaques. De nos jours, ces atteintes cardiaques spécifiques ont quasiment disparu dans les pays riches. Mais si Fleming, Chain et Florey reçurent le prix Nobel en 1946, l'histoire de la pénicilline rejoint celle de tous les antibiotiques. C'est que les bactéries font de la résistance ou plus exactement développent des résistances.

La pénicilline s'est transformée, d'autres antibiotiques sont apparus, de plus en plus sophistiqués. Pourtant l'intelligence des microbes est sans limites. Paradoxe actuel : des campagnes de publicité sont élaborées pour qu'on utilise moins les antibiotiques et qu'on rende ainsi au corps ses résistances naturelles ! Si Fleming était encore vivant, il n'en croirait pas ses oreilles…

Pour moi, la pénicilline évoque un épisode tragicomique dont l'histoire médicale est prodigue. Je suis en Afrique, pendant mon service militaire, à l'hôpital de Treichville (Côte-d'Ivoire). Un taxi-bus arrive en trombe, le chauffeur jette littéralement quatre corps à mes pieds. Deux respirent encore, que je parviendrai à sauver par oxygénation et intubation ; les deux autres ont cessé de vivre.

Que s'était-il passé ? C'est qu'en Afrique, grâce à Fleming, le mot pénicilline était devenu magique. Surtout pour ceux qui, naïvement, l'écrivaient ou le lisaient « pénis-cilline ». Cette molécule miracle, pensait-on, redonnaient aux hommes leur vigueur perdue ! Un infirmier ou un aide-soignant indélicat avait ainsi chapardé dans une armoire à pharmacie d'hôpital des ampoules du produit miracle, et avait généreusement joué au sorcier… En injectant leur contenu dans les fesses des quatre malheureux !

Malheureusement, ce n'était pas de la pénicilline, mais du curare, deux des ampoules contenant même un pachy-curare (à effet prolongé). Effet garanti : deux morts par blocage de la respiration ! Grâce au ciel, les deux autres ampoules ne contenaient que du lepto-curare à effet rapide, et leur dose était trop faible pour agir de manière irréversible. L'asphyxie n'a été que temporaire, ils ont pu être sauvés…

Comme on l'imagine, ce drame épouvantable ne m'a pas fait renoncer à l'utilisation de la pénicilline... Mais m'a rendu circonspect sur l'automédication, surtout en Afrique !

Fraude (scientifique)

La fraude scientifique a toujours existé. Elle correspond à des facteurs multiples, la malhonnêteté parfois, mais aussi la volonté de bien faire, d'anticiper une intuition, d'accélérer le cours de l'histoire en tablant sur l'hypothèse que l'annonce, même prématurée, d'un résultat pourra favoriser la reconnaissance définitive de nombreuses années ou de toute une vie de travail.

Même le découvreur des lois de l'hérédité, Gregor Mendel (1822-1884), aurait bricolé certains de ses résultats. On citera également le cas du physicien allemand Jan Hendrick Schön et de ses travaux sur la supraconductivité (les nanotechnologies) qui a dû reconnaître en 2002 avoir falsifié certaines de ses données et en avoir dissimulé d'autres.

Pourtant, il avait publié des articles sur ses recherches dans les meilleures revues scientifiques, *Nature* et *Science*, et aurait dû se douter qu'il allait se faire prendre. Mais la publication des résultats dans les revues prestigieuses devient parfois une obsession qui fait perdre le sens commun. Il est vrai que la publication est le seul mode de reconnaissance et aussi le moyen de griller des confrères qui œuvrent dans le même domaine et semblent sur le point d'aboutir.

Peut-être est-ce la raison qui a conduit le professeur Hwang à annoncer en février 2004 que son équipe avait réussi le clonage des embryons humains. Reprenons les étapes de cette malheureuse histoire. Les scientifiques sud-coréens publient tout d'abord dans la revue américaine *Science* un article dans lequel ils affirment avoir recueilli par ponction deux cent quarante-six ovocytes émanant de seize donneuses. Chaque ovocyte a été vidé de son noyau, puis remplacé par celui d'une cellule issue des mêmes donneuses. Par différents secrets de fabrication (milieu de culture, procédés de fusion et division cellulaire par stimulation électrique et chimique), les chercheurs disent avoir obtenu trente embryons humains clonés qui ont pu être cultivés jusqu'au stade de blastocyste (cinq à sept jours). Puis sur vingt d'entre eux, des cellules souches embryonnaires ont été prélevées et mises en culture, l'une d'entre elles donnant ces fameuses cellules pluripotentes, si recherchées dans le cadre du clonage thérapeutique, puisqu'elles sont capables de se différencier pour fabriquer n'importe quel tissu. En mai 2005, *Science* publie un deuxième article, cosigné par Hwang Woo-suk et son équipe, dans lequel les chercheurs expliquent avoir réussi à produire une demi-douzaine de cellules souches provenant d'un embryon humain cloné. Celui qui occupe la dernière place des vingt-quatre signataires est un Américain, Gerald Schatten, de l'université de Pittsburgh. Selon l'usage scientifique, et contrairement à la logique commune, cela signifie qu'il est le premier responsable de la publication, à laquelle il apporte sa caution sur la foi des éléments qui lui ont été communiqués par Hwang.

À l'automne 2005, coup de tonnerre : Gerald Schatten annonce son retrait de toute collaboration avec l'équipe de Hwang car il a appris que de graves irrégularités d'ordre éthique avaient été commises lors des recherches ayant donné lieu à la publication de mars 2004. Il se trouve que les ovules dont s'est servi le docteur Hwang ont été prélevés sur des femmes membres de son équipe, et utilisés à leur insu, ce qui est contraire aux plus élémentaires principes de l'éthique scientifique. Il n'est pas impossible que la réaction du scientifique américain ait été motivée par un différend sur la question du brevetage des techniques prétendument mises au point à Séoul, ce qui en dit long sur l'enjeu économique de telles études (et sur l'ambiance qu'elles instaurent dans les relations entre chercheurs).

Le généticien coréen adopte un profil bas : il reconnaît quelques entorses déontologiques, s'excuse et démissionne de certaines de ses fonctions.

Subodorant la fraude, des limiers passent au crible les données et les résultats annoncés par Hwang. Ils y relèvent des erreurs flagrantes. Leurs réflexions sont instantanément publiées par la revue *Science*, grâce à laquelle Hwang a connu la gloire. Le généticien bat en retraite et demande de lui-même le retrait du second article publié par son équipe.

Le doute est durablement installé.

Une commission d'enquête universitaire dévoile la supercherie : les travaux de Hwang ne comportent pas des « erreurs », ils ont été sciemment falsifiés. Les cellules ont été produites par de très classiques fécondations *in vitro* et non par transfert du noyau cellulaire, c'est-à-dire par clonage. « Nous avons découvert que Hwang et son équipe n'ont aucune donnée scientifique pour prouver qu'ils ont bien produit des lignées de cellules souches correspondant spécifiquement à l'ADN d'une personne », indique la commission. Ces mêmes tests permettront de montrer que les cellules souches proviennent de patientes ayant séjourné dans un hôpital de Séoul.

Hwang n'a pas seulement enjolivé ses résultats, comme il l'a prétendu pendant un temps, il a tout bidonné.

Quelques mois plus tard, le docteur Hwang sera inculpé de « fraude, détournement de fonds et violation des lois sur la bioéthique » ; le conseil disciplinaire de son université lui interdira toute implication dans des recherches publiques pendant cinq ans. « Recherches *publiques* », est-il précisé.

Mais, aux dernières nouvelles, Hwang Woo-suk se porte bien, et ses affaires aussi, merci ! Le généticien, à moins qu'il ne s'agisse d'un clone, a créé à Séoul un laboratoire de recherches privé, financé par de généreux mécènes et admirateurs. Il travaille à la mise au point d'animaux transgéniques destinés à fournir des organes compatibles avec l'organisme humain. Il faut d'ailleurs préciser que les travaux du vétérinaire sur le clonage canin, concrétisés par la naissance en 2005 d'un lévrier cloné baptisé Snuppy, ont été confirmés par la revue britannique *Nature* et n'ont fait l'objet d'aucune remise en cause.

Pas chien, le ministère coréen des Sciences et des Technologies a accordé son agrément au nouveau laboratoire du docteur Hwang.

Aujourd'hui donc, celui qui nous a délibérément trompés, l'homme qui a voulu nous faire croire au grand soir tumultueux, se pavane au Pays du Matin calme !

Quant aux anciens collaborateurs de Hwang Woo-suk à l'université de Séoul, ils ne semblent pas avoir tiré la leçon des mésaventures de leur ancien patron. Ils poursuivent les mêmes recherches, dans le même labo et avec une méthodologie et une éthique aussi peu rigoureuses. En mars 2007, ils ont annoncé le clonage de deux louves d'une espèce en voie de disparition. Une contribution scientifique relatant leurs travaux a été publiée dans la revue *Cloning and Stem Cells* (Clonage et cellules souches). Un mois plus tard, la revue a fait savoir que les chercheurs demandaient le retrait de leur article et qu'une commission d'enquête universitaire allait être désignée pour vérifier le sérieux des recherches ! La suite au prochain numéro.

Dans la recherche moderne, le cas de Hwang Woo-suk n'est pas isolé. Il semble que ces comportements frauduleux soient assez répandus, comme le montrent les résultats de l'enquête menée anonymement par trois chercheurs américains auprès de 3 247 de leurs collègues des NIH (National Institutes of Health) et publiée dans *Nature.* Selon celle-ci, il apparaît que 0,3 % des chercheurs avouent avoir inventé de toutes pièces des données, 1,7 % reconnaissent avoir plagié des collègues, 6 % admettant n'avoir pas publié les données contredisant leurs recherches. Une autre réponse inquiétante est le fait que « 15,5 % ont déclaré avoir modifié leur protocole expérimental sous la pression de leurs sources de financement », rappelle le rapport de l'Office parlementaire d'évaluation des choix scientifiques et technologiques consacré aux recherches sur le clonage (2006).

Aux antipodes de la recherche génétique, tellement complexe qu'elle autorise tous les soupçons, le monde réputé si simple – voire simpliste – de l'homéopathie est aussi le théâtre d'étonnantes manipulations. L'affaire dite de la « mémoire de l'eau » est celle d'une épopée qui tourna en dérision la recherche française.

Le principe était aussi simple qu'il était surprenant. Prenez une substance active, diluez-la avec de l'eau pure jusqu'à ce qu'il ne reste plus que de l'eau ! Et là, ô miracle : l'eau garde la mémoire de la substance qui a disparu, donc son principe actif ! Bien entendu, il a fallu de multiples expériences, de multiples manipulations pour « prouver » cette mémoire. Le docteur Benveniste, auteur de cette magnifique découverte, a donc adressé son travail sous forme d'une publication en anglais à la célèbre revue *Nature* qui, après un certain temps de réflexion, l'a publiée.

Comme toujours, puisque cette publication est en anglais et acceptée par une revue renommée, elle est reprise avec toutes les louanges nécessaires en France. Et voilà nos journaux qui glorifient le découvreur de « la mémoire de l'eau ».

On oublie de dire que ce travail était sponsorisé par un grand laboratoire d'homéopathie français qui, par là même, apportait la preuve de l'activité de ses produits.

Hélas ! quelques semaines plus tard, la revue *Nature* publie une contre-expertise et démontre la fraude caractérisée du savant. L'article est assassin pour la recherche française ; aussitôt, les revues qui avaient avalisé la « découverte » font volte-face et dénigrent ce qu'elles avaient loué. Tout était traficoté, les expériences « bidonnées »... et la honte absolue !

L'eau n'a pas de mémoire et un principe ne reste actif que s'il est présent : le bon sens triomphe, mais au prix de quels dégâts !

Et que dire de la fraude par dissimulation ! Dans *The Lancet*, cette fois, une étude révèle que moins d'un tiers des essais scientifiques sont publiés trois ans après leur achèvement. Ces résultats cachés, les essais thérapeutiques négatifs non publiés, les toxicités découvertes ou du moins entrevues et masquées violent le principe élémentaire de l'éthique et peuvent être considérés comme de véritables fraudes.

L'histoire du médicament est pleine de ces dangereux silences qui font pourtant de plus en plus de bruit, émaillés de dizaines de morts.

En 1980, une firme met sur le marché en Angleterre un anti-inflammatoire de plus – il y en a des dizaines, tous plus ou moins équivalents, destinés aux traitements des polyarthrites. En 1981, des complications rénales et hépatiques sont signalées, mais non publiées. En janvier 1982 il y a déjà vingt-cinq morts… Mais la firme obtient de la FDA américaine sa mise sur le marché. Dans les semaines qui suivent, les accidents se multiplient et le produit est retiré. Le directeur du laboratoire plaide coupable, il sera condamné.

En 1983, un autre laboratoire commercialise un antidépresseur qui reçoit le prix Galien pour ses performances. Des effets hématologiques indésirables avaient été « négligés » pendant l'expérimentation. Le médicament sera retiré du commerce en 1985 après 62 cas de neutropénies (baisse des globules blancs) et 8 décès…

En 1997, un antidiabétique est autorisé aux États-Unis, efficacité médiocre, perturbations hépatiques. Il faudra des mois pour le retirer du marché, après des centaines d'hépatites, 70 décès et 10 transplantations du foie.

L'histoire de ces vingt dernières années est ainsi émaillée d'accidents graves ou mortels. Anti-inflammatoires, antidépresseurs, coupe-faim, anticholestérols, accidents souvent connus des firmes pharmaceutiques avant la commercialisation et dissimulés, minimisés, ou mal évalués.

Certes, sur les centaines de médicaments récents, mis sur le marché, seul un petit nombre a fait l'objet d'un retrait, ou d'un procès : c'est dire l'importance de la vérification des essais thérapeutiques et surtout de la pharmacovigilance.

Il y a aussi, et c'est heureux, des affaires de fraudes supposées qui se terminent bien, comme celle de l'équipe Baltimore. En 1996, David Baltimore, prix Nobel de médecine 1975 pour ses travaux en biologie moléculaire, dirige un laboratoire du Centre de recherches sur le cancer au prestigieux Massachusetts Institute of Technology (MIT). Une de ses collaboratrices, le docteur Imashi-Kari, publie, dans la revue américaine spécialisée *Cell*, les conclusions de ses récentes recherches portant sur le système immunitaire. Le texte n'est pas à proprement parler un brûlot, mais il rend compte de résultats innovants qui remettent en cause certains principes communément admis en immunologie. Il est cosigné par Baltimore, en tant que patron de l'équipe.

Très vite, les résultats expérimentaux sur lesquels est basé l'article sont contestés par une collègue du docteur Imashi-Kari, qui affirme ne pas parvenir à reproduire l'expérience (or, en biologie plus encore que dans d'autres domaines, une expérimentation doit être « reproductible », dans des conditions identiques, par d'autres équipes). La machine est lancée. Baltimore, convaincu de la réalité et de la justesse des travaux de sa collaboratrice, prend sa défense. Des experts se penchent sur les expériences, parmi lesquels certains « chasseurs de primes » scientifiques, dont l'unique motivation dans la vie semble être de casser les pieds à leurs condisciples (on retrouve les mêmes personnalités monomaniaques dans plusieurs dossiers de ce type).

Pris dans la tempête, David Baltimore doit démissionner du poste de président de la Fondation Rockefeller après seulement quelques mois de mandat. Lui-même et ses collaborateurs sont traînés dans la boue, leurs travaux restent au point mort pendant plusieurs années. Le docteur Imanishi-Kari est virée de son poste.

Les chercheurs ne seront réhabilités que dix ans après le début du scandale, par une commission d'appel qui validera définitivement leurs recherches. Dix ans d'enfer, dix ans de perdus.

Voir : Clonage (3) : la voie thérapeutique.

G

Grands-mères (et mamans…)

Indépendamment des critiques justifiées qu'il s'est attirées pour ses recherches et ses expérimentations à la fois dangereuses, mégalomaniaques (et bidon) sur le clonage humain, le gynécologue italien Severino Antinori a remporté au début des années 1990 des succès éclatants. Il a permis à des femmes ménopausées de devenir mères à l'âge où l'on est habituellement grand-mère (ce sont des *nonne madri*, disent les Italiens). La première femme ménopausée qui a bénéficié avec succès d'un traitement de fécondation *in vitro* conduit par Antinori s'appelait Rossana Della Corte. Elle a accouché à l'âge de soixante-trois ans en 1994. En 2005, Severino Antinori a repoussé cette limite d'âge : une femme de soixante-huit ans a enfanté grâce à ses soins. Entre-temps, il a pris en charge des centaines de femmes ménopausées et quatre cents d'entre elles seraient parvenues à satisfaire leur désir d'enfant. Certes, le taux de réussite de l'opération est très faible et ces traitements ont consommé des milliers d'ovules (et les dons d'innombrables jeunes femmes). Les patients sont pour lc moins aisés : ils peuvent débourser quinze mille euros pour une tentative dont les chances d'aboutir sont à peine supérieures à un tiers…

Dans la rubrique « performance et conception », on peut aussi citer le cas de cette Américaine de soixante-deux ans qui a accouché en 2006 de son douzième enfant conçu *in vitro* comme le précédent. Une précision : cette Californienne était déjà grand-mère de vingt petits-enfants et trois fois arrière-grand-mère. Elle en était à son troisième mariage et avait voulu donner une descendance au dernier des élus de son cœur. « Je pense que je suis une meilleure mère maintenant que je suis plus vieille, un peu plus avisée, peut-être, et aussi un peu plus décontractée », expliquait-elle, ce qui constitue à mes yeux une opinion fort respectable.

En tant que médecin, je me suis évidemment beaucoup interrogé sur la pertinence de ces choix d'enfantement tardifs. Et à l'occasion d'une des polémiques entourant l'accouchement de l'une de ces « grands-mères », je me souviens d'avoir adressé à un hebdomadaire une tribune libre défendant le point de vue suivant :

« Yves Montand était amoureux, il a épousé une jeunette ; de leur amour est né un enfant. Tous les journaux en ont fait les grands titres ; la jeune femme a été enviée, sa vie est devenue un conte de fées ; l'enfant si beau a été photographié dans son berceau. II a ému le monde entier.

« Serge Gainsbourg et tant d'autres hommes célèbres ont eu des enfants alors qu'ils étaient déjà âgés. Mais l'amour transcende la vie ; il efface l'avenir ou plutôt le peint aux couleurs du bonheur, car l'éternité d'un seul coup a pris les traits de ce bonheur, de cet enfant.

« Mais le monde est envieux, versatile ou peut-être dogmatique. Voici cette femme de soixante-deux ans qui a donné le jour à un enfant, son enfant ! Elle a subi beaucoup d'épreuves, dons d'ovules, salle d'opération, attente insupportable pour finalement donner la vie, et son bonheur lui est interdit. Que d'anathèmes, que de critiques. Peut-être parce qu'elle n'est pas connue, pas suffisamment célèbre. Vous n'avez pas honte, madame, à votre âge ? Et les bonnes gens de la montrer du doigt. Laissons cette femme à son bonheur, laissons cet enfant vivre et jouir de l'amour de sa mère. À force de juger, à force de légiférer, notre monde a oublié ce que peut engendrer la volonté d'une femme.

« Ce monde est terriblement misogyne. Ce qui est accepté pour l'homme, parce que la nature le lui permet, est interdit à la femme, qui, elle, voit sa fécondité s'arrêter à la ménopause. Quelle injustice ! La science, ses progrès, ses découvertes rendent la femme l'égale de l'homme.

« Paradoxalement, j'applaudis au bonheur de cette femme de soixante-deux ans. Et puis je lui souhaite beaucoup de bonheur ; je crois à ce bonheur qui rendra cet enfant heureux.

« Les critiques que j'entends sont injustes, madame. Pardonnez à vos censeurs, beaucoup sont jaloux, ils n'ont pas su ni aimer, ni se battre pour aimer. Vous avez soixante-deux ans, j'espère que la science et la médecine vous conduiront loin dans la vie ; c'est le souhait que je formule. Quant à votre enfant, il va grandir, il va vivre, et son exemple sera une petite lumière dans ce monde triste et accablé où l'on parle de mort et d'euthanasie, où l'on parle de guerre et de souffrance. Merci, madame. » (*Marianne,* 4 juin 2001.)

Guerre bactériologique

Boca-Raton, le 28 septembre 2001. Robert Stevens, soixante-trois ans, est fiévreux, il tremble et frissonne. Il est hospitalisé. Le premier diagnostic est celui de méningite, mais la ponction lombaire révèle une bactérie qui ressemble à celle du charbon. C'est une surprise car cette maladie (vieille comme le monde) est extrêmement rare dans les pays développés. Dix-huit cas aux États-Unis en cent ans ! Et uniquement chez les agriculteurs. Or Robert Stevens est journaliste au *Sun* qui appartient au groupe de presse American Media. Robert Stevens décède six jours après le début des symptômes. Tout aurait pu en rester là si trois jours plus tard un autre employé du groupe de presse n'était lui aussi atteint par la maladie du charbon. Il est traité par un antibiotique très actif, une « quinolone », il est guéri. Les autorités sanitaires de Boca-Raton sont intriguées, d'autant plus que des bacilles du charbon sont retrouvés sur le clavier de l'ordinateur de Robert Stevens !

Les contaminations s'enchaînent : c'est maintenant un employé de la chaîne de télévision NBC de New York qui est touché. Sept cas de charbon sont détectés, tous des malades travaillant dans les médias.

Vengeance contre les médias ? Pas du tout, voici que quelques jours plus tard, une enveloppe suspecte est découverte dans le courrier du sénateur Daschle à Washington. Les examens montrent qu'il s'agit de bacilles traités spécialement pour rester longtemps en suspension dans l'air. On constate rapidement que la salle du courrier du Sénat est contaminée. Vingt-huit personnes sont traitées ; d'autres cas sont signalés, chez une femme de soixante et un ans travaillant dans un hôpital, puis chez un homme de quatre-vingt-quatorze ans vivant dans le Connecticut qui en meurt. Ils avaient reçu des lettres ayant transité par les centres postaux qui ont traité l'une des lettres à l'anthrax. L'épidémie s'arrête sans cause évidente, mais n'en doutons pas, ce fut le début d'une guerre bactériologique avortée… Un petit début d'explication : les quinze terroristes, qui, en détournant des avions de ligne, avaient détruit les Twin Towers de New York et une partie du Pentagone, avaient résidé en Floride et pris des leçons de pilotage à côté de Boca-Raton.

N'oublions pas que le charbon est une maladie très ancienne. Ne dit-on pas que ce fut la cinquième plaie d'Égypte décrite dans la Bible (chapitres VII et IX de l'Exode) : « Si tu persistes à le retenir [*peuple juif*] la main du Seigneur sera sur les troupeaux qui sont dans tes champs, sur les chevaux, les ânes, les chameaux, les bœufs et les moutons. Ce sera une peste très grave. »

Hippocrate lui donna le nom d'anthrax qui signifie charbon, Virgile décrit l'épidémie qui frappa Rome vers les années 30 avant Jésus-Christ. Cette maladie grave atteint les animaux et les hommes, en 1613 une épidémie frappa l'Europe du Sud ; jusqu'à faire 60 000 morts.

L'Antiquité

La guerre « bactériologique » n'est pas une invention du XXe siècle. Dès l'Antiquité, certaines pratiques relevaient déjà de ce type d'action. Ainsi, du VIIe au Ve siècle avant notre ère, les archers scythes rendaient leurs flèches infectantes en trempant leur pointe dans des cadavres en décomposition ou dans du sang putréfié incubé à la température du fumier en macération, donnant ainsi la gangrène ou le tétanos aux personnes touchées par celles-ci.

Cette « technique » est encore utilisée de nos jours dans certaines îles de l'Océanie où les flèches sont empoisonnées par des vibrions septiques ou par des bacilles du tétanos, alors que les Indiens Koniagos et les Toungouses sibériens trempent leurs armes dans des cadavres d'animaux en décomposition.

On se souviendra aussi du siège de Syracuse (414 av. J.-C.) lors duquel le stratège syracusain Hermocrates amena les Athéniens à séjourner dans une plaine marécageuse connue pour son endémie palustre, alors qu'à l'occasion du siège d'Astacos (350 av. J.-C.) Clearchos, tyran d'Héraclée, fit délibérément camper dans un lieu marécageux et rempli d'eau croupie l'armée de ses concitoyens dont il voulait se débarrasser.

Du Moyen Âge aux Temps modernes

La tentation de contaminer l'ennemi aura d'ailleurs été une constante historique, aboutissant parfois à des épisodes dramatiques comme à l'occasion du siège de Caffa (1347) où, après trois ans de siège de la place tenue par les Génois, le chef mongol Djanisberg fit catapulter par-dessus les murailles les cadavres de ses propres soldats frappés par la peste ; les Génois, contaminés par les parasites répandant la maladie, finirent par s'embarquer, mais disséminèrent ainsi la peste en Sicile, en Sardaigne, à Venise, à Gênes et à Marseille, donnant naissance à la grande peste du Moyen Âge. Djanisberg aura réussi au-delà de toute espérance. Cette « technique » a été reprise à plusieurs occasions, dont en Estonie en 1710 où, durant la guerre avec la Suède, l'armée russe recourut à la projection de cadavres de pestiférés, ou encore à La Calle en Tunisie (1785) où, pour se venger d'une épidémie de peste les touchant eux seuls, la tribu des Nadis jeta par-dessus les murs des lambeaux de vêtements ayant servi aux pestiférés, dans l'espoir de transmettre la peste aux chrétiens ; néanmoins, cette tentative sera un échec du fait de l'adoption préalable de certaines mesures de prophylaxie.

Une « amélioration » de cette technique avait par ailleurs été proposée en 1650 par le lieutenant général d'artillerie polonais Siemenowicz qui préconisa, pour bombarder l'ennemi, l'emploi de globes empoisonnés avec de la bave de chiens enragés et autres substances capables de corrompre l'atmosphère et d'occasionner des épidémies ; cette idée ne fut jamais mise en œuvre jusqu'en 1940 où elle fut appliquée par les Japonais.

Pour la période du bas Moyen Âge et du début de la Renaissance, on retiendra les épisodes du siège de Carolstein (1422) et de la campagne de Naples (1495). À Carolstein, Corbut fit jeter dans la ville les corps de ses soldats tués pendant l'assaut, ainsi que plus de deux mille charretées d'excréments, un grand nombre des défenseurs de la ville périssant à la suite de cette opération. Lors de la campagne de Naples, les Espagnols abandonnèrent aux Français du vin additionné de sang prélevé chez des lépreux.

Pendant la grande révolte indienne (1763-1766), les Britanniques ont mené une véritable guerre bactériologique contre les Amérindiens. Tandis que Pontiac et ses alliés indiens commençaient à mettre sérieusement en péril les forces britanniques, le général Jeffrey Amherst fit parvenir au colonel d'origine suisse Henri Bouquet (1719-1766), qui servait dans l'armée anglaise, le message suivant : « Vous feriez bien d'infecter les Indiens au moyen de couvertures ayant servi à des vérolés ou de vous servir de tout autre moyen qui pourrait contribuer à exterminer cette race maudite. » Les Britanniques connaissaient bien la faiblesse immunitaire des autochtones, de même que les effets dévastateurs qu'aurait sur eux la variole. Dans une lettre du 13 juillet 1763 adressée au général Jeffrey Amherst, le colonel Bouquet écrivait : « Je tenterai de contaminer les Indiens avec des couvertures qui pourraient leur tomber entre les mains, tout en prenant soin de ne pas me rendre malade moi-même. »

Une épidémie de variole s'est effectivement répandue parmi les Indiens, provoquant des milliers de morts. Si cette épidémie a bien été entretenue par des moyens artificiels visant à tuer une certaine population, il ne fait aucun doute qu'il s'agit du premier acte de bioterrorisme raciste en Amérique du Nord. Il faut cependant admettre que les épidémies de variole n'ont aucunement besoin d'aide supplémentaire pour se propager et que dans tous les cas elle ne fait aucune différence entre les Indiens et les Blancs…

Cette dernière idée fut d'ailleurs redéveloppée en 1870 pendant le siège de Paris, puisqu'un médecin proposa de prendre au Val-de-Grâce entre 7 000 et 8 000 couvertures ayant servi à des variolés et de les abandonner au-delà des murailles de Paris afin de contaminer les Prussiens ; fort heureusement, ce projet fut repoussé.

On citera également le cas des Vazimbas (Madagascar) qui, au XIXe siècle, auraient élevé des tiques pour rendre leurs habitations inhospitalières à leurs ennemis, les Sakalaves. Forme « originale » d'autocontamination pour éviter la conquête !

La Première Guerre mondiale

La Première Guerre mondiale ne fut pas exempte de tentatives, même si une priorité fut donnée aux gaz de combat. Ainsi, en 1916, à Bordeaux, l'éclosion de charbon parmi des troupeaux de bovins importés d'Argentine allait faire évoquer une possible contamination en amont par des saboteurs allemands, alors que, la même année, des lots de culture de bacille de la morve, accompagnés d'une note opératoire, étaient saisis à la légation allemande.

De même, le 26 mars 1917, une note du grand quartier général faisait état de la découverte de tentatives de dispersion de la morve et du choléra par les Allemands en plusieurs points du front ; deux autres notes, en date des 6 juin 1917 et 30 octobre 1918, portaient sur le même sujet, les plus importantes tentatives semblant avoir eu lieu en octobre 1918 après le recul des armées allemandes.

Les Allemands ont néanmoins reconnu s'être livrés à certaines actions de sabotage biologique, notamment en 1915 dans différents ports américains contre des chevaux et du bétail en partance pour l'Europe, et en 1916 contre les chevaux de l'armée roumaine dont les fourrages avaient été souillés par des germes de morve.

Le Japon

Le Japon s'est particulièrement « illustré » en la matière, et ce bien avant les expériences et les tentatives de la secte Aum entre 1989 et 1995. Les Japonais auront été en fait parmi les tout premiers à se doter d'un armement biologique à grande échelle.

Ainsi, l'armée japonaise devait installer dès 1931 en Mandchourie trois centres spécialisés en recherche sur la guerre biologique ; l'un d'eux, l'Unité 731 dirigée par le général Shiro Ishii à Pinfang, expérimentera pendant une dizaine d'années sa « production » sur des prisonniers chinois, coréens, russes et américains, faisant des milliers de victimes. Les Japonais auraient ainsi produit mensuellement près de 300 kilos de bacilles de la peste et du charbon, près d'une tonne de bacilles typhiques, dysentériques et cholériques et 45 kilos de puces, soit environ 150 millions d'insectes.

De même, entre 1940 et 1944, l'aviation japonaise devait répandre la peste dans onze villes chinoises, notamment à Nimpo en 1940, faisant alors près de sept cents morts. Les techniques utilisées auraient été variables : largage de bombes métalliques à fragmentation, largage de bombes en porcelaine, dispersion de puces infectées mélangées à du riz pour attirer les rats. Il est par contre surprenant de constater que Hitler ne pensa jamais véritablement à utiliser les armes chimiques – si ce n'est pour massacrer aveuglément les Juifs dans les camps de concentration – ou bactériologiques, même si des expériences de dispersion de bactéries auraient été faites par des agents allemands dans le métro de Paris en 1938 ; aucune preuve réelle n'a été apportée, force a été de constater une diffusion sur certaines lignes de *Bacillus prodigiosus*…

Maintenant encore, certains pensent à la guerre bactériologique. On prétend que certains dictateurs gardent secrètement du virus de la variole. N'a-t-on pas dit pour accuser les États-Unis que le virus du sida avait été fabriqué pour tuer les Africains, sornettes imbéciles bien sûr mais tellement en phase avec l'imaginaire populaire qui craint, à juste titre, cette guerre sournoise ! Faut-il y rattacher l'empoisonnement au polonium 210 d'un Russe qui ne plaisait pas au pouvoir en place ? Nous voilà revenus au temps des Borgia !

H

Hippocrate

Le serment d'Hippocrate

On sait finalement assez peu de chose d'Hippocrate (460-370 av. J.-C.), médecin, chirurgien (et philosophe) grec, tantôt décrit comme le « père », tantôt comme un honnête compilateur de la médecine de son temps. À tel point que certains contestent qu'il soit l'auteur du serment qui porte son nom et dont on rappellera les termes :

« Je jure par Apollon médecin, par Esculape, Hygie et Panacée, par tous les dieux et toutes les déesses, et je les prends à témoin que, dans la mesure de mes forces et de mes connaissances, je respecterai le serment et l'engagement écrit suivant :

« Mon Maître en médecine, je le mettrai au même rang que mes parents. Je partagerai mon avoir avec lui, et s'il le faut je pourvoirai à ses besoins. Je considérerai ses enfants comme mes frères et, s'ils veulent étudier la médecine, je la leur enseignerai sans salaire ni engagement. Je transmettrai les préceptes, les explications et les autres parties de l'enseignement à mes enfants, à ceux de mon Maître, aux élèves inscrits et ayant prêté serment suivant la loi médicale, mais à nul autre.

« Dans toute la mesure de mes forces et de mes connaissances, je conseillerai aux malades le régime de vie capable de les soulager et j'écarterai d'eux tout ce qui peut leur être contraire ou nuisible. Jamais je ne remettrai du poison, même si on me le demande, et je ne conseillerai pas d'y recourir. Je ne remettrai pas de pessaires abortifs aux femmes.

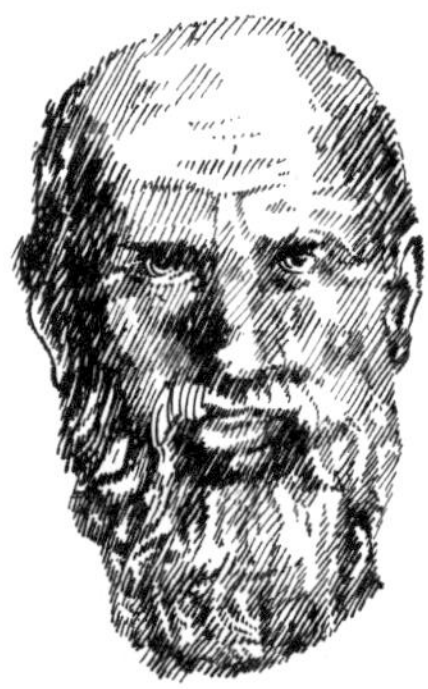

« Je passerai ma vie et j'exercerai mon art dans la pureté et le respect des lois. Je ne taillerai pas les calculeux, mais laisserai cette opération aux praticiens qui s'en occupent. Dans toute maison où je serai appelé, je n'entrerai que pour le bien des malades. Je m'interdirai d'être volontairement une cause de tort ou de corruption, ainsi que toute entreprise voluptueuse à l'égard des femmes ou des hommes, libres ou esclaves. Tout ce que je verrai ou entendrai autour de moi, dans l'exercice de mon art ou hors de mon ministère, et qui ne devra pas être divulgué, je le tairai et le considérerai comme un secret.

« Si je respecte mon serment sans jamais l'enfreindre, puissé-je jouir de la vie et de ma profession, et être honoré à jamais parmi les hommes. Mais si je le viole et deviens parjure, qu'un sort contraire m'arrive ! »

Deux remarques : s'interdire de « remettre un pessaire (un anneau ou un objet) abortif », cela revient à s'engager de ne pas pratiquer d'avortement. Dans certaines traductions, il est fait mention d'« ovules abortifs » (ce qui ne change rien). Quant à la « taille », il pourrait soit s'agir de l'ablation ou de l'ouverture de la vessie, soit de la castration, dont Hippocrate laisse courageusement le soin « aux praticiens qui s'en occupent » !

Le serment médical, tel qu'il doit être prononcé par les futurs médecins en France, a été « toiletté » pour donner ceci :

« Au moment d'être admis(e) à exercer la médecine, je promets et je jure d'être fidèle aux lois de l'honneur et de la probité.

« Mon premier souci sera de rétablir, de préserver ou de promouvoir la santé dans tous ses éléments, physiques et mentaux, individuels et sociaux.

« Je respecterai toutes les personnes, leur autonomie et leur volonté, sans aucune discrimination selon leur état ou leurs convictions. J'interviendrai pour les protéger si elles sont affaiblies, vulnérables ou menacées dans leur intégrité ou leur dignité. Même sous la contrainte, je ne ferai pas usage de mes connaissances contre les lois de l'humanité.

« J'informerai les patients des décisions envisagées, de leurs raisons et de leurs conséquences. Je ne tromperai jamais leur confiance et n'exploiterai pas le pouvoir hérité des circonstances pour forcer les consciences.

« Je donnerai mes soins à l'indigent et à quiconque me les demandera. Je ne me laisserai pas influencer par la soif du gain ou la recherche de la gloire.

« Admis(e) dans l'intimité des personnes, je tairai les secrets qui me seront confiés. Reçu(e) à l'intérieur des maisons, je respecterai les secrets des foyers et ma conduite ne servira pas à corrompre les mœurs.

« Je ferai tout pour soulager les souffrances. Je ne prolongerai pas abusivement les agonies. Je ne provoquerai jamais la mort délibérément.

« Je préserverai l'indépendance nécessaire à l'accomplissement de ma mission. Je n'entreprendrai rien qui dépasse mes compétences. Je les entretiendrai et les perfectionnerai pour assurer au mieux les services qui me seront demandés.

« J'apporterai mon aide à mes confrères ainsi qu'à leurs familles dans l'adversité.

« Que les hommes et mes confrères m'accordent leur estime si je suis fidèle à mes promesses ; que je sois déshonoré(e) et méprisé(e) si j'y manque. »

Les aphorismes d'Hippocrate

— Les personnes qui ont naturellement beaucoup d'embonpoint sont plus exposées que des maigres à une mort subite.

— Ceux qui sont pris par le tétanos meurent en quatre jours, s'ils dépassent ce terme, ils guérissent.

— L'épilepsie qui survient avant la puberté est susceptible de guérison, mais celle qui survient à vingt-cinq ans ne finit ordinairement qu'avec la vie.

— Ceux qui deviennent bossus à la suite d'asthme ou de toux avant la puberté périssent.

J'ai choisi ces aphorismes car, deux mille cinq cents ans après avoir vu le jour, ils se vérifient toujours ! Point n'est besoin de les expliquer, sauf peut-être le dernier, qui parle en réalité de la tuberculose osseuse, et non de l'asthme.

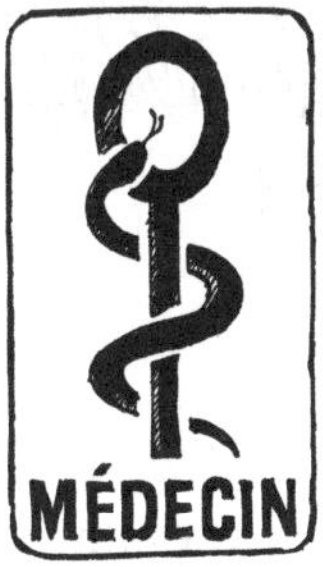

Homme machine

Associer l'homme à la machine, quelle incongruité, me direz-vous… L'homme, cet animal conscient avec sa parcelle d'éternité qui fait de lui une exception sur terre, n'est-il pas l'opposé exact d'une mécanique ? Voici cependant qui n'empêche pas que, petit à petit, la machine l'envahit progressivement.

Il y a longtemps déjà que l'homme s'aide de prothèses externes. La canne d'abord, objet anodin, qui l'aide à marcher. C'est l'énigme que le Sphinx posait à Œdipe, en lui demandant quel animal commence sa vie à quatre pattes, la poursuit à deux et l'achève avec trois… Puis vint le fauteuil roulant, autre organe externe sans conséquence éthique.

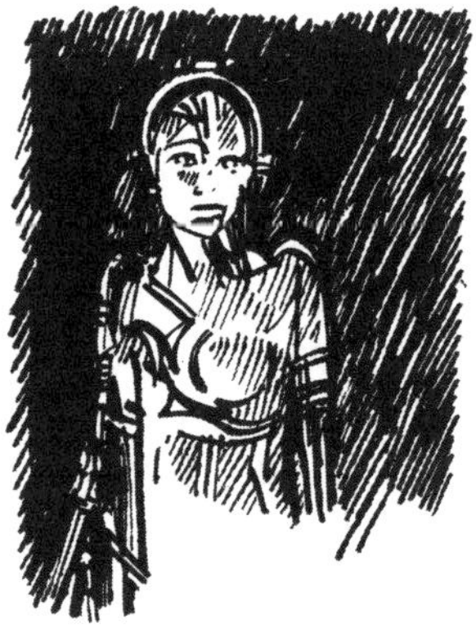

Mais depuis quelques dizaines d'années, la machine pénètre le corps avec patience et détermination. Prothèses de hanche en titane ou en céramique, prothèses des genoux, aorte en Dacron, stent coronarien, cristallin en matière synthétique, *pace maker* pour régulariser les battements cardiaques… Récemment, les chercheurs et les médecins ont mis au point l'œil artificiel : un ordinateur est placé au niveau de la rétine, des électrodes transmettent les images au cerveau, qui transforme les impulsions électriques en images !

Le progrès est immense, mais imagine-t-on la transgression qu'il induit : le cerveau, ordinateur humain, est désormais aidé par un ordinateur fabriqué par l'homme.

Aujourd'hui, déjà, dans les laboratoires, des ordinateurs branchés sur le cerveau envoient des ordres aux muscles pour aider le paralytique à marcher. Demain, l'étude du fonctionnement cérébral sera totalement élucidé. Il est d'ailleurs en passe de l'être avec les progrès fulgurants de l'imagerie dynamique générée par IRM. Connaîtrons-nous alors les pensées des autres ? D'ores et déjà, nous savons ce qui se passe dans le cerveau d'un singe grâce à des électrodes reliées à un ordinateur. Le singe pense à une banane et elle apparaît sur l'écran !

Faut-il craindre ces progrès ? Tout, comme toujours, dépendra de leur utilisation. Ne perdons jamais de vue que la recherche doit s'orienter vers le bien-être de l'homme (réparation d'un déficit congénital ou d'un accident de la vie), non vers son aliénation.

La science n'est pas en soi morale, c'est l'utilisation qui en est faite qui, plus que jamais, lui conférera sa dimension éthique… ou inhumaine !

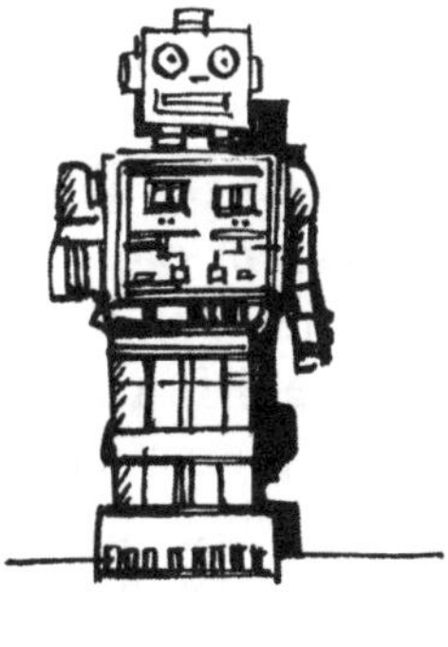

Hôpital

Faut-il supprimer des hôpitaux ?

En politique, il faut du courage ; sans systématiquement aller contre l'opinion publique, il est nécessaire parfois d'affirmer une opinion, voire d'imposer des réformes quand bien même elles seraient impopulaires.

L'art de gouverner n'est pas l'art de la démagogie. L'exemple le plus caractéristique est celui des hôpitaux en France. Pour beaucoup, nous avons le meilleur système de santé du monde : ceux-là mettent en avant l'excellence de nos hôpitaux, leur accessibilité et le haut niveau de formation de nos médecins. Je les soupçonne d'être soit complices, soit aveugles. L'hôpital, depuis des années, se dégrade et pour beaucoup devient dangereux.

Certes, nous avons sur le papier plus de trois mille hôpitaux et cliniques, trente par département, presque une structure tous les quinze kilomètres, sept cent mille lits, deux ou trois fois plus qu'en Angleterre ou qu'aux États-Unis, mais ces chiffres ne sont qu'illusion. Il y a une réalité incontournable : l'hôpital n'attire plus les jeunes médecins. Près de trois mille postes sont vacants faute de candidats, un tiers des postes y sont occupés par des étrangers dont les diplômes ne correspondent pas aux normes françaises. Il manque aussi tellement d'infirmières qu'il faut en faire venir de toute l'Europe, voire du monde entier. Et, aujourd'hui, il n'est pas rare que des services hospitaliers tournent avec des effectifs infirmiers si réduits que la sécurité des malades est loin d'être assurée.

La médecine elle-même a évolué ; il y a encore quelques années, il n'était pas rare que, pour l'ablation d'un rein cancéreux, le malade reste hospitalisé plus de deux semaines ; aujourd'hui, grâce à la chirurgie micro-invasive (la cœliochirurgie), il ne va rester hospitalisé que trois jours.

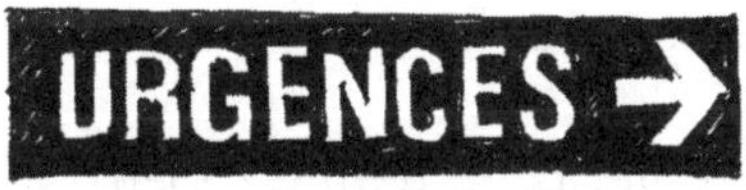

Lorsqu'un homme ou une femme fait un infarctus du myocarde, il est maintenant possible d'introduire en urgence une sonde dans les artères du cœur pour en dilater le rétrécissement, dissoudre le caillot, et d'y placer un matériel microscopique qui maintiendra l'artère perméable. Combien de patients ont été sauvés par cette nouvelle technique extraordinaire ! Si j'ai pris ces exemples, j'aurais pu en prendre d'autres qui ont changé l'évolution des maladies et la durée d'hospitalisation. Il est facile de comprendre que ces actes nécessitent des matériels sophistiqués, des équipes entraînées et des crédits importants.

Alors que, il y a quelques années, chacun s'accordait à penser qu'il était fondamental d'avoir un hôpital le plus près possible de chez soi, cette constatation est aujourd'hui obsolète et dangereuse. Certains petits hôpitaux sont devenus à risque ; ils ne sont plus capables d'accueillir les urgences ni de traiter certaines maladies selon les normes modernes. Certains hôpitaux situés dans des petites villes n'attirent plus les malades. Que dire d'un service de chirurgie de vingt-cinq lits dont seuls cinq sont occupés par de véritables malades, les autres lits n'hébergeant que des patients en attente de maison de convalescence ? Car s'il y a trop d'hôpitaux dits « aigus », il n'y a pas assez d'établissements de soins de suite ou de maisons de retraite.

Récemment encore, un scandale a eu lieu dans un petit hôpital. Des malades y ont été traités « différemment », avec des procédés anciens, par des chirurgiens non formés. Beaucoup sont morts. Une enquête est en cours.

Peut-on accepter cette réalité ? Deux solutions existent : soit mettre tous les hôpitaux aux normes actuelles, leur fournir des médecins expérimentés et des infirmières en quantité suffisante… L'idée est séduisante, mais absurde, car inaccessible et financièrement impossible. L'autre solution serait de transformer (ou de fermer) au moins un tiers des hôpitaux existants, de les transformer en structures d'hébergement pour personnes nécessitant des soins de suite ou plus simplement des personnes atteintes de maladies dégénératives (Alzheimer ou autres).

Les autres structures hospitalières regrouperont alors infirmières et médecins spécialistes autour d'un plateau technique moderne. Elles assureront non seulement les urgences, mais aussi les soins aigus quels qu'ils soient. Bien entendu, ces hôpitaux seraient plus éloignés les uns des autres qu'actuellement. Se posera alors le problème du « ramassage » des urgences.

Mais là n'est pas la difficulté : il faudra développer les SAMU, les SMUR et les autres véhicules de premiers soins au lieu que le patient gravement atteint ne vienne à l'hôpital par ses propres moyens, ou transporté par une ambulance peu ou pas médicalisée. On irait le chercher chez lui avec des véhicules modernes où les premiers soins pourraient débuter.

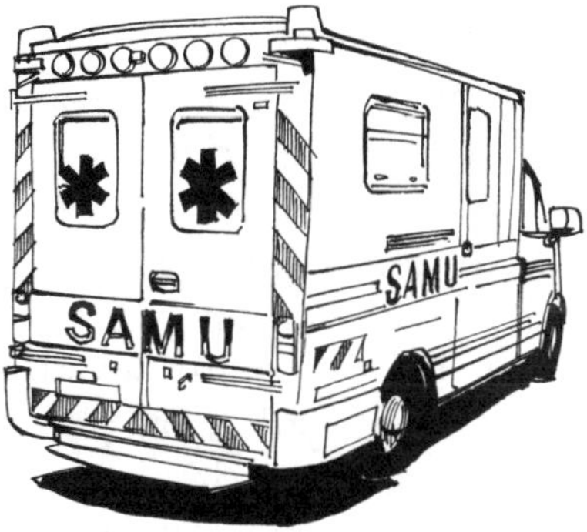

En diminuant du tiers le nombre des hôpitaux (ou en les transformant), les économies seraient extrêmement importantes ; n'oublions pas que l'hôpital pèse pour 50 % dans les dépenses de l'assurance-maladie. L'hôpital est en crise. Il existe maintenant une médecine à deux vitesses, non pas en rapport avec les revenus des patients, mais de façon plus perverse par l'existence de deux catégories d'hôpitaux : ceux qui sont bien équipés, tant en matériel qu'en personnel, et ceux qui, trop petits, sont dangereux car ne possédant ni matériel moderne ni équipe suffisante.

Mais la France est ainsi faite qu'elle déteste les réformes, et les Français s'imaginent toujours avoir le meilleur système de santé du monde. Vanité, mensonge, imprévision ? Tout est bon pour l'immobilisme, et les politiciens portent, eux aussi, de lourdes responsabilités : le simple mot de réforme les fait frémir.

Nous avons eu cependant une « immense » réforme : la création des « pôles » ; il s'agit d'un échelon supplémentaire, administrativo-médical. Les services sont associés, sans d'ailleurs qu'il y ait d'affinités entre eux, un directeur du pôle est nommé, il doit, avec l'administration, gérer la pénurie. L'idée des pôles aurait pu être séduisante s'il s'était agi de réunir des services complémentaires, gérant confortablement les hommes et les matériels.

Mais il n'y a ni hommes ni matériel, il n'y a que la pénurie à gérer. Il faut revoir cette réforme et rendre les pôles facultatifs et, surtout, après avoir réduit le nombre des hôpitaux, concentrer les plateaux techniques, drainer des crédits suffisants pour les moderniser. Nous aurons alors des hôpitaux dignes de ce nom. Nous entrons dans une nouvelle ère, celle de la rupture et de la vérité. D'immenses réformes ont déjà été entreprises – justice, fiscalité, Université –, n'ayons pas peur d'y ajouter celle, indispensable, de l'hôpital. Il en va de la santé des malades et de l'équilibre de la Sécurité sociale.

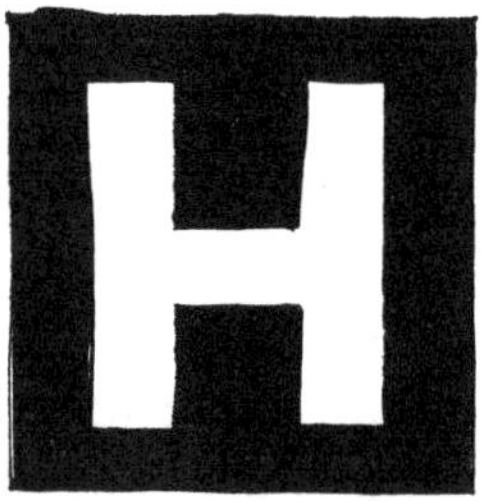

I

Illusion (humanitaire)

Dans le monde, aujourd'hui, des milliers d'hommes et de femmes méritent le qualificatif d'« humanitaires » : ils travaillent, soignent, construisent, le plus souvent bénévolement, pour le bien des oubliés, des terrorisés, des battus, des blessés par la folie d'autres hommes ou des victimes des catastrophes naturelles.

Beaucoup de ces humanitaires, regroupés au sein d'ONG anonymes ou reconnues, doivent forcer notre admiration, telle cette femme d'ambassadeur qui, au Cambodge, travaillait avec passion à la construction de béquilles pour les amputés, cette autre qui s'occupe des déshérités dans une ville d'Afrique, ravagée par les guerres et la famine. D'autres encore, tant d'autres regroupés au sein d'ONG ou isolément.

N'oublions pas non plus les volontaires qui, en France même, se donnent à fond pour soulager ceux qui souffrent ou qui n'ont simplement rien à manger.

Mais que dire des politiques qui accaparent l'humanitaire parce que le terme est plus respectable, pensent-ils, que celui d'idéologie ? Que dire de ces grandes organisations devenues pléthoriques qui détournent la générosité à des fins qui n'ont plus rien d'humanitaire ? Que dire de certains médias qui n'hésitent pas à travestir la vérité pour obtenir plus de publicité, plus d'audience… ?

Je voudrais dénoncer avec force ces complicités croisées qui finissent par construire un mur d'irréalité, d'idéalisation. La vérité s'en trouve métamorphosée, rien n'est véritablement faux, rien n'est pourtant complètement juste et chacun peut trouver son avantage aux dépens de la réalité. Ils bâtissent un idéal fait sur mesure, accessible à tous sans effort, sans engagement, un idéal « fast food » prêt à consommer, sans véritable passion et, plus grave, sans efficacité.

C'est ainsi que disparaissent dans les ravins de l'Histoire des milliers d'enfants victimes de certaines ONG qui ont perdu le sens de la réalité et qui ne pensent plus qu'à elles-mêmes, qu'à leur médiatisation.

Ils peuvent faire illusion, ils peuvent émouvoir les spectateurs que nous sommes, alors même qu'après l'extinction des lumières éphémères de l'actualité ces enfants disparaissent de la préoccupation de ces ONG.

Sans porter de jugement définitif sur ce qui s'est passé au Tchad, à la fin de 2007, cette ONG bardée de beaux sentiments a failli, semble-t-il, utiliser et la misère des enfants et la compassion de familles françaises pour, pendant un court instant, s'attirer une notoriété usurpée.

Enfants maquillés de faux pansements, « orphelins » vendus par leur famille à qui il était promis tant de merveilles, journalistes abusés ou simplement curieux en quête de sensationnel, c'est l'histoire lamentable qui semble s'étaler devant nous. Et quand la politique s'en mêle, le drame est décuplé et inacceptable.

Ne nous laissons pas abuser par l'illusion humanitaire, elle peut être la pire des impostures, elle nuit aux véritables ONG qui, dans le silence et l'abnégation, travaillent pour l'honneur du monde. Les unes, les véritables, sont la gloire de notre époque, les autres, les fausses, la honte de la médiatisation.

Impuissance

« La raison, c'est l'intelligence en exercice ; l'imagination, c'est l'intelligence en érection », écrivait Victor Hugo dans *Faits et croyances*.

De tout temps, et dans toutes les civilisations, la perspective de l'impuissance sexuelle a terrorisé l'homme, mais, à notre époque de la performance et du dopage, elle prend un tour encore plus aigu.

Dans la mythologie grecque déjà, le titan Cronos n'a-t-il pas blessé son père Ouranos au bas-ventre pour lui ravir la puissance et le pouvoir ?

Quant à la France du Moyen Âge, les sortilèges ayant pour dessein de provoquer l'impuissance d'un ennemi ne se comptent plus.

Parmi les meilleures recettes, on citera celles que recensent les traités de sorcellerie intitulés *Grand Albert* (dont la première rédaction date du XIIIe siècle et dont l'auteur pourrait être un moine dominicain, saint Albert le Grand) et *Petit Albert* (actualisation du précédent grimoire qui s'étendra sur des siècles, par strates successives). La compilation des deux ouvrages constituera l'un des *best-sellers* du XIXe siècle, largement diffusé par les colporteurs, l'équivalent du France-Loisirs de notre époque.

On y apprend comment nouer l'aiguillette, c'est-à-dire saboter le bon fonctionnement du phallus de son prochain : « Qu'on prenne le membre d'un loup nouvellement tué, qu'on aille à la porte de celui qu'on veut lier et qu'on l'appelle par son nom. Aussitôt qu'il aura répondu, on liera le membre [*celui du loup*] avec un lacet de fil blanc et le pauvre homme sera impuissant aussitôt », nous explique le précieux manuel.

Tout cela est bel et bon, mais comment la dénouer, cette fameuse aiguillette ?

Le traité du *Petit Albert* suggérait de manger un oiseau rôti, peut-être un pic-vert, assaisonné de sel béni ; ou encore d'inspirer la fumée de la dent brûlée d'un homme récemment décédé. Toujours selon les traités, le mari impuissant pouvait aussi, *in extremis* si l'on ose dire, uriner à travers l'anneau nuptial (ce qui lui permet en outre d'expérimenter ses capacités à la visée).

En toute franchise, je ne puis me prononcer de façon catégorique sur l'efficacité de ces méthodes. Je ne les ai jamais ni éprouvées, ni prescrites ; et je n'ai pu, à ce jour, dénicher à leur sujet de publications répondant aux critères contemporains d'administration de la preuve scientifique. Jusqu'à nouvel ordre, je réserverai mon avis sur leur pertinence.

Et qu'en est-il des « aphrodisiaques » ? Le terme semble être apparu au XVIIIe siècle, mais l'usage des substances date des temps immémoriaux.

Quelques lignes sur Aphrodite, déesse du mariage, de l'entente amoureuse, de la fécondité, mais aussi de la passion. Elle pourrait être fille de Zeus et Dionée, mais elle serait aussi, selon d'autres versions, une créature des flots qu'aurait fécondée le sang d'Ouranos, après avoir été (comme on l'a vu) mutilé au ventre par son fils Cronos.

De l'union d'Aphrodite et de son compagnon Héphaïstos (dieu du feu, comme son équivalent romain Vulcain, patron des forgerons) sont nés Éros (divinité du désir) et Antéros (qui serait, pour simplifier, le dieu des cocus).

Mais Aphrodite, femme du feu, était aussi chaude que la braise : elle a collectionné les aventures extraconjugales notamment avec Hermès, le beau parleur, et Poséidon, amant robuste, dont les énergiques assauts faisaient trembler jusqu'à la terre et provoquaient des tempêtes. Elle a également partagé la couche de Dionysos.

— J'étais pompette, aurait-elle dit dans une tentative d'autojustification un peu téléphonée, proférée dans l'urgence, devant le courroux d'Héphaïstos, qui en avait ras-le-soufflet des errances de l'infidèle Aphrodite.

Parmi les aphrodisiaques, je citerai l'éphédra, présente dans la pharmacopée chinoise antique. On ne s'étendra pas sur ce produit, dont est tirée l'éphédrine (médicament broncho-dilatateur et décongestionnant, indiqué notamment dans le traitement de l'asthme). Son usage au titre de l'automédication est extrêmement dangereux (risques d'hypertension et d'infarctus). D'ailleurs, les sportifs utilisent l'éphédrine à tire-larigot comme produit dopant, ce qui n'est jamais bon signe. On notera encore que Gengis Khan avait recours à l'éphédra en infusion pour se tenir bien éveillé lors de ses campagnes. Cela n'est guère étonnant car l'éphédrine stimule la production d'adrénaline ; mais, que l'on sache, la vie personnelle du père de la nation mongole n'a jamais été érigée en modèle d'humanisme, non plus que de sexualité épanouie.

Les Égyptiens auraient utilisé des feuilles de paliure (arbuste épineux, à partir duquel aurait été tressée la couronne de Jésus lors de la crucifixion) mélangées à du mimosa, et aussi de la cardamome, dont Cléopâtre parfumait sa modeste demeure lors de ses rendez-vous avec Marc Antoine.

La mouche cantharide a été employée par les Grecs comme par les Romains. Son efficacité tonique n'est remise en cause par personne. Seul problème, la cantharidine qu'elle renferme peut provoquer le priapisme. La mouche cantharide utilise d'ailleurs cette sécrétion pour éloigner les prédateurs de ses œufs.

Le chocolat, quant à lui, comprend des substances à la fois toniques (la théobromine) et relaxantes (il stimulerait la sécrétion par le cerveau d'un neurotransmetteur, l'anandamide, qui produit elle-même des sensations semblables à celles du cannabis). Le chocolat pourrait donc favoriser la désinhibition des sens… à condition d'en absorber plusieurs kilos, ce qui est déconseillé à court terme (pour l'accomplissement de l'acte en lui-même) et à plus long terme (pour d'évidentes considérations d'équilibre alimentaire).

Le caviar est recommandé comme stimulant sexuel par le *Kama-sutra*. Catherine de Russie y avait recours fréquemment. La fin justifie les moyens.

Enfin, le recours à certains aphrodisiaques a des effets scientifiquement démontrés, non pas sur la vigueur de l'accouplement des êtres humains, mais sur l'extinction des populations animales : le tigre exterminé pour son pénis ou le rhinocéros pour sa corne.

Pour en venir aux traitements scientifiques, commençons par compulser quelques archives de l'ère moderne.

À la toute fin du XIXe siècle, le docteur Narodetzki (dans un ouvrage maintes fois réédité, intitulé *La Médecine végétale illustrée*) donne de l'impuissance une analyse parfois savoureuse, mais dans laquelle tout n'est pas faux :

« L'impuissance constitue l'incapacité de pratiquer l'acte vénérien, soit par l'absence de désir, soit par impossibilité de l'érection. L'impuissance, dont tout homme tôt ou tard est presque fatalement atteint, peut être due à un nombre pour ainsi dire incalculable de causes. Toutes les lésions de l'appareil de l'érection peuvent conduire à l'impuissance, tels les rétrécissements de l'urètre, les blennorrhées ou gouttes militaires, les orchites chroniques, les varicocèles, etc. ; le caprice, l'imagination, l'amour-propre, la timidité surtout, les influences morales vives, peuvent produire l'impuissance d'une façon qui varie avec chaque sujet. Toutes les causes qui agissent sur la partie du système nerveux central, sous la dépendance duquel se trouvent les organes génitaux, peuvent empêcher l'érection et déterminer l'impuissance. Aussi comprend-on comment l'*anémie*, la *congestion*, l'*hémorragie*, l'*inflammation*, et les différentes affections organiques de certaines parties du cerveau sont suivies d'impuissance. Les maladies de la moelle, les maladies chroniques, telles que la *Polyurie*, le *Diabète sucré*, occasionnent aussi l'impuissance, parce qu'elles jettent à la longue le malade dans un état d'anémie et de cachexie profond. La *spermatorrhée* ou *pertes séminales*, produite presque toujours par l'abus de masturbation dans l'enfance et la jeunesse, et par des excès prématurés, amène rapidement et fatalement l'impuissance ; il en est de même de l'abus de l'alcool. »

Autant ce médecin semble ratisser large et demeurer circonspect dans le diagnostic, autant il manifeste des convictions bien ancrées dans un certain nombre de traitements : « L'impuissance disparaît en quelques semaines par la *Vigoline Kal* qui est le meilleur régénérateur du système nerveux, souverain contre l'impuissance et tout affaiblissement prématuré, quelle que soit la cause. Sans phosphore ni cantharide, la *Vigoline Kal* est absolument végétale et constitue un traitement sans aucun danger pour la santé, pour faire disparaître l'impuissance. Avec la *Vigoline*, il faut prendre le *Triogène For*, qui est le tonique idéal, indispensable pour augmenter l'efficacité du traitement.

« Comme auxiliaires très utiles au traitement, nous conseillons les aliments suivants : le poisson de mer, les coquillages, les huîtres, les champignons, les truffes ; comme condiments : le poivre, le gingembre, la cannelle, le macis, la muscade, le piment, les vins, les liqueurs ; les boissons alcooliques sont recommandées, mais en quantité modérée. Le repos cérébral et les distractions sont très recommandés. Les douches froides ou les lotions froides sur le périnée sont très utiles. »

Le docteur Narodetzki aurait-il détenu des actions dans les laboratoires fabriquant la *Vigoline* ?

Plus sérieusement, s'il est un domaine dans lequel les progrès ont été significatifs au XXe siècle, c'est bien celui de l'impuissance. Le phénomène pourrait atteindre un tiers des hommes de plus de quarante ans en Occident. Les statistiques sont à manier avec précaution pour d'évidentes raisons de « sous-déclaration » (et selon que l'on se place du point de vue de la « panne » temporaire ou de la faiblesse plus ou moins récurrente). Les études portant sur les hommes de dix-huit ans donnent une estimation de 11 à 18 % (enquête Sofres de 1994).

Dès le début des années 1980, le docteur Ronald Virag (qui n'a rien à voir avec le Viagra, bien que cette molécule soit l'acronyme de son nom) a testé avec succès le procédé des micro-injections de papavérine dans les corps caverneux de la verge. Quelques années plus tard, c'est au tour de la prostaglandine (qui est par ailleurs sécrétée par les vésicules séminales, deux glandes débouchant dans la prostate) d'être commercialisée sous la même forme. La prostaglandine présente moins de risques d'effets secondaires que la papavérine (comme l'érection prolongée au-delà des deux heures « réglementaires »).

Les injections intra-caverneuses de ces produits connaissent un large engouement qui culmine dans les années 1990 malgré l'inconfort (plus relatif qu'on ne l'imagine) de leurs conditions d'utilisation.

Puis arrive le citrate de sildénafil, plus connu sous son nom commercial de Viagra. Cette molécule a été découverte et développée par la firme Pfizer.

À l'origine, elle était conçue pour traiter l'hypertension artérielle. Les expérimentations sur l'homme n'ont pas atteint les espérances des chercheurs. Si les résultats en termes d'hypertension n'ont pas été à la hauteur, certains cobayes testés le sont devenus (à la hauteur)… sexuellement parlant : lors de la phase expérimentale, l'antihypertenseur supposé a provoqué chez un nombre significatif de patients des érections inattendues (et pour certains, inespérées). Depuis, bien sûr, d'autres médicaments sont arrivés sur le marché, comme le Cialis…

Découvert en 1996, le Viagra a été commercialisé aux États-Unis à partir de 1998 et l'année suivante en France.

Lorsque les laboratoires Pfizer ont programmé la fabrication du Viagra en France, j'ai fait tout ce qui était en mon pouvoir pour que la production ait lieu dans l'usine que possède Pfizer à Amboise, ville dont j'étais alors le maire. La firme a procédé à une extension de son site local et les chaînes de fabrication du Viagra ont rapidement démarré.

Quelque temps plus tard, à l'occasion d'un 1er avril, nous avons décidé de monter un gentil canular et fait publier par le quotidien local une « brève », selon laquelle une certaine quantité de Viagra avait été déversée accidentellement dans la Loire.

Dans la mémoire collective des Amboisiens et Amboisiennes (ou, pour votre gouverne, Ambaciens et Ambaciennes), il est inscrit que les rives du fleuve ont connu pendant quelques jours une inhabituelle affluence de promeneurs munis de récipients à emplir.

Nous avons vu, avec la rivalité entre Cronos et son père Ouranos, que l'impuissance était affaire de pouvoir. Quelle meilleure illustration de cet état de fait que cette fable commise en 1975 par le diplomate et écrivain Romain Gary, et intitulée : *Au-delà de cette limite, votre ticket n'est plus valable*. Le double lauréat du prix Goncourt y raconte les affres d'un homme dans la force de l'âge (cinquante-neuf ans) et, en apparence, au faîte de sa puissance financière, dont la compagne est une jeune et resplendissante Brésilienne, prénommée Laura.

Toutes choses, autour de ce puissant homme, semblent s'effondrer. Les lubies d'un rival historique, un milliardaire américain, sujet lui aussi aux mêmes défaillances, qui souhaite engager à ses frais de colossaux travaux de redressement de la tour de Pise (tout un symbole), le confortent dans sa conviction que tout est foutu. Gary narre les mésaventures de son personnage Jacques Rainier sur un ton à la fois humoristique et désabusé :

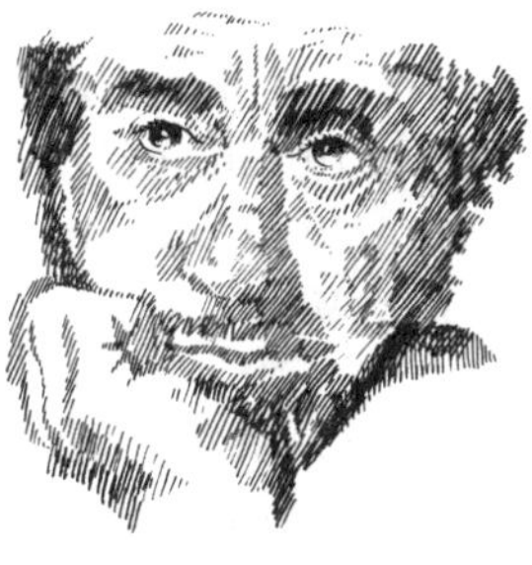

« Si j'avais affaire à une partenaire un peu compliquée, les choses prenaient un aspect gymnastique dont je ne me serais pas aperçu auparavant et me posaient des problèmes de souffle et de résistance musculaire plus que de vigueur sexuelle. Je m'en étais rendu compte pour la première fois avec une amie qui ne pouvait se passer à la fois de pénétration et de caresse manuelle. Je devais me pencher en avant, à genoux derrière Aline, tendant le bras, ce qui diminuait la portée de ma présence en elle, situation d'autant plus délicate qu'il lui était agréable, au même moment, de bénéficier d'un pincement continu aux tétons juste au bord de la douleur, ainsi qu'elle me l'avait indiqué avant d'aller sur le terrain, cependant que son agitation extrême, ardente, désordonnée, me forçait à la retenir en passant un bras autour de sa taille afin de contrôler les soubresauts et les écarts excessifs qui menaçaient à tout moment de me jeter dehors. Je me trouvais manquant de membres : il m'aurait fallu quatre bras pour mener à bien mon affaire. [...] Ce fut seulement après ma première rencontre avec Laura que je m'aperçus vraiment de mon déclin. Pour la première fois dans ma vie d'homme, je m'observais plus dans l'étreinte que je ne m'oubliais, et *me* sentais au lieu de sentir. Pour la première fois aussi se posaient pour moi les soucis odieux de dureté et d'ampleur et il me fallait m'assurer d'un mouvement furtif de la main que j'étais "prêt". Sans doute en était-il ainsi depuis un certain temps déjà, mais je ne m'en préoccupais guère. Lorsque je m'en apercevais, mon manque d'ardeur me semblait dû au manque d'amour. Je le mettais au compte de l'insignifiance. Je me disais que les rapports avec les femmes devenaient moins anonymes, qu'ils se personnalisaient davantage, qu'ils s'accommodaient mal de l'absence d'authenticité, de la pauvreté affective. Mais dans les bras de Laura, il n'y avait pas d'illusion possible. Jamais je n'avais aimé avec un don aussi total de moi-même.

« [...] La vie s'était montrée capable enfin de génie à mon égard lorsqu'elle m'avait fait rencontrer Laura, mais ce fut seulement dans un moment de cruauté. Ce n'est pas que mon corps automnal refusât de servir, mais il me parlait de plus en plus de moi-même et de moins en moins de Laura. »

Le personnage envisage toutes les solutions pour enrayer son « déclin » : il visite même les sex-shops new-yorkais, convoque dans ses rapports intimes le fantasme de jeunes hommes vigoureux qui viendraient l'épauler dans la satisfaction de sa belle épouse.

Puis il a recours à un vieux médecin qui lui demande, philosophe :

« Quelles sont vos capacités actuelles ?

— Une ou deux fois par semaine… Avec tranquillité d'esprit. Au-delà…

— Au-delà ?

— C'est l'inconnu

— Vous avez eu des échecs ?

— Non… pas vraiment. Mais je ne suis plus le même… Je devrais dire plutôt : je ne suis plus moi-même. Un sentiment de… de dépossession.

— L'impression que le monde vous échappe…

— Exactement.

— Encore faudrait-il savoir ce que vous entendez par monde et de quelles… richesses il s'agit, lorsque vous parlez de dépossession…

— Une femme qu'on aime.

— Ah ! […] Une femme qu'on aime, oui, bien sûr… Mais on aime parfois une femme… fâcheusement, comme un titre de possession de monde. Un violon de puissance dont on tire des accords grisants… Vous vous observez beaucoup, naturellement ?

— Tout le temps, cela devient obsessionnel. Il m'est de plus en plus difficile de m'oublier. Lorsqu'on sait que l'on aime pour la dernière fois et que c'est peut-être aussi la première… Je ne sais même pas si c'est une appréhension de dessaisissement sexuel ou un pressentiment plus…

— … plus mortel.

— Si vous voulez. Je vis avec le pressentiment obscur de la fin du monde et comme je ne crois pas que le monde va finir [...].

— Vous voulez échapper à l'impuissance sexuelle – à l'impuissance tout court – et vous sollicitez la mort pour vous épargner ça. C'est un tralala favori de la vie. La *fiesta brava*. Le taureau épuisé rêve de l'estocade, baisse la tête et sollicite le coup de grâce. »

Ah, si Gary et son personnage avaient connu le Viagra ou le Cialis ! Que d'interrogations métaphysiques aurait-il évitées !

Le romancier s'est d'ailleurs donné la mort en 1980, à l'âge de soixante-quatre ans, un an après le suicide de sa compagne, l'actrice américaine Jean Seberg. Et hanté par le sentiment de son propre vieillissement.

Voir : Priapisme.

Intelligence

L'intelligence est-elle transmissible ? Peut-être le sera-t-elle un jour grâce à la numérisation informatique : des expériences sont déjà en cours dans les équipes de chercheurs en neurologie pour tenter d'enregistrer la mémoire contenue dans le cerveau, comme l'on aspirerait les données contenues dans le disque dur d'un ordinateur. On pourrait alors imaginer de réimplanter ces données dans le cerveau d'un autre individu (et au passage, on créerait ainsi une nouvelle chimère : un être humain possédant la mémoire d'un autre). Quelle horreur !

Plus immédiatement, on peut aussi se pencher sur l'histoire des grands esprits en rappelant deux exemples : celui des Curie et celui des « bébés-Nobel ».

Marie Curie (1867-1934) a reçu deux prix Nobel : le premier (1903) en physique, en compagnie de son mari Pierre et d'Henri Becquerel, pour leurs travaux sur la radioactivité ; le second (1911) en chimie pour sa description chimique des éléments radium et polonium.

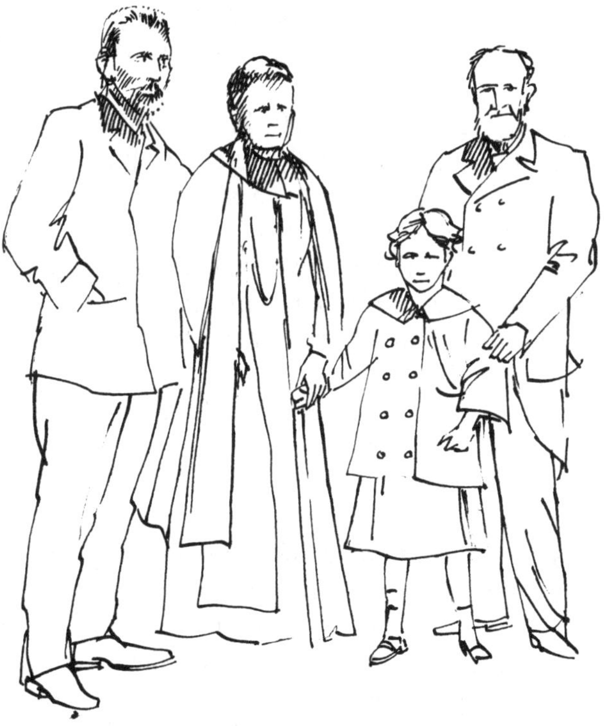

Pierre, prix Nobel 1903 — Marie, prix Nobel 1903 et 1911 — Irène, prix Nobel 1935 — Dr Curie, père de Pierre

En 1935, Irène, fille de Marie et de Pierre, obtient le prix Nobel de chimie pour la découverte de la radioactivité artificielle, en compagnie de son mari Frédéric Joliot.

Certes, Irène s'est formée auprès de sa mère et Frédéric Joliot a été préparateur particulier de Marie Curie.

L'exemple des Curie peut à la fois démontrer qu'il y a dans les familles une prédisposition à la transmission de l'intelligence, mais que le milieu a également son influence. C'est aujourd'hui toute la discussion entre l'inné et l'acquis. Pour beaucoup, l'acquis ne fait que permettre à l'inné de s'exprimer.

Je souhaiterais aussi parler du cas des « bébés-Nobel ».

Au début des années 1980, le milliardaire californien Robert Graham a décidé de créer une banque du sperme destinée à conserver la semence des lauréats de prix Nobel qui voudraient bien se prêter à l'expérience. Son dessein était ouvertement eugéniste. Dans son livre publié en 1971, *The Future of Man*, il défendait déjà l'idée d'améliorer l'espèce humaine par la sélection des intelligences.

Dans sa phase de collecte, la fondation, baptisée Repository for Germinal Choice (ce que l'on pourrait traduire par « Dépôt pour le choix des cellules souches »), n'a pas rencontré le succès escompté ; les lauréats se sont en majorité opposés au projet, par principe et par peur du ridicule. Quelques-uns apporteront leur « contribution », dont William Bradord Shockley, prix Nobel de physique 1956, l'un des inventeurs du transistor.

Vingt ans plus tard, le journaliste américain Daniel Plotz a mené une longue enquête sur ce projet. Il en a publié les résultats dans un livre paru en 2005,

The Genius Factory : Unraveling the Mystery of the Nobel Prize Sperm Bank.

On y découvre tout d'abord que Graham, déçu de ne pas trouver de donneurs dans la population qu'il avait ciblée, s'est tourné vers de jeunes scientifiques brillants, des artistes mais aussi vers des sportifs de haut niveau (dont un médaillé olympique) et des entrepreneurs à succès.

Le milliardaire sélectionnait aussi les « mères-receveuses », dont il exigeait, entre autres, un quotient intellectuel élevé. Elles avaient la faculté de choisir non pas l'identité mais le type de donneur (intellectuel, sportif, businessman…) et d'obtenir quelques indications sur ses caractéristiques physiques et mentales. Près de deux cents enfants sont nés grâce à une telle insémination entre 1980 et 1999 (deux ans après la mort de Robert Graham).

Toutes les familles ont souhaité garder l'anonymat, sauf une. Celle de Doron Blake, né en 1982, jeune surdoué qui était exhibé sur des dizaines de plateaux de télévision et dans d'innombrables reportages dans le monde anglo-saxon et au Japon. L'enfant est certes précoce (un QI d'au moins 180, il n'a pas terminé le test qu'il trouvait « ennuyeux »). Il est aussi timide et présente un léger bégaiement, mais il affiche un certain scepticisme sur la démarche qui a conduit à sa conception.

« C'était une idée tordue que de vouloir fabriquer des génies, explique le garçon. Le fait d'avoir un QI élevé ne fait pas de moi une bonne personne, ou une personne heureuse. Les gens s'attendent à ce que j'aie toutes ces réalisations derrière moi, alors que je n'ai rien fait de spécial. Je ne crois pas que le fait d'être intelligent est ce qui définit la personne. Ce qui produit une personne, c'est le fait de naître dans une famille où on sera entouré d'amour, sans subir de pressions de la part de ses parents. Si j'étais né avec un QI de 100 au lieu de 180, j'aurais pu faire les mêmes choses dans ma vie. Ce que j'apprécie le plus chez moi, ce n'est pas mon intelligence mais la capacité d'aimer les autres et de travailler à rendre leur vie meilleure. Je ne pense pas que l'on puisse engendrer des êtres bons par sélection génétique. »

Daniel Plotz a retrouvé quinze autres de ces enfants. La plupart d'entre eux ont réussi de bonnes études. Comme beaucoup d'enfants désirés, choyés et entourés par des parents surmotivés quant à l'éducation et l'instruction de leur enfant…

Même si, en l'espèce, l'expérience s'est révélée indolore, comment ne pas penser aux préconisations de Platon sur la sélection des meilleurs, ou aux terrifiants « haras humains » de l'ère nazie ?

Voir : Eugénisme.

Internet (et autodiagnostic…)

« Monsieur le Professeur, je viens vous voir parce que j'ai un cancer de la prostate. J'ai vérifié sur Internet. Tous les éléments concordent. »

Combien de fois ai-je entendu cette remarque, émanant de patients pétrissant fébrilement d'épaisses liasses de documents surlignés !

Le phénomène de l'autodiagnostic n'est pas nouveau. La vogue des encyclopédies et autres ouvrages de vulgarisation médicale avait amorcé le mouvement, mais le développement des sites internet consacrés à la santé a considérablement amplifié la tendance. Car, en quelques clics, les internautes peuvent non seulement multiplier les sources d'information, mais aussi consulter des témoignages de patients et de leurs proches ou encore échanger impressions et conseils sur les forums de discussion. Certains patients s'aventurent sur les sites professionnels médicaux ; d'autres relèvent les références des équipements, que, par souci de transparence, certains services hospitaliers mentionnent sur leurs pages d'information, puis ils vont en vérifier les caractéristiques et performances (dont l'interprétation nécessite un minimum de connaissances en physique appliquée) sur les serveurs des fabricants !

Les médecins généralistes ont été les premiers à être confrontés à ces patients surinformés, mais les spécialistes ne sont plus épargnés. Un confrère et ami chirurgien m'a raconté cette anecdote : un jour du printemps 2003, un de ses patients est venu le consulter en brandissant un article glané sur un Internet.

« Voilà l'opération dont j'ai besoin », a-t-il décrété en lui glissant le texte sous les yeux.

La dépêche décrivait une intervention extrêmement pointue, pratiquée quelques semaines plus tôt en Italie par une équipe de l'hôpital San Matteo de Pavie. L'équipe, associant un chirurgien et un physicien, avait procédé à l'extraction du foie d'un patient atteint de métastases. L'organe avait ensuite été transporté hors du bloc, traité à l'aide d'une solution à base d'acides aminés, puis irradié pendant onze minutes avant d'être réimplanté dans le corps du patient.

Le recours à cette méthode de radiothérapie extracorporelle permet effectivement de traiter le foie sans risquer d'altérer les tissus environnants, mais il soulève des risques de complications dont la liste nécessiterait l'élaboration d'un traité de plusieurs tomes. Il s'agissait à l'époque d'un processus expérimental, dont on n'a plus beaucoup entendu parler depuis. Mais pour ce patient, dont je comprends l'angoisse légitime, il ne faisait aucun doute que l'intervention était, d'une part, adaptée à son cas et, d'autre part, réalisable dans les plus brefs délais, en Italie ou ailleurs.

Les patients motivés sont d'ailleurs capables de dénicher des informations parfaitement pertinentes, mais il leur faudrait prendre conscience que certains serveurs destinés au grand public recèlent les pires inepties, dispensées par des escrocs les plus noirs. Si le « profane » avait la faculté de hiérarchiser les données et de distinguer les vérités des divagations farfelues, à quoi serviraient les douze années d'études infligées aux étudiants en médecine ?

Face à ces patients « surinformés », la discussion qui s'engage prend parfois un aspect surréaliste. Mais soyons positifs : la diffusion à grande échelle de l'information médicale contraint les praticiens à argumenter et à justifier leurs diagnostics, à améliorer toujours et encore la qualité des informations fournies aux patients, ce que leur imposent d'ores et déjà la déontologie – « J'informerai les patients des décisions envisagées, de leurs raisons et de leurs conséquences. Je ne tromperai jamais leur confiance et n'exploiterai pas le pouvoir hérité des circonstances pour forcer les consciences », précise le serment d'Hippocrate dans sa version moderne – ainsi que la loi.

Cette évolution comporte certes de menus inconvénients : il arrive que les patients viennent littéralement « faire leur marché » en exigeant que leur soient administrés des traitements dont l'efficacité n'a pas été prouvée selon les critères scientifiques académiques. Et il n'est pas rare que les malades, au sortir des consultations, se précipitent sur Internet pour décortiquer la prescription qui leur a été délivrée. Certains nous rappellent pour vérifier ou contester la pertinence des choix.

Le patient-consommateur entend désormais bénéficier d'un service après-vente.

J

Jenner, Edward

(1749-1823)

C'est à ce médecin anglais que l'on doit une avancée considérable du principe de la vaccination. Certes, la médecine chinoise connaissait le principe de l'inoculation de la variole (à partir de pus prélevé sur des individus sujets à une forme modérée de la maladie) comme facteur d'immunisation. Les Turcs en avaient aussi connaissance. L'introduction de ce que l'on n'appelait pas encore le vaccin s'effectuait par dépôt de pus sur la muqueuse nasale ou par injection.

En 1796, Jenner décide d'inoculer à un enfant le virus de la vaccine, la variole des vaches, transmise par les pis lors de la traite. La vaccine était réputée peu dangereuse pour l'homme (une faible fièvre) et censée protéger de la « petite vérole » ceux qui en

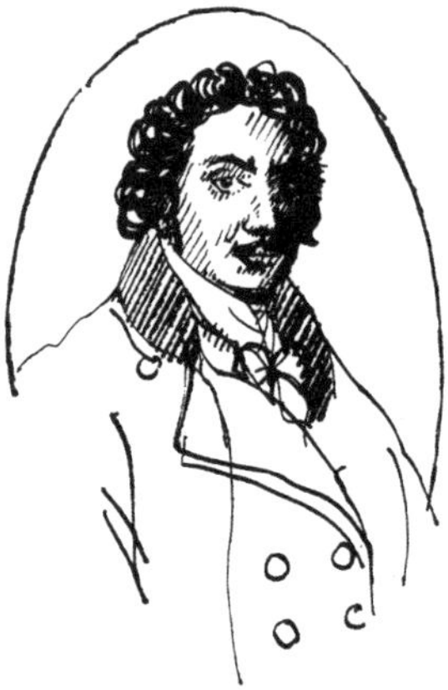

avaient été atteints. Jenner utilise le procédé de la scarification (dépôt de pus après incision de la peau). L'opération est couronnée de succès. L'enfant contracte la variole des vaches, mais ne développe pas sa forme humaine, lorsque Jenner la lui inocule quelque temps plus tard.

Le terme de « vaccination » n'apparaîtra qu'un siècle plus tard, sous la plume de Louis Pasteur, qui la définit comme l'utilisation « des virus affaiblis ayant le caractère propre au vaccin jennérien de ne jamais tuer, de donner une maladie bénigne qui préserve de la maladie mortelle ».

Depuis quelques années, la variole a disparu de la surface de la terre, éradiquée par la vaccination… Au point qu'il n'est plus même nécessaire de se faire vacciner !

Judiciarisation (de la médecine)

Il n'est plus rare, de nos jours, que certains malades, conseillés ou non par des avocats spécialisés, se retournent contre un médecin ou contre un hôpital, non parce qu'ils auraient été mal soignés (ce qui est naturel, pour peu que la plainte soit sincère)... mais parce qu'on les a sauvés !

Aux États-Unis, nous savons que le travers est pris depuis longtemps, puisqu'il existe déjà des procès pour... euthanasie tardive ! Voyez cet exemple récent. Une femme de quatre-vingt-trois ans a signé, de son plein gré, un document où elle ordonne, qu'en cas d'accident, elle ne soit pas réanimée. Elle veut, dit-elle, mourir dans la dignité, et ne pas courir le risque d'une réanimation qui, à son âge, pourrait la laisser impotente. Quelque temps plus tard, à l'occasion d'un banal examen radiographique, elle fait une allergie au produit injecté et son cœur s'arrête de battre. Le radiologue n'écoutant que son devoir fait un massage cardiaque ; le cœur repart et la patiente est transférée en réanimation pour vingt-quatre heures. D'où elle sort vivante, sans la moindre séquelle, et en bonne santé. Bonne nouvelle, direz-vous. Eh bien, pas pour tout le monde. Six mois après que sa mère a repris une vie normale, sa fille attaque le médecin au motif qu'il a réanimé sa mère, alors qu'elle avait expressément demandé qu'on ne le fasse pas ! Mieux : la procédure a recueilli l'assentiment de la vieille dame.

Heureusement, la mère et la fille ont perdu le procès. Mais on imagine sans mal ce qui se serait passé si le médecin avait été condamné à payer les indemnités exorbitantes réclamées par les plaignantes : une jurisprudence aurait vu le jour, dissuadant de porter secours à une personne âgée ! Et accessoirement, la « survivante » malgré elle et sa fille se seraient partagé l'indigne magot…

Voilà bien les Américains, serions-nous tentés de conclure… Toujours excessifs et jamais en retard d'une innovation, la meilleure comme la pire. Mais savez-vous qu'en France certaines sectes religieuses intentent depuis longtemps des procès aux médecins pour les punir de ne pas laisser mourir des jeunes gens qui n'ont rien de grabataires en fin de vie ?

Qui ne se souvient du *Choix de Sophie*, ce roman poignant de William Styron retraçant l'histoire vraie de cette mère, déportée dans un camp de concentration, et que les SS veulent contraindre à l'indicible : nommer celui de ses deux enfants qu'elle préfère voir tuer.

Ce choix impossible, aucun SS n'est heureusement plus là pour l'imposer à une mère. Mais dans la France républicaine et démocratique d'aujourd'hui, sait-on que certains médecins sont parfois confrontés à de pareils dilemmes sous la pression des tribunaux ? Certes, ce ne sont plus les coups et les balles qui sanctionnent leur éventuel refus de s'y soumettre, mais seulement des amendes, ce qui ne saurait se comparer.

Retenons bien, pourtant, l'histoire suivante, archétypique d'une société où la loi entreprend de se mêler, fût-ce au nom de la Liberté, dc régenter non plus seulement la vie – ce qui est la fonction première de toute loi – mais d'ordonnancer la mort.

Cette mort promise, une jeune mère y a échappé, récemment, grâce à l'intervention d'un médecin. Mais l'hôpital qui l'a sauvée a été condamné pour cela !

Pendant son accouchement, cette femme de vingt-quatre ans a déclenché une hémorragie gravissime. Après avoir tout essayé, son médecin a décidé, en son âme et conscience, de la transfuser. Du sang d'un autre pour ne pas mourir ? Voilà qui est devenu naturel pour tout le monde, sauf pour les Témoins de Jéhovah... Or la jeune femme était, justement, témoin de Jéhovah ! Elle avait donc décidé de mourir et de laisser mourir sa fille, bien qu'un acte simple les eût sauvées – ce qui était, qu'on le veuille ou non, un suicide.

Fallait-il donc que le médecin, assis à ses côtés, assiste sans rien faire à la mort lente de cette jeune maman et de sa fille ?

Fallait-il qu'il lui prenne le pouls et attende que son cœur s'éteigne doucement ? Puis, la mort constatée, qu'il prévienne la famille : « Votre femme, votre fille sont mortes. J'aurais pu les sauver par un simple geste ; elle a refusé. Mais vous savez, je l'ai aidée. Je lui ai parlé jusqu'à ce qu'elle s'éteigne... »

Bien entendu, il se serait sans doute trouvé un ami, un proche, un cousin, non affilié aux Témoins de Jéhovah, pour porter plainte contre le médecin, assurément coupable de non-assistance à personne en danger... Le médecin aurait été condamné à une forte amende, sans doute à une interdiction d'exercer, et peut-être même à la prison. Le tollé médiatique aurait été bruyant à juste titre, accusant le médecin d'un crime odieux. Le médecin l'a donc transfusée.

On peut naturellement, se poser *a posteriori* quelques questions. La jeune femme, certes, a été sauvée contre son gré, mais la voici vivante, bien portante, elle comme son bébé. Pourquoi, alors, a-t-elle attaqué l'hôpital et non pas le médecin qui a pris la décision de ne pas la laisser mourir ? N'y a-t-il pas, sous couvert de réparer une atteinte à la liberté de conscience, la volonté moins reluisante de récupérer une somme d'argent aussi rondelette qu'utile pour « la cause » ? Tout, ainsi, se réconcilierait finalement : la reconnaissance de cette femme pour le médecin qui l'a sauvée et sa volonté, en n'attaquant que l'hôpital, de faire payer l'État !

En première instance, l'hôpital a été condamné ; en appel, il a été relaxé. Tant mieux… Mais voici un cas d'école qui pose deux des problèmes majeurs du métier de médecin : le droit des malades et le devoir des soignants. Le droit des malades est intangible : personne, même le plus grand médecin, ne doit traiter ou opérer son patient sans son accord, sans son avis éclairé. Imagine-t-on aujourd'hui un malade « subissant » un traitement sans en avoir été informé ? Envisagerait-on le plus petit essai thérapeutique qui n'aurait pas reçu l'aval du patient ? La liberté, rien que la liberté, nous sommes tous d'accord.

Oui, mais… Et, à ce « mais », j'entends déjà les censeurs murmurer qu'on ne transige pas avec la liberté. Soit ! Mais reconnaissons alors qu'une loi, quelle qu'elle soit, puisse être parfois inapplicable, sauf à commettre de véritables crimes contre l'homme.

Que doit faire un médecin quand, aux urgences de l'hôpital, un adolescent est transporté dans le coma ? Il a tenté de se suicider, non sans avoir pris soin de laisser, bien en évidence, une lettre dans laquelle il dit vouloir en finir avec la vie. Faut-il que ce médecin assiste, impavide, à la mort programmée de ce jeune homme sans tenter la plus élémentaire des réanimations qui aura toutes les chances de le ramener à la vie ? Combien de médecins, alors, devront-ils risquer les tribunaux ? Des centaines ? Des milliers ?

Écoutons ceux qui nous demandent de mourir, et s'ils ne peuvent se tuer eux-mêmes, faisons une loi qui nous permette de leur tendre la ciguë d'une main charitable : voilà, en substance, l'argument des partisans de l'euthanasie. Dès lors que des textes organiseront des formes légales de mort provoquée, imagine-t-on la pression morale qui entourera les familles qui, elles, refusent cette perspective ?

On ne parle, après tout, que de ceux qui veulent mourir, et qu'un acharnement coupable maintiendrait indûment parmi nous. Mais ceux dont les familles ont décidé que, quel que soit l'état de leur proche, il continuerait à vivre parmi elles ?

Fin 2003, *Le Monde* a consacré une page entière au cas de Jean-Pierre Adams, cet ancien joueur de l'équipe de France de football (l'un des piliers, avec Marius Trésor, de la fameuse « garde noire » des années 1970) : dans le coma depuis 1982 à la suite d'un accident d'anesthésie – vous avez bien lu : 1982 ! –, Jean-Pierre Adams ne bouge plus, ne se souvient plus, n'entend plus. Officiellement du moins. Car sa femme, Bernadette, elle, a choisi de faire comme s'il était conscient. Et ses enfants avec elle. Et ses anciens copains. Et tous ceux qui, à la première occasion, viennent lui raconter leur journée. Dérisoire ? Peut-être. Mais allez leur dire qu'ils feraient mieux de lui injecter du chlorure de potassium… Bien sûr, vous ne leur direz pas. Mais si une loi encadrant l'acharnement thérapeutique était votée, une loi qui se garderait, bien sûr, d'imposer quoi que ce soit, croit-on que la femme et les enfants de Jean-Pierre Adams ne la prendraient pas en pleine figure ? « Comme vous êtes admirables ! Mais ne seriez-vous pas, tout de même, des militants de l'inutile ? Voyez la mère de Vincent Humbert. Elle aimait son fils, elle aussi. Mais elle, au moins, est allée au bout de son amour… »

La liberté, décidément, ne doit pas être à sens unique. Moi-même qui, je le répète, aurais sans doute fait, dans des circonstances analogues, ce qu'a fait la mère de Vincent Humbert, comment me sentirais-je le droit d'influer, même indirectement, sur la volonté d'une famille ? À la mère de Vincent, comme à la femme de Jean-Pierre, nous n'avons aucun conseil à donner. La loi doit se borner à défendre la vie, en toutes circonstances, quitte à ne pas s'appliquer, au cas par cas. Mais le médecin, l'ami, le proche, n'a qu'un droit : celui de respecter l'engagement des familles au service de l'être qu'il a décidé d'aider. À leur façon. En le faisant vivre ou en le laissant mourir.

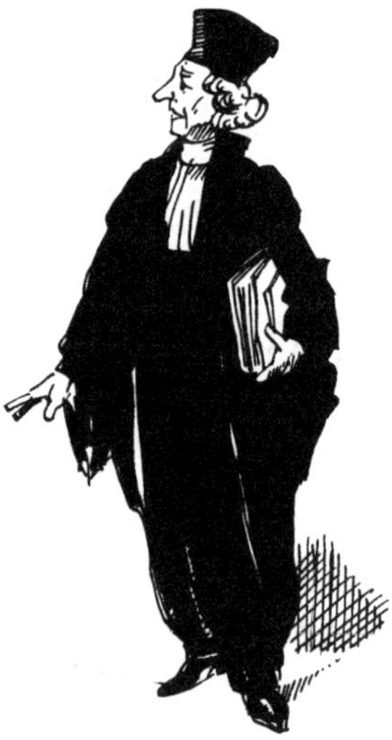

K

Klinefelter ou le syndrome de Bouddha

Nous avons déjà parlé de la naissance de Bouddha, conçu par parthénogenèse ; c'est-à-dire selon un mode de reproduction non sexuée (un petit éléphant venu en rêve percer le sein de sa mère).

Siddhârta Gautama (l'Éveillé) est donc né au VIIe ou au VIe siècle avant Jésus-Christ, dans une famille aristocratique de l'Himalaya, nous dit-on. Il aurait marché et parlé dès sa naissance (d'où son nom). Un devin lui prédit un grand destin en observant chez lui les trente-deux signes de sainteté que l'on retrouve dans la plupart des représentations sacrées de l'art bouddhiste, parmi lesquels un teint doré, des doigts palmés, de longs bras, une tête de forme ovoïde, quarante dents, des marques de roues en différents endroits du corps, des poils de bras plantés en direction de l'épaule et non du poignet, une cryptorchidie (testicules non descendus), des kystes sébacés, des seins surnuméraires.

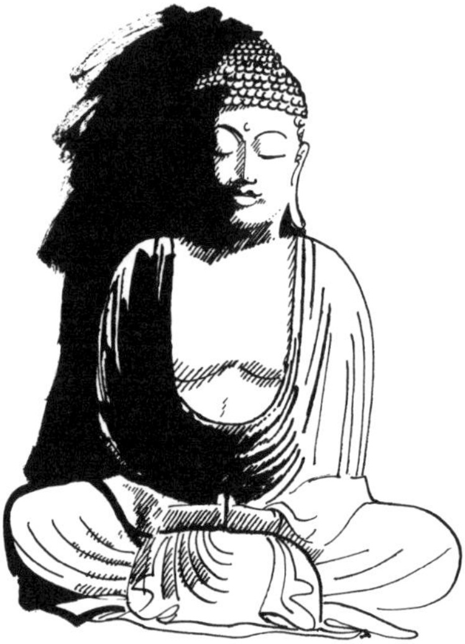

Outre ces trente-deux signes principaux, les divinités bouddhiques présentent également quatre-vingts caractères secondaires.

Or ces malformations, tout au moins nombre d'entre elles, sont décrites dans différents syndromes comme celui de Klinefelter ou de Turner (auquel cas, Bouddha aurait été une femme !). Ces deux maladies rares sont dues à des anomalies chromosomiques (un chromosome X surnuméraire dans le cas de Klinefelter, un X manquant dans celui de Turner).

Question : Bouddha a-t-il été désigné comme divinité parce qu'il était porteur de troubles chromosomiques ? Les conditions abracadabrantes de sa naissance sont-elles à l'origine de ces troubles ? Dans ce cas, ne devons-nous pas nous demander si les technologies d'aide à la procréation et les nouvelles pratiques sociales, mariage homosexuel, homoparentalité, ne vont pas provoquer la multiplication des enfants-dieux ?

Car Bouddha n'est pas la seule divinité qui ait vu le jour dans des conditions bizarroïdes. La mythologie grecque regorge d'exemples : Ouranos (le Ciel) est né de Gaia (la Terre) sans intervention masculine ; Aphrodite a été engendrée à partir du sang tombé dans la mer lors de la castration d'Ouranos par son propre fils, Cronos, le jeune Titan. Ce dernier s'unira par la suite à sa sœur Rhéa pour engendrer Hestia, Déméter, Héra, Hadès, Poséidon et Zeus. Plus tard Cronos dévorera toute sa progéniture sauf Zeus. Puis ce dernier contraindra son père à ressusciter tous ses frères et sœurs. Sacrée dynastie.

Enfin à tout seigneur, tout honneur : Jésus engendré par une vierge. Mais on ne connaît pas encore sa carte génomique. Cela viendra peut-être avec l'analyse du saint suaire.

L

Laennec, René Théophile

(1781-1826)

On ne saurait être plus breton que René Théophile Laennec né à Quimper. Il aurait dû être avocat comme son père, mais son oncle Guillaume l'oriente vers la médecine. À cette époque, déjà, avoir un parent bien placé en médecine peut servir. Guillaume est en effet directeur de l'École de médecine créée par Napoléon en 1808 à Nantes.

René Théophile est précoce. À quatorze ans et demi, le voici déjà étudiant en médecine : belle performance, d'autant qu'il est bientôt admis comme chirurgien de troisième classe dans les hôpitaux militaires de Nantes.

À vingt ans, il monte à Paris et va suivre les cours de Corvisart, de Pinel et de Bichat. C'est l'époque du règne de l'anatomo-clinique. À l'âge de vingt-deux ans, il est reçu premier au concours général de médecine et de chirurgie et ouvre son propre cours d'anatomie pathologique. À vingt-trois ans, il obtient sa thèse de doctorat consacrée à la « la doctrine hippocratique appliquée à la médecine pratique ». Le voici anatomo-pathologiste avec Cuvier. Mais cette discipline ne lui permet pas de vivre correctement. Il reprend donc la pratique médicale et, dès vingt-trois ans, connaît ses premiers succès. Médecin en vogue, il soigne la « jet-set » de l'époque, Chateaubriand, Mme de Duras, le cardinal Fesch…

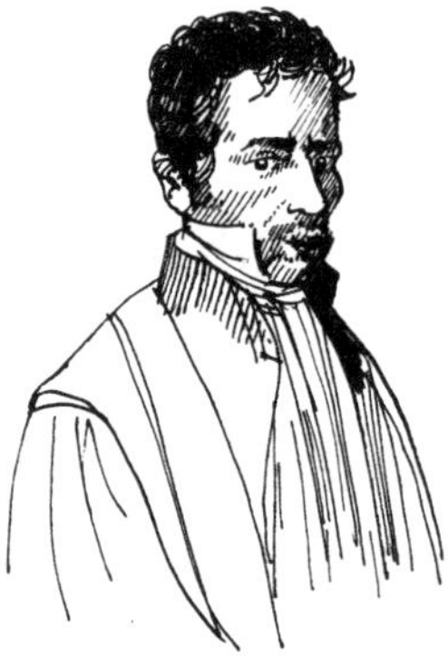

En 1816, il est nommé médecin à l'hôpital Necker : c'est là qu'il invente le stéthoscope.

On dit que cette invention est due à l'observation d'enfants qui, dans les jardins des Tuileries, s'amusaient à chuchoter dans les tuyaux d'un chantier d'adduction d'eau. Cette invention révolutionne l'auscultation (dite à l'époque auscultation médiate). Depuis cette date, le stéthoscope, négligemment porté en sautoir autour du cou, caractérise les jeunes médecins. Aujourd'hui encore, le premier cadeau offert à un jeune externe pénétrant dans un hôpital reste cet instrument magique !

En 1819, Laennec publie son fameux *Traité de l'auscultation médiate ou traité des maladies du poumon et du cœur fondé principalement sur ce nouveau mode d'exploration*. La pathologie pulmonaire et cardiaque commence véritablement avec lui. Anatomopathologiste dans l'âme, chirurgien attentif, il va confronter ses constatations autopsiques avec les signes cliniques.

Il décrit les lésions pulmonaires, bronchectasies, emphysème, infarctus pulmonaire, cancer du poumon. Ces descriptions sont toujours étudiées par le jeune étudiant en médecine, même si les explorations radiographiques les remplacent progressivement.

Puis il s'investit dans l'étude de la tuberculose pulmonaire qui fait alors tant de ravages. Mais commet l'erreur de sa vie en niant mordicus la contagion de cette maladie… C'est qu'à l'époque le bacille de Koch n'est pas encore découvert. Et il se trompe encore sur l'interprétation des bruits du cœur. Comme beaucoup de médecins de son époque, il contracte la tuberculose et en meurt en Bretagne. Il n'a que quarante-cinq ans.

Laennec reste, pour nous autres médecins, un esprit lumineux et inventif. Jean Bernard dira de lui : « Laennec aura été le pionnier de cette grande transformation de la médecine, passant en moins de deux siècles de l'état d'art approximatif à celui de science souvent exacte. »

Léthargie

« Il faut sortir la France (l'économie, l'administration, etc.) de la léthargie dans laquelle elle est plongée. » Combien de fois avons-nous entendu de la bouche de hauts responsables cet impérieux conseil ?

Au hasard de la lecture d'un compte rendu médical, je me suis amusé à remonter aux origines du terme. La léthargie est un sommeil profond et prolongé. Le terme vient du latin et du grec *lethargia*. Le thème a alimenté de nombreux contes et légendes, dont le plus célèbre est *La Belle au bois dormant.*

Mais toutes les léthargies ne se soignent pas par un baiser. Il y a quelques siècles, les Italiens de la région de Tarente, dans les Pouilles, croyaient pouvoir guérir par la musique et la danse ceux que la morsure d'une araignée tarentule avait plongés dans un profond coma. Il en est resté un genre musical, la tarentelle. Belle histoire.

Pour en revenir à la léthargie en politique, j'évoquerai Paul de Gondi (1613-1679), plus connu sous le nom de cardinal de Retz, archevêque, libertin, ennemi juré de Mazarin, artisan de la Fronde (ce qui lui valut un séjour à la Bastille), et dont le point de vue est en toute chose aussi sarcastique que plaisant :

« Le dernier point de l'illusion, en matière d'État, est une espèce de léthargie qui n'arrive jamais qu'après de grands symptômes, écrit-il dans ses *Mémoires*. Le renversement des anciennes lois, l'anéantissement de ce milieu qu'elles ont posé entre les peuples et les rois, l'établissement de l'autorité purement et absolument despotique, sont ceux qui ont jeté originairement la France dans les convulsions dans lesquelles nos pères l'ont vue. Le cardinal de Richelieu la vint traiter comme un empirique, avec des remèdes violents, qui lui firent paraître de la force, mais une force d'agitation qui en épuisa le corps et les parties. Le cardinal Mazarin, comme un médecin très inexpérimenté, ne connut point son abattement. Il ne le soutint point par les secrets chimiques de son prédécesseur ; il continua de l'affaiblir par des saignées : elle tomba en léthargie, et il fut assez malhabile pour prendre ce faux repos pour une véritable santé. Les provinces, abandonnées à la rapine des surintendants, demeuraient abattues et assoupies sous la pesanteur de leurs maux, que les secousses qu'elles s'étaient données de temps en temps, sous le cardinal de Richelieu, n'avaient fait qu'augmenter et qu'aigrir. Les parlements, qui avaient tout fraîchement gémi sous sa tyrannie, étaient comme insensibles aux misères présentes, par la mémoire encore trop vive et trop récente des passées. Les Grands, qui pour la plupart avaient été chassés du royaume, s'endormaient paresseusement dans leurs lits, qu'ils avaient été ravis de retrouver. Si cette indolence générale eût été ménagée, l'assoupissement eût peut-être duré plus longtemps ; mais comme le médecin ne le prenait que pour un doux sommeil, il n'y fit aucun remède. Le mal s'aigrit ; la tête s'éveilla : Paris se sentit, il poussa des soupirs ; l'on n'en fit point de cas : il tomba en frénésie. »

Lettre à un ami chercheur

Le lundi 22 mars 2004, j'adressai, dans la presse, cette lettre ouverte à l'un de mes confrères, éminent généticien qui avait pris position avec la dernière énergie contre les pistes de réformes annoncées par le gouvernement Raffarin s'agissant de la politique de recherche. Ce que j'aurais pu admettre d'un étudiant politisé, je ne l'avais pas accepté, alors, d'un grand chercheur, connaissant mieux que quiconque l'archaïsme du système français, où les contraintes administratives contraignent les meilleurs à émigrer vers des cieux plus accueillants, et les moins bons à se contenter d'une médiocrité fatale pour la culture du résultat. Je ne retire pas un mot de ce que j'écrivais alors.

Comme j'aimerais pouvoir démissionner de mes servitudes administratives, rester payé et continuer mon travail médical. Tu as donc osé utiliser le terme de démission quand il ne s'agit que d'un coup médiatique. Très fort ! D'autant plus que ce coup a été provoqué pendant une période électorale. Tu as poussé l'instinct politique jusqu'à déposer un ultimatum la veille du scrutin. Génial !

Mais ce qui m'étonne dans ton discours, c'est la référence permanente aux États-Unis. Il est tout à fait exact que nos chercheurs sont très attirés par ce pays qui truste les prix Nobel. Il est tout aussi exact que la France s'enfonce dans la médiocrité depuis vingt ans, et pas seulement depuis deux ans, avoue-le ! La comparaison entre les deux pays, en matière de recherche, nous est de plus en plus défavorable. Alors qu'aux USA les chercheurs sont bien payés, bien considérés, possèdent un matériel moderne et performant, nous, en France, nous sommes sous-équipés, mal payés et nous manquons de matériel. Mais la comparaison s'arrête là, tu aurais dû le dire.

Ici, nous sommes fonctionnaires, les promotions se font le plus souvent à l'ancienneté, sans tenir compte du travail ; chercheur à vie ! quelle sinécure. Tandis qu'aux États-Unis les chercheurs sont évalués en permanence ; ceux qui réussissent et qui travaillent sont promus et récompensés ; ceux qui ne travaillent pas bien sont le plus souvent renvoyés... Accepterais-tu d'être évalué et renvoyé ? J'en doute ! Là-bas, la recherche est le plus souvent privée, même si une partie, minoritaire, dépend de l'État ou des États. Ici, le privé est considéré comme accessoire et malsain...

Tu sembles oublier les rapports de la Cour des comptes. Ils sont ravageurs pour notre recherche : trop disparate, trop de lourdeurs administratives, pas assez d'évaluation, beaucoup d'équipes souvent réduites ou inefficaces ; en un mot, l'argent public y est dilapidé. Les manifestations auxquelles tu participes sont d'une grande ambiguïté. Tu réclames plus d'argent là où il faudrait mieux gérer et mieux utiliser l'argent de l'État.

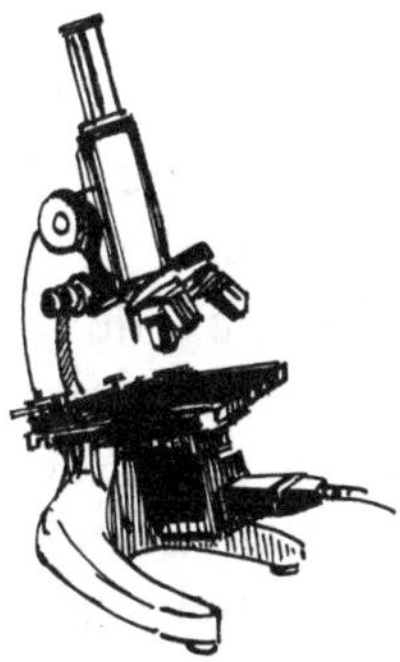

Tu réclames plus de postes, mais des postes de fonctionnaires... Notre recherche va mal parce que notre système étatique est à bout de souffle ; elle est à l'image de nos universités sclérosées, égalitaristes et de moins en moins performantes. Mais c'est ça la France, il est facile de faire un constat, il est impossible de réformer. Ceux qui dirigent les syndicats de chercheurs ou des universités sont des conservateurs bornés.

Voilà ce que je voulais te dire, tu es en retard d'une révolution, ou plutôt tu te trompes de révolution, tes solutions sont d'un autre âge. Tu te trompes, mais surtout tu trompes les Français. Tu te dis chercheur mais tu fais erreur sur les solutions, à moins que tu ne sois plus un véritable chercheur, mais plutôt un politique engagé.

Liberté d'installation

De droite comme de gauche, tous les gouvernements croient régulièrement trouver la panacée au déséquilibre de la démographie médicale en menaçant de limiter, voire d'annuler, la liberté d'installation des jeunes médecins. Et quelle que soit leur couleur politique, les jeunes internes se révoltent avec une belle régularité.

Le constat ne fait pas de doute : il existe, en France, des zones désertifiées où il n'y a plus de médecins généralistes, lesquels préfèrent à l'évidence exercer dans les grandes villes, les zones ensoleillées, là où ils peuvent avoir une clientèle abondante, une vie sociale acceptable pour eux et leurs enfants.

Depuis des années, nos campagnes se vident, des villages perdent leur boulangerie, leur tabac, leur perception, leur cinéma, leur école et tant d'autres structures indispensables à une vie sociale normale.

Pour inciter les jeunes médecins à s'installer dans ces zones pour rassurer les populations, ne pourrait-on, pourtant, imaginer d'autres voies que celles de la coercition ? Il faudrait d'abord que l'État se décide à aborder autrement que par de grandes annonces la question indispensable de l'aménagement du territoire. Ce n'est qu'à ce prix que les médecins pourraient s'y installer, quand bien même ce serait difficile au début.

Au lieu de les contraindre, il faut les y inciter avec des aides diversifiées, en diminuant par exemple leurs impôts (IRPP, impôts locaux et taxes diverses), en les autorisant à augmenter leur tarif de consultation remboursé par la Sécurité sociale. Ces aides sont possibles, elles existent pour les entreprises dans certaines zones dites prioritaires ou zones franches. Pourquoi pas pour la médecine ?

En même temps, on le sait, l'État dépense des sommes considérables à maintenir des petits hôpitaux, moins par souci de santé publique que pour maintenir l'emploi administratif. Mais est-ce bien la vocation première d'un hôpital que de fournir des emplois ? Nous voici donc confrontés à un paradoxe bien français : pas assez de médecins de ville, et trop de structures obsolètes qui n'apportent aucun service en termes de santé publique quand elles ne sont pas dangereuses – comme l'est, par exemple, une maternité qui ne pratique qu'une vingtaine d'accouchements par mois et se trouve *de facto* désarmée pour réagir à des complications graves !

D'un côté, donc, de grands hôpitaux ou des hôpitaux performants disposant d'un plateau technique moderne – robots opérateurs, cœliochirurgie, réanimation performante, médecins expérimentés. C'est dans ces hôpitaux que l'on soigne et guérit les maladies les plus graves, que l'on traite les urgences les plus aiguës. Quand un homme ou une femme fait un infarctus du myocarde, le cardiologue élargit l'artère coronaire, la débouche, y place un petit ressort et la guérison peut avoir lieu en quelques heures. Encore faut-il qu'un médecin soit là, qu'il soit expérimenté, qu'il ait à sa disposition le matériel moderne.

De l'autre, des centaines de structures moins bien outillées, dont les plateaux techniques sont moins modernes, les médecins tout aussi passionnés mais dépourvus de l'expérience nécessaire. Voilà la vraie médecine à deux vitesses ! Si l'on ajoute à cela que, dans beaucoup de petits hôpitaux, il manque des médecins (3 500 postes sont vacants faute de candidats), des infirmières – et même parfois des malades ! –, il n'est pas difficile de comprendre où je veux en venir : c'est en simplifiant la carte hospitalière française qu'on dégagera les moyens nécessaires à la revitalisation de la médecine de ville. Moins de structures inutiles, mais davantage de médecins mieux payés pour assurer les soins quotidiens, voilà la solution de raison qui devrait s'imposer à nos gouvernements.

Certes, la pédagogie s'impose pour faire comprendre aux Français que le fait d'avoir un hôpital près de chez soi n'est pas forcément un gage de bonne médecine. J'ajoute que tous les petits hôpitaux n'ont pas vocation à être fermés. Certains pourraient être transformés en structures d'accueil pour les personnes âgées ou en centres spécialisés pour le traitement de la maladie d'Alzheimer, corollaire du vieillissement de la population.

Mais alors, me direz-vous, comment accéder aux grands centres qui subsisteront et qui seront, forcément, plus lointains que les hôpitaux de proximité ? Mais tout simplement en développant les SAMU et les SMUR existant, dont on connaît à la fois l'efficacité et le trop petit nombre.

Quant aux malades valides, qui les empêchera, aujourd'hui comme hier, de se déplacer par eux-mêmes ? Dans mon service de l'hôpital Cochin, 50 % des malades viennent déjà de la banlieue et beaucoup des quatre coins de France. Pourquoi ce qui fonctionne à Paris ne pourrait-il fonctionner ailleurs ? J'ajoute que, si nous parvenons à inciter de nouveaux jeunes médecins à s'installer en province, beaucoup de visites en urgence à l'hôpital n'auront plus lieu d'être. C'est le médecin de ville (ou de campagne) qui orientera le patient vers le service le mieux approprié à son état. Le service au malade et les comptes de la Sécu ne s'en porteront que mieux !

Lithiases

Quel est le point commun entre les traitements les plus modernes des lithiases (du grec *lithos*, la pierre), c'est-à-dire les calculs des voies urinaires, les aventures de Tintin et les premiers franchissements du « mur du son » par les avions américains et allemands ? Il s'agit des ondes de choc et de leur utilisation par « focalisation ».

Dès 1956, l'imagination fertile d'Hergé a fait du professeur Tournesol l'inventeur d'appareillage à ondes de choc, curieuses paraboles qui encombrent le laboratoire du savant distrait et ont l'inquiétant pouvoir de briser les verres et vitres de Moulinsart. Les Bordures et autres Syldaves ne manqueront pas de se disputer la détention de ces machines infernales et de leur concepteur, dans d'obscurs desseins guerriers.

Quant aux prouesses des ingénieurs aéronautiques, elles ressortissent, elles aussi, à la gestion des ondes de choc. On attribue généralement le premier franchissement du mur du son (340 m/s ou 1 200 km/h) à l'aviateur américain Chuck Yeager, héros de la Seconde Guerre mondiale et pilote d'essai de la firme Bell, baroudeur mythique magistralement incarné par Sam Shepard dans le film *L'Étoffe des héros*. Pour être plus précis, il semble que Yeager soit le premier à avoir franchi cette barrière et à en être revenu vivant, ce qui est un peu différent. Et encore il subsiste un doute : les aviateurs américains auraient été devancés par leurs condisciples allemands, deux ans plus tôt. En avril 1945, aux commandes de son Messerschmitt 262, Hans Guido Mutke aurait réalisé la même expérience, un peu involontairement, tandis qu'il s'engageait dans une descente en piqué à la rescousse d'un camarade aux prises avec des chasseurs alliés. C'est du moins ce qu'il racontera des années plus tard. De prime abord, il n'aurait pas compris la nature de sa mésaventure (une énorme turbulence) et n'en aurait saisi la portée qu'en prenant connaissance de l'exploit du pilote américain. Selon une autre version, il aurait caché son « exploit » à sa hiérarchie car le règlement de la Luftwaffe n'autorisait aux pilotes des ME262 qu'une vitesse de 950 km/h. Or, le petit « chrono » de Mutke avait endommagé l'avion, denrée rare en temps de guerre. On en avait vu partir au peloton pour moins que ça.

Qui a passé le premier le mur du son ? Peu m'importe en vérité, mais il me plaît à considérer que, tout en se « tirant la bourre » au sens propre, les militaires défrichaient un domaine de recherche qui, quarante ans plus tard, soulagerait les souffrances de générations de patients.

Car en testant la résistance des fuselages d'aéronefs à la focalisation des ondes de choc occasionnées par le passage du seuil de la vitesse du son, ils ont involontairement et indirectement contribué à la mise au point du procédé de lithotritie (ou lithotripsie) extracorporelle, c'est-à-dire la destruction des calculs rénaux sans chirurgie ouverte, ni intervention par endoscopie.

En passant au crible les avions, les ingénieurs militaires ont remarqué qu'en un point précis de la structure des avions de chasse un éclat de peinture se détachait ou une petite soudure se brisait. Ils sont arrivés à la conclusion qu'à un instant *t* les ondes de choc se focalisaient en ce point.

Utilisant des données, des chercheurs ont imaginé de reproduire ce phénomène inconnu et d'en tirer une technologie contrôlée par l'homme. C'est ainsi que l'on est parvenu à la création de générateurs d'ondes de choc utilisés pour la lithotritie. Même si les patients ne les voient pas car ils sont intégrés au dispositif qui surplombe la table d'opération, ils prennent la forme d'une parabole (comme l'avait imaginé Hergé).

L'opération se pratique de nos jours couramment dans les blocs opératoires d'urologie. Le patient est allongé à l'aplomb de l'appareil de lithotritie dont la tête de traitement se compose d'un ballon d'eau. L'eau a toujours été utilisée dans le processus de focalisation des ondes. Lors des premières utilisations de cette technique, les patients reposaient dans une sorte de bac alimenté en eau. Les tables d'opération modernes en ont conservé l'appellation peu attrayante de « baignoires ». Le faisceau du lithotripteur est dirigé par radioscopie ou échographie sur le calcul. L'appareil peut alors procéder à la fragmentation du caillou gêneur, dont les débris seront évacués par les voies naturelles. Les progrès technologiques et informatiques permettent de moduler et d'affiner toujours et encore le dosage de ces paquets d'ondes. Peu de patients subissent l'opération avec le sourire aux lèvres, mais elle est tout au plus désagréable et se traduit par des explosions impressionnantes quoique indolores et une sensation de claque au niveau de la zone traitée. Le procédé ne nécessite peu ou pas d'anesthésie. Les séquelles se résument le plus souvent à des rougeurs ou des hématomes sur le dos et à de faibles quantités de sang dans les urines. Rien de bien méchant et surtout pas d'« invasion » chirurgicale.

Merci à M. Yeager et au professeur Tournesol.

Longévité

En attendant que l'enfant, le nouveau-né, puisse bénéficier de la connaissance intégrale de son génome et qu'il puisse être transformé à volonté par des manipulations génétiques correctrices pendant son passage en couveuse artificielle, avant qu'il ne devienne un homme surveillé et prévisible, il nous faut vivre aujourd'hui encore avec nos petits défauts et notre vie trop limitée.

Et pourtant, dans le monde à venir, il va falloir, pour survivre et exister parmi les nouveaux types d'hommes ou d'hominidés, que nous nous surpassions. Sinon, nous serons des laissés-pour-compte, des oubliés sur le bas-côté de l'histoire ; nous rejoindrons l'homme de Neandertal dans les livres d'anthropologie. Alors, que l'*Homo sapiens* apprenne à vivre au maximum de ses capacités, héritées de ses parents, qu'il se dépasse, qu'il se surpasse !

Un des drames de l'homme actuel, c'est qu'il n'est pas fini ! Il doit un jour mourir, alors qu'il aimerait vivre éternellement. C'est en partie pour répondre à ce drame que les religions promettaient la vie éternelle. Il était alors facile de s'imaginer dans un autre monde ; mais personne n'est véritablement revenu de l'au-delà pour nous raconter le paradis. Le doute persiste donc ! Certes, au début, il accepterait simplement de vivre un peu plus longtemps. D'ailleurs dans beaucoup de livres sacrés, « les héros » vivent des centaines d'années.

« Quand Adam eut cent trente ans, il engendra un fils à sa ressemblance, comme son image, et il lui donna le nom de Seth. Le temps que vécut Adam après la naissance de Seth fut de huit cents ans et il engendra des fils et des filles. Toute la durée de vie d'Adam fut de neuf cent trente ans, puis il mourut.

« Quand Seth eut cent cinq ans, il engendra Énosh. Après la naissance d'Énosh, Seth vécut huit cent quinze ans et il engendra des fils et des filles. Toute la durée de la vie d'Énosh fut de neuf cent cinq ans puis il mourut » (Genèse).

On pourrait continuer ainsi pendant cinq générations jusqu'à Mathusalem qui détient le record : neuf cent soixante-neuf ans. Son petit-fils Noé atteignit seulement neuf cent cinquante, mais il avait dû affronter le Déluge et participer à l'établissement du nouvel ordre du monde, ce qui vous fatigue un homme.

Une dizaine de générations plus tard, notre ancêtre Abraham n'a-t-il pas eu deux enfants, l'un à quatre-vingt-six ans avec une servante, l'autre à quatre-vingt-dix-neuf ans avec sa légitime, Sarah.

Alors pourquoi nous faut-il disparaître si tôt ? Encore que nous ayons fait d'immenses progrès ; il y a une poignée de siècles, la vie d'un homme ne dépassait pas trente à quarante ans. Mais maintenant, en Europe en tout cas, la moyenne de vie dépasse soixante-quinze ans pour les hommes et quatre-vingt-quatre ans pour les femmes. Les centenaires sont de plus en plus nombreux, en plus ou moins bonne santé d'ailleurs. Les scientifiques et les médecins quant à eux nous prédisent, d'ici quelques décennies, une espérance de vie tournant autour de cent cinquante ans, indépendamment des manipulations génétiques, uniquement grâce aux progrès de la science médicale.

Pour les uns, ce n'est pas suffisant, pour les autres, c'est déjà trop. Les premiers, les optimistes, pensent qu'il est possible de vivre beaucoup plus, tout en étant en bonne santé. Les seconds, les pessimistes, remarquent que le vieillard qui meurt est le plus souvent atteint d'une quantité astronomique de maladies, et que la vie n'est décidément qu'un naufrage.

Pl. 1

LES DEGRÉS DES AGES DE L'HOMME.

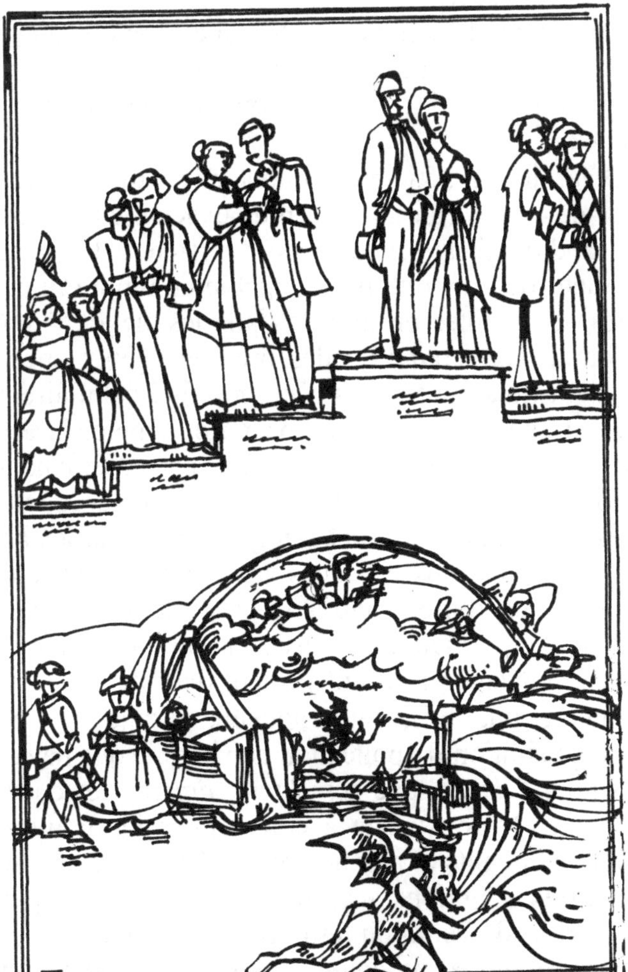

Pour étayer ces prévisions médicales, les chercheurs ont établi que les fonctions cérébrales avaient la vie longue. Certes, le goût s'estompe vers quatre-vingt-dix-huit ans, mais la vitesse de conduction nerveuse peut durer jusqu'à l'âge de trois cent cinquante-huit ans…

Dans peu de temps, les hommes vont exiger de leurs médecins une aussi longue vie ; sinon, ils se tourneront vers des avocats pour plaider la perte de chance…

Déjà, les généticiens annoncent avoir trouvé le gène de la vie éternelle ou plus exactement un gène qui modulerait la longueur de l'existence. Ce gène a été identifié en 1998, il est capable de rendre immortelles les cellules en culture dans lesquelles il a été introduit. Ce serait l'un des premiers gènes spécifiquement lié au processus d'immortalité cellulaire. Ce gène a été extrait d'une bactérie appelée *Deinococcus Radiodurans*. Elle présente d'étonnantes facultés de résistance : elle peut subir des doses massives d'irradiations, de chaleur, de froid ou des antibactériens les plus efficaces sans mourir tout à fait. Replacée en milieu favorable et alimentée en nutriments, elle parvient à reconstituer son ADN, que l'on pouvait considérer définitivement détruit.

Encore une fois, cette nouvelle n'aura pas pour notre génération d'application concrète. Nous ne sommes pour l'instant que des *Homo sapiens*, des cousins du singe. Il nous reste à consommer les nouveaux produits dopants et régénérants, et Dieu sait s'ils sont nombreux. Oublions les pincées de bave de crapaud, les extraits de venin ou les cornes de rhinocéros, bien que cette mode ait coûté la vie à tant de pauvres bêtes.

Car voici les vrais produits dopants, ceux d'aujourd'hui : la DHEA, la mélatonine, l'hormone de croissance ou l'EPO, le Viagra ou l'hormone mâle, la testostérone. Certains produits sont naturels, d'autres sont artificiels, mais tous sont d'une efficacité remarquable.

La DHEA (dehydrœpiandrostérone), par exemple, est une hormone normalement sécrétée par la glande surrénale, mais dont le taux de présence dans le sang commence à diminuer très tôt, vers trente ans. Pourquoi ne pas la prescrire dès le début de la vieillesse, dès cinquante ans, dès quarante-cinq ans ! Mais si son action est tellement importante, dans quelques années, il se trouvera bien des médecins astucieux pour l'introduire dans le biberon des nouveau-nés. Ils pousseront plus vite peut-être…

Quant à la mélatonine, il s'agit d'une hormone sécrétée par l'épiphyse. Descartes doit s'en retourner dans sa tombe, car selon lui l'épiphyse ou glande pinéale était le siège de l'âme ou plus exactement la glande qui permettait l'interaction de l'âme et du corps. « L'interaction des deux substances s'exercerait plus particulièrement par l'intermédiaire d'une petite partie du cerveau qui centralise les impressions corporelles transmises à l'âme et les réactions que celles-ci impulsent en retour à l'organisme », écrivait-il.

La mélatonine, vendue en gélules, aurait des actions magiques sur le sommeil, sur l'humeur mais aussi sur la libido et le vieillissement.

Déjà le marché est saturé de ces produits miracles : DHEA, mélatonine, hormone de croissance, Viagra, etc. Tout cela pour permettre à l'homme de vivre pleinement sa vie, sa sexualité, son intelligence.

Mélatonine, DHEA et Viagra ne sont que les précurseurs d'une cohorte immense de nouvelles drogues qui vont modifier l'homme actuel pour le rendre plus « efficace », pour qu'il vive « son crédit de vie » avec plus de performance, avec moins de troubles. Car si certains se contenteront d'un séjour terrestre optimisé, dont la fourchette peut être établie entre cent cinquante ou quatre cents ans, ils veulent à juste titre le vivre « dans la force de l'âge », sans ces maladies dégénératives, infectieuses ou virales qui viendraient leur « pourrir » la vie.

Car les organes vieillissent et s'altèrent. Dès cinquante ans, le cristallin de l'œil n'est plus assez élastique et se trouble ; remplaçons-le ! c'est déjà fait. Chaque jour, des milliers d'interventions de remplacement du cristallin sont faites dans nos hôpitaux. Vers cent dix ans, c'est l'aorte qui flanche ; il est possible depuis longtemps de la remplacer. Vers cent cinquante ans, notre peau se rétrécit et n'est plus bonne à rien : le collagène cutané, une protéine structurant les tissus, a tendance à se rompre tel un vieil élastique desséché. Qu'importe, depuis des années, le collagène se vend dans des pharmacies soit en pommade, soit en ampoules pour injection sous-cutanée…

À la longue, certains organes complexes doivent être remplacés. Les greffes s'en chargeront. C'est ainsi que l'on peut, d'ores et déjà, rénover par l'adjonction de « pièces détachées » presque tous les organes de l'homme…

La solution apparemment la plus simple est d'aller prendre l'organe d'un autre. C'était il n'y a pas si longtemps, à peine un siècle, que fut inventée la transfusion sanguine interhumaine. Bien sûr, l'idée de remplacer du sang perdu planait dans les esprits scientifiques, mais que de désillusions ! Les transfusés mouraient en masse ; il a fallu beaucoup de temps, de recherches et de chance pour que la transfusion devienne une opération presque sans risque. Ce fut d'abord la détermination des groupes sanguins A, B, O, puis du facteur Rhésus, du nom du singe macaque Rhésus (flatteuse assimilation) et maintenant des sous-groupes. On peut ne pas en tenir compte pour la transfusion d'urgence mais la concordance de ces sous-groupes ADN doit être respectée pour les traitements à long terme. Pendant longtemps, les transfusions n'ont pas été interprétées comme étant de véritables greffes et pourtant elles le sont.

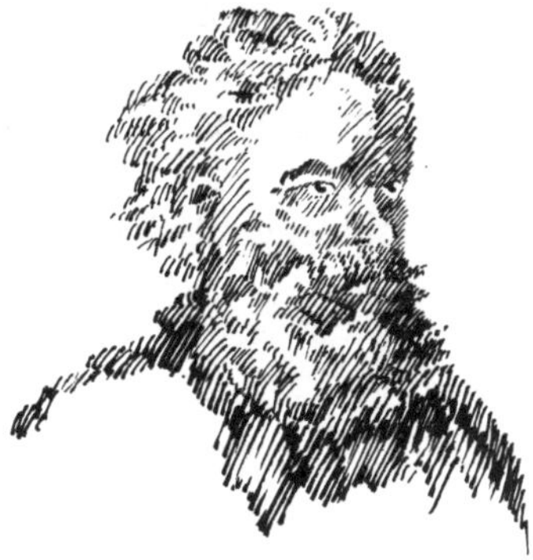

Mais qu'il est difficile aujourd'hui d'obtenir du sang ! D'ailleurs quelques dérapages se sont produits lorsqu'il a fallu à tout prix s'en procurer. N'est-on pas allé dans les prisons proposer aux prisonniers un accord un peu douteux ? Vous donnez régulièrement votre sang et, en échange, votre dossier sera présenté de façon plus favorable au juge d'application des peines, vous aurez de meilleurs repas, etc. Alors que nous sommes tellement pointilleux sur le consentement libre et éclairé tant pour les traitements médicaux que pour les indications chirurgicales… C'est l'exemple d'une bien mauvaise transgression. Est-il concevable de passer un accord équilibré avec un homme privé de liberté ?

Voici pour le sang.

Quant au clonage thérapeutique, il est encore balbutiant ; dans quelques années, il sera facile de fabriquer, à partir de nos propres cellules devenues souches, nos organes de rechange.

Alors changeons notre cœur, notre pancréas, mais comment allons-nous faire pour le cerveau ? Patience ! Il pourra être « reconstruit », tout en gardant ses souvenirs. Alors Adam ou Noé n'ont qu'à bien se tenir, nous allons rivaliser avec eux dans la longévité, mais il faudra vraisemblablement partir un jour.

Voir : Ovulation (déblocage de l'), ADN.

M

Maîtres (mes)

La médecine et la recherche ont besoin de patrons, de personnalités propres à faire respecter l'organisation du service, à impulser de nouvelles recherches, à décrocher des subventions, à lutter contre le pouvoir grandissant de l'administration, à déceler les talents et à les mettre en concurrence les uns avec les autres.

— Debré, allez vous raser !

J'étais en stage d'internat à l'hôpital Saint-Antoine et, à l'issue d'une nuit de garde, je venais de pénétrer dans le bloc opératoire pour une intervention. L'ordre venait de Jean Loygue, grand patron de chirurgie, qui exigeait des internes cet emploi du temps d'enfer.

C'était sa façon à lui de dire : « Allez vous reposer. » Sous des dehors sévères, Jean Loygue était un homme profondément bon. Il faisait la pluie et le beau temps dans le domaine de la chirurgie digestive où il excellait. C'était un mandarin : il a créé une école, formé des disciples et dirigeait ses équipes et son service d'une main de fer. C'est grâce à son soutien que j'ai obtenu d'être nommé professeur, après quatre années de clinicat à Saint-Antoine, dans le service d'urologie du professeur Aboulker à l'hôpital Cochin, celui-là même que j'avais demandé.

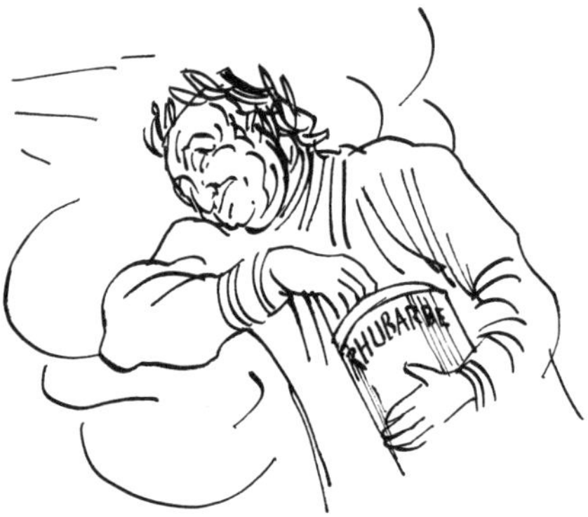

Pierre Aboulker représentait l'ancienne école. Il venait d'Algérie où il était déjà un grand patron et refusait de travailler à plein temps à l'hôpital où il ne venait en général que le matin. C'était sa façon à lui de s'opposer à la réforme des CHU, qui a institué le statut de praticien hospitalier à plein temps. Il était paradoxalement très ami avec mon grand-père Robert Debré, l'inspirateur de cette réforme. Aboulker considérait, quant à lui, qu'un praticien devait avoir prouvé ses capacités dans une clinique et s'être forgé une clientèle avant d'exercer à l'hôpital.

Dans la vie courante du service, il pouvait se montrer d'une extrême dureté. La visite des malades commençait à 7 heures du matin. Il laissait les internes et les chefs de clinique énoncer leurs observations, et, le cas échéant, notait leurs bourdes. Lors de la visite suivante, il soulevait le drap du malade et pointait les erreurs du malheureux devant tout le monde en le traitant de noms d'oiseaux dont il avait acquis un répertoire varié.

Un jour, à l'occasion d'une grosse intervention, un chef de clinique s'est trouvé confronté à un saignement inhabituel et important et, un peu affolé, il a fait appeler Aboulker. Celui-ci a fait une entrée tonitruante dans le bloc, a jeté un œil à l'intervention en cours et s'est exclamé en regardant le chef de clinique droit dans les yeux :

— Difficile, la chirurgie, hein ?

Avant de faire mine de tourner les talons (puis bien évidemment de revenir et d'identifier le problème).

Il pouvait également faire preuve d'attentions imprévues. Le mercredi après-midi, entorse à ses habitudes, il venait à l'hôpital pour la traditionnelle réunion de revue de dossiers. À cette occasion, il offrait le thé et des pâtisseries, pratique plus qu'incongrue en ces lieux (et qui n'a pas survécu à son départ).

Son caractère en faisait également un mandarin, mais il n'a pas à proprement parler créé une école médicale, à l'exception plus que notable d'Adolphe Steg, auquel je succéderai en 1990.

Au contraire d'Aboulker, Steg est un homme d'une grande amabilité, dont l'humeur égale fait l'unanimité. C'est également un chirurgien perspicace à l'intelligence remarquable. À la mise en place de la réforme des CHU, il a été le premier grand patron nommé à l'hôpital public.

D'abord assistant d'Aboulker, il lui succéda à sa mort en 1976. J'ai été associé à sa chefferie de service dès cette époque, m'occupant des problèmes administratifs tandis qu'Ady Steg opérait et enseignait.

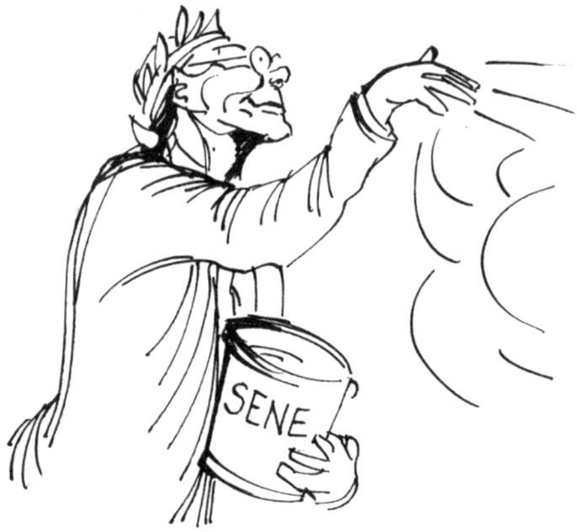

C'est lui qui m'a préparé à l'internat. Je venais à Cochin une fois par semaine pour qu'il me dicte les « questions » d'internat et que, la semaine suivante, je les lui récite. Lorsque j'ai été reçu à ce grand concours (en 1969, il s'agissait encore d'un grand concours), j'ai bien évidemment téléphoné à mes parents mais aussi à Ady Steg pour le remercier de m'avoir fait travailler, d'autant que j'ai été reçu dans les vingt premiers sur plusieurs milliers de candidats.

Quand il est parti à la retraite en 1990, je l'ai gardé comme consultant non seulement pendant les trois années légales mais pendant trois années supplémentaires, sans qu'il ait aucun statut ! Je le vois encore de temps en temps et c'est pour moi un bonheur.

Voir : Debré, Robert.

Mandarins

Faut-il supprimer les mandarins ?

L'exemple de mon grand-père Robert Debré a ancré en moi la conviction que les mandarins sont plus que nécessaires au fonctionnement du système médical français.

La médecine et la recherche ont besoin de patrons, de personnalités propres à faire respecter l'organisation du service, à impulser de nouvelles recherches, à décrocher des subventions ou à conserver des budgets, à lutter contre le pouvoir grandissant de l'administration, à déceler les talents et à les mettre en concurrence les uns avec les autres.

Car, soyons francs, comment fonctionne un service hospitalier ? En chirurgie par exemple, un bon coup de bistouri ne suffit pas à faire d'un professeur un chef de service. Il faut apprendre à écarter parfois brutalement ses concurrents. Il faut également connaître les rudiments de la brosse à reluire envers l'actuel patron, apprendre à le seconder, puis à devenir un second *ex aequo*. Le jour de son départ, son poste vous échoit, si aucun élément inattendu ne vient perturber le déroulement logique des choses. Et des événements inattendus (un changement politique, une rumeur de réforme), il y en a tout le temps.

Le poste de chef de service et le « statut » de mandarin n'ont certes plus rien à voir avec les « empires » sur lesquels régnaient les grands patrons du XXe siècle, comme Robert Debré en pédiatrie, ou Jean Hamburger (l'inspirateur de la première transplantation rénale, en 1951) dans le domaine de la néphrologie. Nous ne sommes plus qu'à la tête de petites principautés que nous devons faire prospérer sur les plans intellectuel et scientifique en multipliant les initiatives et en endossant les responsabilités correspondantes. Ce qui suppose un minimum d'autorité. Cela nous vaut souvent d'être qualifiés de petits dictateurs, infime désagrément auquel on s'habitue très facilement et qui ne pèse pas lourd face à la satisfaction que procurent les réussites scientifiques et médicales.

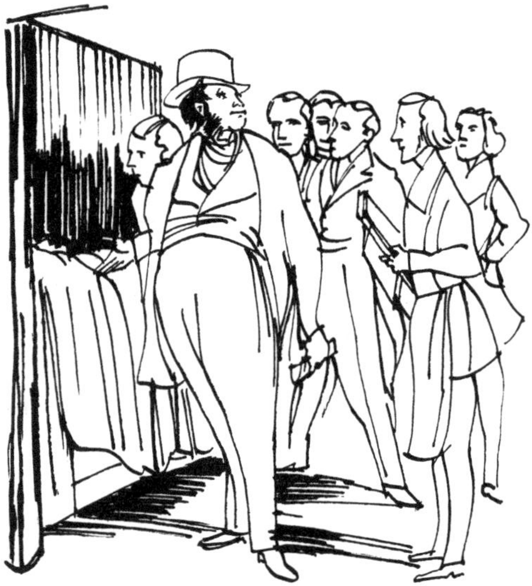

Pour en terminer avec les mandarins, je citerai l'exemple atypique du professeur Alexandre Minkowski, disparu en 1988, personnalité fascinante que j'ai rencontrée à plusieurs reprises et toujours avec un plaisir intense. Minkowski était un pur produit du système mandarinal. Il était un disciple de Robert

Debré qui avait décelé en lui une âme de chercheur et lui avait obtenu une bourse à la Fondation Rockefeller à New York en 1946. Minkowski mènera de front ses activités de médecin (chef du service de réanimation et de médecine néonatale à l'hôpital Port-Royal qui sera fondu dans ce qui est actuellement l'hôpital Cochin), d'enseignant (professeur émérite de néonatologie à la faculté de médecine) et de chercheur (directeur du centre de recherches de biologie du développement fœtal et néonatal de l'Association Claude-Bernard, une unité de l'Institut national d'hygiène, futur Inserm).

Cet homme, qui se réclamait à la fois de De Gaulle et de Mendès France, déploiera par la suite une intense énergie militante tiers-mondiste et écologiste. En 1975, dans un livre qui connaîtra un grand succès public, il décrira à sa façon, iconoclaste, un système où les mandarins en prennent pour leur grade :

« Je ne crois pas que mon cas personnel soit typique. La majorité des mandarins ont des carrières extrêmement faciles. Le meilleur moyen de devenir mandarin est d'être fils de mandarin. Il s'est trouvé ainsi que des hommes qui avaient été mes externes ont, plus tard, fait partie de mes jurys de concours de médicat des hôpitaux. Une deuxième voie d'accès au titre de mandarin est d'être le valet de son patron, le Leporello de Don Juan, le tâcheron, l'homme qui fait tout, qui ne dit jamais non, qui ne contredit jamais. Ce domestique-là a de grandes chances d'être mandarin aussi.

« Lorsqu'il arrive à être enfin un Don Juan, il n'a rien de plus pressé que de s'entourer de Leporello – la permanence du système est ainsi assurée. Des hommes qui ne sont ni fils de patrons, ni valets accèdent aussi au titre : mais, dans l'ensemble, il est préférable pour la carrière qu'ils fassent partie d'un certain ordre établi, qu'ils soient des bourgeois convenables, qu'ils n'expriment pas violemment des opinions "subversives". Pour avoir confirmation de tout cela, il suffit de regarder comment est constitué le conseil des professeurs de la plupart des hôpitaux. J'ai fait partie d'une de ces "grandes maisons" où régnait une écœurante servilité. Quels que soient la gloire et les mérites de son chef, elle a fait nommer aux concours, à côté de quelques hommes de qualité, un nombre important de médiocres qui empêchent encore, par leur pesante masse, la pédiatrie française de s'épanouir et de se moderniser » (*Le Mandarin aux pieds nus*).

Ce réquisitoire, qui ne manque pas de force, serait-il recevable s'il émanait d'un autre que Minkowski ? Je ne le crois pas. Car pour critiquer les mandarins, qui ne sont pas des saints, loin de là, il faut en être un soi-même, afin que cette critique soit, *ipso facto*, exempte de jalousie.

Pour beaucoup en effet, le mandarinat est, en soi, une survivance du passé, illégitime par définition. Sauf bien sûr les fameux « mandarins aux pieds nus » décrits par Minkowski, ceux partant pour les pays lointains afin d'aider les hommes et les femmes malmenés par la folie des guerres ou l'injustice des désordres climatiques. Loin de moi l'idée de les critiquer : j'ai quelque titre à me revendiquer comme leur compagnon, au moins à mi-temps !

Mais pourquoi faudrait-il accuser les autres, qui sont aussi mes amis ? Et de quoi, après tout ? De trop bien faire leur métier puis de s'être hissés au sommet de la notoriété ? De participer au rayonnement de la médecine française dans le monde ? De former grâce à leur enseignement tant de futurs médecins, tant en France qu'à l'étranger ? Dans toute l'Afrique, dans une partie de l'Asie, au Moyen-Orient et en Amérique du Sud de nombreux médecins parmi les plus connus ont été formés par les mandarins français. Encore aujourd'hui, dans nos services, beaucoup de jeunes stagiaires étrangers viennent apprendre leur métier.

Veut-on les accuser de trop bien faire avancer la recherche ? Voyez ce paradoxe : quand une « première » médicale est réalisée, les journalistes se précipitent pour encenser le « mandarin » : la première greffe du cœur ou du foie, les greffes de mains ou de bras… Pendant cette période de « grâce » médiatique, les grands patrons sont portés au pinacle. Mais dès que les feux de la rampe s'éteignent, les accusations reprennent, le mandarin redevient l'homme à abattre…

Ne serait-il pas temps de changer de mentalité ? Car tandis que nous perdons notre temps dans des querelles subalternes, notre médecine, petit à petit, perd son rang mondial, notre recherche marque le pas, et nos jeunes espoirs s'expatrient dans des pays où ils sont considérés et aidés.

Si l'on veut de bons médecins, gardons nos grands patrons !

Mère porteuse

J'ai déjà dit que le concept de mère porteuse était loin d'être nouveau, puisque l'exemple premier nous vient tout droit de la Bible : celui d'Agar, la servante d'Abraham, qui porta l'enfant que Sarah, sa femme, ne pouvait lui donner…

Mais voici qu'en ces premières années du XXIe siècle, la question n'est plus seulement d'ordre théologique mais… juridique !

« Porteuse pour qui ? » est en effet la première question. Certes, ce peut être pour un couple dont la femme n'a plus d'utérus ou un utérus mal formé. Ainsi, l'enfant porté par une autre ne fera qu'aider une mère ou un couple en détresse. Mais s'il s'agit d'une jeune femme parfaitement constituée qui n'a pas envie de porter un enfant pendant neuf mois – de la femme active déjà épuisée par son travail jusqu'au mannequin international qui craint les stigmates de la grossesse –, le problème change de dimension. Car aussitôt, surgit le spectre de la rémunération, donc de la « marchandisation » de l'humain.

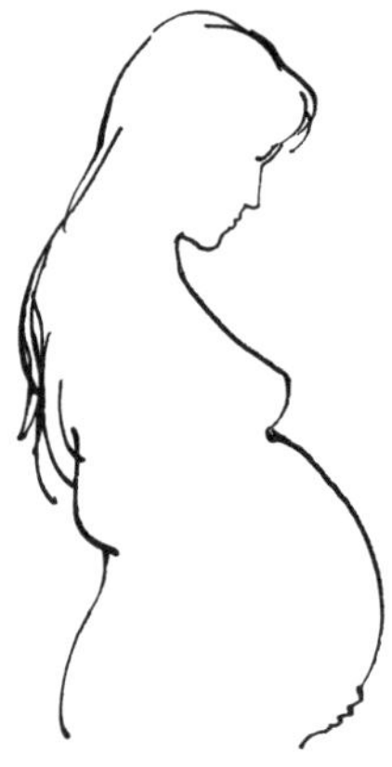

Récemment, un couple de Français ayant eu recours à une mère porteuse américaine vient d'avoir gain de cause après avoir été poursuivi pendant six ans par la justice pour adoption frauduleuse. Contrairement à la loi de 1994 qui interdit la « gestation pour autrui » (GPA), un arrêt de la cour d'appel de Paris lui a en effet donné satisfaction, accordant paternité pleine et entière, avec établissement d'état civil, pour les deux enfants.

La brèche ouverte par cette décision est énorme. À la fois légitime puisque les enfants étant génétiquement issus de ce couple, il était normal qu'il en revendique la paternité. Mais révolutionnaire puisqu'un interdit saute sous nos yeux : l'interdiction faite aux couples stériles de faire appel à une mère porteuse et, par voie de conséquence, celle faite aux femmes en général d'accomplir une gestation pour autrui…

Il appartient évidemment au Comité national d'éthique et aux parlementaires de défricher la question, mais, d'ores et déjà, deux recommandations me semblent indispensables : que le recours aux mères porteuses ne soit réservé qu'aux couples incapables de procréer, et qu'il n'y soit pas question de rémunération.

C'est en proscrivant toute « marchandisation » que nous avons résolu, depuis longtemps, le problème des dons de sang, mais aussi celui des dons de sperme et d'ovules. Pour que la jurisprudence de la cour d'appel évite le danger d'une transaction pécuniaire à l'étranger, il faudra que la loi soit à la fois ouverte et contraignante, réglementant strictement l'identité des parents – imagine-t-on la situation d'un enfant issu de dons de sperme et d'ovule ne correspondant pas au couple adoptant ? – mais offrant un véritable statut à la femme qui portera l'enfant.

Qui sera-t-elle, en effet ? Une professionnelle portant une fois par an un enfant contre rémunération ?

On pourrait même envisager, pour une meilleure « productivité économique », qu'elle porte deux enfants à la fois, non pas des jumeaux mais deux enfants destinés à deux couples différents, qu'une simple étude ADN permettrait d'identifier...

Aux États-Unis, la grossesse pour autrui est déjà autorisée dans certains États, comme d'ailleurs dans certains autres pays. Les lois sont variables. Tantôt, il y a une forte rémunération pour la « location » de l'utérus, tantôt un simple défraiement – le tarif varie de 2 000 à 20 000 euros !

Pour moi, cependant, le véritable danger est ailleurs, toujours le même, depuis que la barrière des espèces est franchie : l'utilisation machiavélique de la science à des fins contraires à la dignité de l'homme. Pourquoi ne pas imaginer, demain, une guenon utilisée pour porter un enfant d'homme ? Le problème financier serait certes réglé, mais quelle injure à l'humanité !

Mon Dieu, qu'il est doux de faire des enfants... naturellement !

Microbes

Imagine-t-on le soulagement de l'humanité quand les premiers traitements antibiotiques ont été mis sur le marché ?

Jusqu'à Fleming et la découverte de la pénicilline (1944), les microbes étaient la terreur des médecins et des malades ; l'appendicite ou l'angine tuaient. La fièvre puerpérale (infection après l'accouchement) terrassait des milliers de jeunes mères. Quant à la tuberculose, elle avait, au XIXe siècle, succédé à la peste comme représentation de la maladie absolue.

Soixante ans après l'arrivée de la pénicilline, les antibiotiques se sont succédé à un rythme accéléré. Il en existe désormais des centaines qui, de plus en plus sophistiqués, traquent et tuent les microbes.

Mais rien n'est jamais gagné ! Dans les années 1950, les staphylocoques et autres streptocoques, surpris par l'apparition de cette nouvelle arme qu'ils n'avaient pas imaginée, ont semblé céder sous les coups de ces nouveaux traitements. Le monde allait-il enfin être débarrassé de ces germes dangereux ? Hélas, après quelques années d'espoir, les microbes ont développé une technique de résistance. Les antibiotiques agissent de moins en moins bien, parfois plus du tout ! Les premières résistances étonnèrent le monde scientifique. Il fallait inventer de nouveaux antibiotiques plus puissants, ce qui fut fait. La réaction des microbes ne se fit pas attendre, ils développèrent de nouvelles résistances. L'escalade continue actuellement et les médecins commencent à craindre de perdre la guerre contre la race nouvelle des microbes multirésistants.

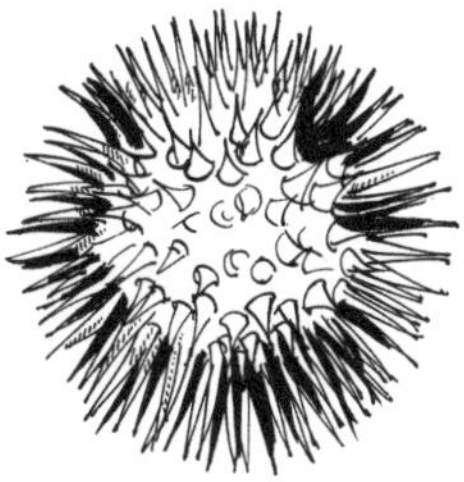

Au reste, les nouvelles molécules d'antibiotiques, souvent synthétiques, entraînent des effets secondaires parfois graves. La guerre n'est plus anodine et son issue incertaine. Ainsi, dans les hôpitaux où les microbes ont souvent élu domicile, de véritables réservoirs existent ; ces microbes particulièrement virulents se sont habitués aux nouveaux antibiotiques et frappent le malade affaibli par l'intervention chirurgicale, infectant les plaies, pouvant le tuer. Ce sont les fameuses infections nosocomiales.

Il faut d'urgence éduquer et mobiliser. Éduquer aussi bien les médecins que les malades. L'antibiotique n'est pas un bonbon que l'on prescrit et que l'on avale à la sauvette ; et quand il est nécessaire d'en prendre un, peut-être ne faut-il pas avaler le dernier inventé par la recherche médicale. Il faut toujours adapter l'arme à l'ennemi. Rien ne sert de prendre une bombe atomique pour tuer une souris !

À l'heure où nous risquons de devenir des surhommes génétiquement modifiés, voici qu'un simple microbe vient nous rappeler que nous sommes, comme nos ancêtres, à la merci d'un staphylocoque ou d'un colibacille… Et de cela, on ne sait s'il faut se rassurer ou s'angoisser !

Voir : *Yersinia pestis* (la peste).

Molière

(1622-1673)

Mais quelle bévue la corporation des médecins a-t-elle bien pu commettre à l'égard de Molière pour mériter un tel traitement ?

Certes, Jean (Baptiste) Poquelin a perdu sa mère alors qu'il n'avait que dix ans et a fait ses études chez les Jésuites. Sont-ce là des raisons suffisantes pour haïr à ce point les médecins et les bourgeois ?

Sans doute faut-il aller chercher les sources de son ressentiment dans l'influence qu'a exercée sur lui le théologien rationaliste Gassendi, né en 1592, grande intelligence de son siècle, pourfendeur de la pensée d'Aristote et de tous ceux qui professent un savoir sans faille de la nature réelle des choses. Mais Gassendi, homme de constitution fragile, est mort à soixante-trois ans en 1655, de fortes fièvres traitées par les inévitables saignées.

Et si nous touchions là à quelque rancœur inexpugnable ?

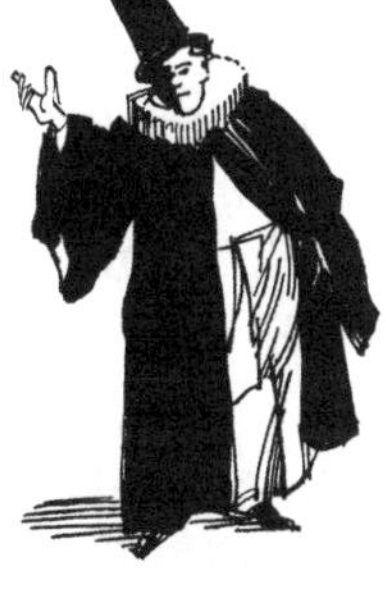

En 1665, Molière prévoit sa première représentation de *L'Amour médecin*. Le comédien est malade de ce que l'on identifie comme une « fluxion ». Peut-être s'agissait-il de la tuberculose. Il doit déserter la scène. Pourtant le bacille *Mycobacterium tuberculosis* n'a pas réussi à lui ôter de sa verve :

LISETTE : Que voulez-vous donc faire, Monsieur, de quatre médecins ? N'est-ce pas assez d'un pour tuer une personne ?

SGANARELLE : Taisez-vous. Quatre conseils valent mieux qu'un.

LISETTE : Est-ce que votre fille ne peut pas bien mourir, sans le secours de ces messieurs-là ?

SGANARELLE : Est-ce que les médecins font mourir ?

LISETTE : Sans doute, et j'ai connu un homme qui prouvait, par bonnes raisons, qu'il ne faut jamais dire : « Une telle personne est morte d'une fièvre et d'une fluxion sur la poitrine », mais « Elle est morte de quatre médecins, et de deux apothicaires ».

SGANARELLE : Chut, n'offensez pas ces messieurs-là.

LISETTE : Ma foi, Monsieur, notre chat est réchappé depuis peu, d'un saut qu'il fit du haut de la maison dans la rue, et il fut trois jours sans manger, et sans pouvoir remuer ni pied ni patte ; mais il est bien heureux de ce qu'il n'y a point de chats médecins, car ses affaires étaient faites, et ils n'auraient pas manqué de le purger, et de le saigner (*L'Amour médecin,* acte II, scène première).

Relisons aussi les vers acides de l'ex-futur tapissier royal, contant les aventures du faux médecin Sganarelle, écrits en 1666 :

GÉRONTE : Monsieur, c'est là sa maladie. Elle est devenue muette sans que jusques ici on en ait pu savoir la cause ; et c'est un accident qui a fait reculer son mariage.

SGANARELLE : Et pourquoi ?

GÉRONTE : Celui qu'elle doit épouser veut attendre sa guérison pour conclure les choses.

SGANARELLE : Et qui est ce sot-là qui ne veut pas que sa femme soit muette ? Plût à Dieu que la mienne eût cette maladie ! je me garderais bien de la vouloir guérir.

GÉRONTE : Enfin, Monsieur, nous vous prions d'employer tous vos soins pour la soulager de son mal.

SGANARELLE : Ah ! ne vous mettez pas en peine. Dites-moi un peu, ce mal l'oppresse-t-il beaucoup ?

GÉRONTE : Oui, Monsieur.

SGANARELLE : Tant mieux. Sent-elle de grandes douleurs ?

GÉRONTE : Fort grandes.

SGANARELLE : C'est fort bien fait. Va-t-elle où vous savez ?

GÉRONTE : Oui.

SGANARELLE : Copieusement ?

GÉRONTE : Je n'entends rien à cela.

SGANARELLE : La matière est-elle louable ?

GÉRONTE : Je ne me connais pas à ces choses.

SGANARELLE, *se tournant vers la malade* : Donnez-moi votre bras. Voilà un pouls qui marque que votre fille est muette.

GÉRONTE : Eh oui, Monsieur, c'est là son mal ; vous avez trouvé tout du premier coup.

SGANARELLE : Ah, ah !

JACQUELINE : Voyez comme il a deviné sa maladie !

SGANARELLE : Nous autres grands médecins, nous connaissons d'abord les choses. Un ignorant aurait été embarrassé, et vous eût été dire : « C'est ceci, c'est cela » ; mais moi, je touche au but du premier coup, et je vous apprends que votre fille est muette.

GÉRONTE : Oui ; mais je voudrais bien que vous me puissiez dire d'où cela vient.

SGANARELLE : Il n'est rien plus aisé : cela vient de ce qu'elle a perdu la parole.

GÉRONTE : Fort bien ; mais la cause, s'il vous plaît, qui fait qu'elle a perdu la parole ?

SGANARELLE : Tous nos meilleurs auteurs vous diront que c'est l'empêchement de l'action de sa langue.

GÉRONTE : Mais encore, vos sentiments sur cet empêchement de l'action de sa langue ?

SGANARELLE : Aristote, là-dessus, dit... de fort belles choses.

GÉRONTE : Je le crois.

SGANARELLE : Ah ! C'était un grand homme !

GÉRONTE : Sans doute.

SGANARELLE, *levant son bras depuis le coude* : Grand homme tout à fait : un homme qui était plus grand que moi de tout cela. Pour revenir à notre raisonnement, je tiens que cet empêchement de l'action de sa langue est causé par de certaines humeurs, qu'entre nous autres savants nous appelons humeurs peccantes ; peccantes, c'est-à-dire... humeurs peccantes ; d'autant que les vapeurs formées par les exhalations des influences qui s'élèvent dans la région des maladies, venant... pour ainsi dire... à... Entendez-vous le latin ?

GÉRONTE : En aucune façon.

SGANARELLE, *se levant avec étonnement* : Vous n'entendez point le latin !

GÉRONTE : Non.

SGANARELLE, *en faisant diverses plaisantes postures* : *Cabricias arci thuram, catalamus, singulariter, nominativo haec Musa, « la Muse », bonus, bona, bonum, Deus sanctus, estne oratio latinas ? Etiam, « oui », Quare, « pourquoi » ? Quia substantivo et adjectivum concordat in generi, numerum, et casus.*

GÉRONTE : Ah ! que n'ai-je étudié ?

JACQUELINE : L'habile homme que velà !

LUCAS : Oui, ça est si biau, que je n'y entends goutte.

SGANARELLE : Or ces vapeurs dont je vous parle venant à passer, du côté gauche, où est le foie, au côté droit, où est le cœur, il se trouve que le poumon, que nous appelons en latin *armyan*, ayant communication avec le cerveau, que nous nommons en grec *nasmus*, par le moyen de la veine cave, que nous appelons en hébreu *cubile*, rencontre en son chemin lesdites vapeurs, qui remplissent les ventricules de l'omoplate ; et parce que lesdites vapeurs… comprenez bien ce raisonnement, je vous prie ; et parce que lesdites vapeurs ont une certaine malignité… Écoutez bien ceci, je vous conjure.

GÉRONTE : Oui.

SGANARELLE : Ont une certaine malignité, qui est causée… Soyez attentif, s'il vous plaît.

GÉRONTE : Je le suis.

SGANARELLE : Qui est causée par l'âcreté des humeurs engendrées dans la concavité du diaphragme, il arrive que ces vapeurs… *Ossanbandus, nequeys, nequer, potarinum*, *quipsa*, *milus*. Voilà justement ce qui fait que votre fille est muette (*Le Médecin malgré lui* (1666), acte II, scène IV).

Et repaissons-nous encore du cynisme de Poquelin, lorsqu'il aborde ce que nous appellerions aujourd'hui « la relation médecin-patient » :

LÉANDRE : Il me semble que je ne suis pas mal ainsi pour un apothicaire ; et comme le père ne m'a guère vu, ce changement d'habit et de perruque est assez capable, je crois, de me déguiser à ses yeux.

SGANARELLE : Sans doute.

LÉANDRE : Tout ce que je souhaiterais serait de savoir cinq ou six grands mots de médecine, pour parer mon discours et me donner l'air d'habile homme.

SGANARELLE : Allez, allez, tout cela n'est pas nécessaire : il suffit de l'habit, et je n'en sais pas plus que vous.

LÉANDRE : Comment ?

SGANARELLE : Le Diable m'emporte si j'entends rien en médecine ! Vous êtes honnête homme, et je veux bien me confier à vous, comme vous vous confiez à moi.

LÉANDRE : Quoi ? vous n'êtes pas effectivement…

SGANARELLE : Non, vous dis-je : ils m'ont fait médecin malgré mes dents. Je ne m'étais jamais mêlé d'être si savant que cela ; et toutes mes études n'ont été que jusqu'en sixième. Je ne sais point sur quoi cette imagination leur est venue ; mais quand j'ai vu qu'à toute force ils voulaient que je fusse médecin, je me suis résolu de l'être, aux dépens de qui il appartiendra. Cependant vous ne sauriez croire comment l'erreur s'est répandue, et de quelle façon chacun est endiablé à me croire habile homme. On me vient chercher de tous les côtés ; et si les choses vont toujours de même, je suis d'avis de m'en tenir toute ma vie à la médecine. Je trouve que c'est le métier le meilleur de tous ; car, soit qu'on fasse bien ou soit qu'on fasse mal, on est toujours payé de même sorte : la méchante besogne ne retombe jamais sur notre dos ; et nous taillons comme il nous plaît, sur l'étoffe où nous travaillons. Un cordonnier, en faisant des souliers, ne saurait gâter un morceau de cuir qu'il n'en paye les pots cassés ; mais ici l'on peut gâter un homme sans qu'il n'en coûte rien. Les bévues ne sont point pour nous ; et c'est toujours la faute de celui qui meurt. Enfin le bon de cette profession est qu'il y a parmi les morts une honnêteté, une discrétion la plus grande du monde ; et jamais on n'en voit se plaindre du médecin qui l'a tué.

LÉANDRE : Il est vrai que les morts sont fort honnêtes gens sur cette matière (*Le Médecin malgré lui*, acte III, scène première).

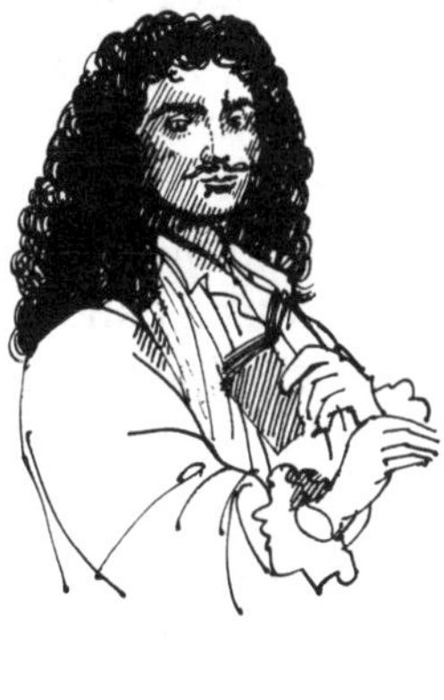

Voir : BCG.

Mondialisation et solidarité

La mondialisation peut être un espoir si les pays riches comprennent qu'il n'est plus possible de laisser les pays pauvres, que l'on nomme pudiquement émergents, à l'écart des richesses du monde. Cette solidarité indispensable doit commencer par l'accès à la santé.

Si l'on regarde de près les chiffres et les drames qu'entraîne par exemple le virus du sida, on est frappé en plein visage par l'inégalité entre les hommes. D'un côté, les pays riches où le sida progresse moins vite, les traitements sont distribués presque gratuitement à tous, la prévention s'affiche dans les écoles, les lycées et les universités ; d'un autre côté, les pays pauvres où l'épidémie progresse comme un raz-de-marée dévastateur sans que les malades puissent même espérer obtenir le moindre traitement, où l'information est indigente et épisodique. Bref, des pays où l'espoir existe et d'autres qui n'osent même plus regarder l'avenir. À côté du sida dévastateur et médiatisé car il s'agit d'une pandémie entre les pays riches et les pays pauvres, d'autres épidémies, d'autres maladies, parfois les plus simples, ravagent les continents pauvres ; elles ne font pas parler d'elles parce qu'elles sont « malheureusement réservées » aux pays pauvres (paludisme…) ou bien elles ne présentent pas de dangers pour les pays riches.

L'une des obligations fondamentales de l'homme serait de rendre l'accès à la santé égal pour tous les peuples du monde. Mais comment y parvenir ? C'est ici que la pensée unique fait des ravages. Les esprits simples et révoltés l'affirment : il faut forcer les grands groupes pharmaceutiques à distribuer gratuitement ou, pour le moins, à perte, leurs médicaments, tant il est scandaleux qu'ils puissent faire des bénéfices « sur le dos des malades » du tiers monde. Et voici qu'en Afrique du Sud les grands laboratoires ont été accusés, qu'à l'ONU ils sont montrés du doigt ! Ces médicaments doivent être gratuits. Ces révoltes sont relayées par la presse bien-pensante. Est-ce pourtant aussi simple ? Reprenons l'exemple du sida. Tout d'abord, et c'est fondamental, le traitement contre le sida n'existe pas encore. La trithérapie et la quadrithérapie ne font qu'éloigner de quelques années une échéance malheureusement dramatique. La vie est prolongée dans de bonnes conditions, mais le virus arrive en fin de compte à gagner et la maladie repart inexorablement. Si les traitements ne sont pas encore curateurs, le vaccin quant à lui n'existe pas non plus, mais il sera vraisemblablement trouvé comme le laissent penser les dernières découvertes. Il est donc impératif que les grands laboratoires poursuivent et même intensifient leurs recherches. Si d'immenses progrès ont été faits en vingt ans, il faudra malheureusement encore plusieurs années, peut-être vingt, pour que le virus soit définitivement terrassé. Il faudra énormément d'argent pour mener à bien toutes ces recherches. Or ce sont les profits actuels des laboratoires qui permettront de poursuivre la recherche et assureront les découvertes de demain. Obliger les laboratoires à supprimer leurs profits, c'est à coup sûr donner la victoire aux virus, à la mort. Faut-il alors désespérer et laisser les pays pauvres démunis ? Bien sûr que non ! C'est aux pays riches de débloquer les fonds nécessaires aux pays pauvres. C'est à eux d'assurer la solidarité internationale, ce n'est pas aux entreprises privées qui ne sont pas et ne seront jamais des entreprises philanthropiques.

Il est trop facile pour un État qui ne veut pas faire d'effort de solidarité de se défausser sur des entreprises et, quand elles refusent d'obtempérer, de les désigner à la vindicte populaire. Condamner l'immobilisme des États et leur hypocrisie ; annoncer sans rien faire la mort des pays pauvres n'est évidemment pas une solution non plus.

Il faut agir et agir vite. J'aimerais faire trois propositions qui me paraissent fondamentales.

En 1994, alors que j'étais ministre de la Coopération d'Édouard Balladur, j'ai organisé le sommet mondial des chefs de gouvernement sur le sida ; sa préparation a mobilisé plus de cent experts venus du monde entier ; quarante pays étaient représentés par leurs Premiers ministres. Nous y avons créé une banque mondiale du médicament et envisagé un plan d'épargne vaccin. Cette banque mondiale avait commencé à vivre et Édouard Balladur y avait symboliquement affecté 100 millions de francs. Les changements de gouvernements et le désintérêt qu'ont les pays riches pour les pays pauvres quand il faut mettre la main au portefeuille ont jeté cette banque dans l'oubli. Elle a été de nouveau évoquée par Jacques Chirac puis par Bernard Kouchner il y a deux ans ; l'incantation médiatique n'est cependant pas suffisante. Cette idée doit être reprise et élargie à tous les médicaments dont les pays pauvres ont besoin.

Comment devrait fonctionner cette banque mondiale du médicament ?

Elle doit être gérée paritairement par un conseil composé d'un représentant par continent ; une dotation initiale de 100 milliards de dollars serait effectuée, tous les pays cotiseraient au prorata de leurs richesses nationales. Il s'agirait d'une contribution proportionnelle de solidarité internationale. Puis chaque année, les pays feraient voter par leur parlement un taux de contribution. Il s'agirait d'un pourcentage de leur budget. En quinze ans, il faudrait que cette banque approche la somme de 1 000 milliards de dollars. Ce ne seront pas ces milliards déposés par les pays qui serviraient aux actions de solidarité, mais les revenus placés de ce fonds. Parallèlement, serait institué un plan d'épargne vaccin pour le sida uniquement. L'idée est simple, il n'existe actuellement pas de vaccin, mais l'espoir d'en trouver un est réel. Cependant, quand il aura été trouvé, son prix d'achat sera élevé et inaccessible aux pays pauvres. Dès aujourd'hui et chaque année, les pays riches abonderaient ce plan d'épargne qui serait utilisé dès la découverte du vaccin ; il permettrait de vacciner les pays pauvres. Ceux qui hésitent devant cette solidarité indispensable avancent un argument réel et qu'ils considèrent comme définitif. Dans les pays pauvres, des centaines d'ONG sont sur le terrain, effectuant certes un travail magnifique, l'OMS, l'UNICEF, le PAM, le FNUD, la Croix-Rouge, le Croissant rouge… y sont également depuis des années et pourtant le constat est terrible.

L'Afrique, une partie de l'Asie mais aussi de l'Amérique latine sont dans un état sanitaire effrayant. Des dizaines de millions de morts évitables par an. Le sida, mais aussi le paludisme ou plus simplement la rougeole, les diarrhées, les infections parasitaires et microbiennes banales tuent chaque jour. Quand un enfant meurt d'une appendicite, car il n'y a pas assez de chirurgiens ni assez de médicaments, il n'est pas

« décompté » dans les statistiques mondiales des grandes organisations caritatives. Or, au lieu de s'améliorer, l'état sanitaire des pays pauvres est de pis en pis, la durée moyenne de vie d'un Africain recule chaque année. Les milliards dépensés depuis des années, la coopération développée depuis si longtemps semblent donc n'avoir eu aucun effet. L'argent qui a inondé ces pays a souvent disparu dans les poches de certains dirigeants ou autres, pour se retrouver en Suisse ou dans les îles Caïmans ! Cet argument est recevable et il ne faut pas recommencer les erreurs du passé et distribuer sans contrôle cet argent.

La solution passe par l'établissement de véritables contrats internationaux de solidarité, par le biais d'une délégation internationale de service public. Les pays pauvres qui signeraient ces contrats accepteraient de déléguer à une organisation internationale la gestion de leur service de soins. Les pays pauvres accepteraient un audit de leurs réseaux de soins. Ce n'est qu'après l'établissement d'un plan de redressement que les fonds pourraient être débloqués. La politique hospitalière, voire même la politique sanitaire seraient gérées par des préfets sanitaires internationaux pendant la durée déterminée par le contrat ; ce serait les préfets qui géreraient les fonds internationaux.

Il faudrait instituer un volontariat qui permettrait aux jeunes d'aller servir la cause humanitaire, sous la responsabilité des préfets sanitaires. Notre service militaire est supprimé, comme d'ailleurs dans les autres pays riches, pourquoi ne pas envisager un « service humanitaire » ? Peut-être réveillerons-nous un peu plus d'humanisme – qui semble s'être assoupi dans nos cœurs trop matérialistes.

Ces contrats, véritables délégations de service public, cette banque mondiale du médicament, ce plan d'épargne vaccin sont, à mon avis, les meilleures solutions pour sortir les pays pauvres du drame sanitaire qui les submerge. C'est aussi la meilleure voie pour arriver à la démocratie. À Genève, à Seattle et ailleurs, les réunions de l'OMC ont dégénéré en bataille rangée, rien n'a été décidé !

À Porto Alegre, les intégristes « antitout », nostalgiques des idéologies meurtrières, ont nagé dans la plus complète irréalité. Pendant ce temps, seuls les États-Unis veulent imposer la *pax americana*. Il est temps que la France, grâce à cette nouvelle solidarité, renoue avec ses valeurs universelles.

Montpellier

De façon peut-être artificielle, il serait possible de suivre la pensée médicale et philosophique : à partir d'Ur et de Babylone, puis en Égypte, en Grèce et à Rome, elle retourne à Bagdad et à Ispahan, revient à Cordoue et à Séville pour atteindre Montpellier au début du XIIe siècle.

Cette ville, qui n'est devenue française qu'en 1349, était à l'époque une étape vers Compostelle mais elle était surtout un foyer culturel formidable grâce à la diversité de ses habitants. Benjamin Tudèle (1173) note qu'il a pu y rencontrer « des chrétiens, des Sarrasins, des Arabes, des Lombards, des Romains, des Égyptiens, des juifs, des Grecs, des Gaulois, des Pisans, des Génois, des Espagnols et même des Anglais ».

C'est vraisemblablement cette diversité qui a favorisé la diffusion des connaissances et l'émergence de grands hommes.

Dès 1137, l'archevêque de Mayence Adelbert y est venu étudier la médecine. En 1160, Jean de Salisbury, évêque de Chartres, écrit : « Certains se rendant compte de leur propre ignorance en philosophie s'en vont à Salerne et à Montpellier et là s'attachant à des médecins deviennent bientôt médecins eux-mêmes, aussi habiles en cet art qu'ils l'étaient auparavant en philosophie. »

Il n'existait pas encore de faculté de médecine et pour apprendre il fallait s'attacher à un médecin installé dans cette ville, c'est d'ailleurs grâce à Guilhem VIII, seigneur de Montpellier, qui publia un édit autorisant à tous d'enseigner leur art : « Tous quels qu'ils soient, de quelque pays qu'ils viennent, puissent, sans être inquiétés, donner l'enseignement de la physique à Montpellier. »

En 1220, le cardinal Conrad, légat du pape Honorius III, édicta les statuts d'une véritable faculté. En réalité, il s'agissait d'un cursus universitaire sans en avoir encore les bâtiments.

Les études étaient extrêmement codifiées. Les trois premières années se passaient sous la surveillance du plus ancien des « maîtres », le doyen. Au programme figuraient les grands ouvrages d'Avicenne, de Rhazes, d'Averroes, de Galien et d'Hippocrate.

Une fois ces trois années terminées, voici le baccalauréat (rien à voir avec notre bac actuel). Il vérifiait l'acquisition des connaissances, cet examen durait entre quatre et cinq heures et se déroulait devant un jury.

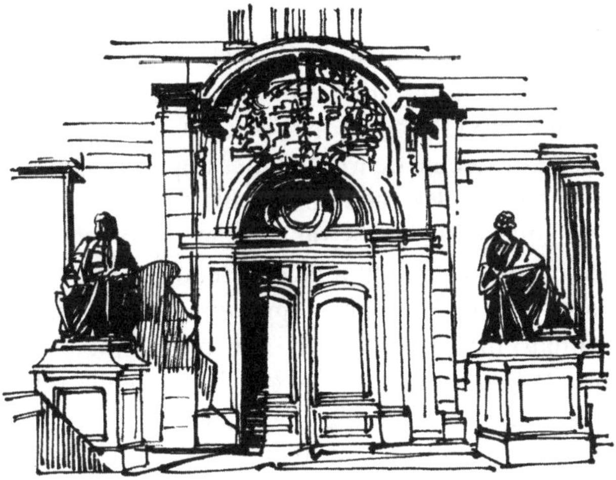

Venait ensuite l'entrée en licence, l'étudiant devait soutenir quatre thèses sur des sujets indiqués la veille par ses maîtres, puis huit jours plus tard, dernier examen (les points rigoureux), il devait traiter deux sujets importants : l'un sur la maladie, l'autre sur un aphorisme d'Hippocrate. En cas de réussite, l'évêque lui conférait « licence », c'est-à-dire la permission d'exercer la médecine.

Certains licenciés pouvaient acquérir le titre de docteur en médecine après un cursus un peu plus long. Le titre de docteur leur était conféré de façon grandiose ; autorités civiles et ecclésiastiques, condisciples et proches étaient réunis dans l'église Saint-Firmin, lectures en latin à la gloire du nouveau docteur qui revêtait alors les insignes de sa nouvelle fonction, bonnet carré, ceinture dorée, anneau d'or.

En 1289, l'université de Montpellier fut véritablement créée, associant l'école des arts, du droit et de la médecine.

Voici que se dessine un véritable bouleversement. Malgré les interdits jusque-là énoncés par les Églises, l'anatomie prend son essor. En 1340, les statuts de la faculté de médecine de Montpellier imposent la pratique de la dissection des cadavres (Louis d'Anjou, en 1376, ordonna que deux corps de suppliciés soient livrés à l'école chaque année pour être disséqués en public).

Mais l'esprit de Galien règne encore en maître sur l'art anatomique avec ses approximations et ses erreurs. Il faudra attendre le XVe siècle avec Ambroise Paré pour que l'anatomie devienne une science plus exacte. Cependant c'est à Montpellier, grâce aux balbutiements de l'anatomie, que la chirurgie prend ses lettres de noblesse.

Un nom va y émerger : Guy de Chauliac, élève d'Henri de Mondeville, médecin des armées – et accessoirement des enfants de Philippe le Bel.

C'est à ses côtés que Guy de Chauliac va apprendre l'anatomie et pratiquer la médecine et la chirurgie. Il se considère également comme disciple d'Abulcasis (936-1013), issu de l'école de Cordoue. Il est maître en médecine et en chirurgie en 1325. Avide de savoir, il se rend à Bologne et à Paris pour parfaire son art.

À l'occasion de la grande peste de 1348, c'est lui qui va décrire la peste bubonique et la peste pulmonaire. Il est maintenant connu de tous, en particulier des papes d'Avignon – Urbain V, surtout – dont il va devenir le chapelain. Il écrit à propos de cette terrible épidémie : « On mourait sans serviteur, on était enseveli sans prêtre, le père ne visitait pas son fils, ni le fils son père, la charité était morte, l'espérance anéantie. »

Pétrarque, dont l'égérie, Laure de Noves, a été emportée par la peste, lui en voulut longtemps de ne pas l'avoir sauvée. Il le dit dans une de ses lettres : « Les maisons étaient vides, les villes abandonnées, les campagnes dissolues, les champs encombrés de cadavres… consulte les historiens : ils demeurent muets, interroge les médecins, ils demeurent frappés de stupeur, tourne-toi vers les philosophes, ils haussent les épaules, plissant le front et d'un geste du doigt porté à leurs livres, ils t'imposent le silence. »

C'est dans cette ville que Guy de Chauliac compose son œuvre majeure, *La Grande Chirurgie* (*Magna chirurgica*).

Il ne faut pas, cependant, se tromper. Cette œuvre, pour une grande partie, n'est que compilation (encore) des écrits antérieurs de Galien, d'Abulcasis et d'Henri de Mondeville. Il présente néanmoins une synthèse des savoirs de l'époque fondée sur l'anatomie, préfigurant timidement ce que sera la méthode anatomo-clinique du XVIIIe siècle. On y trouve quelques principes comme la traction des fractures du fémur, la trachéotomie, la suture des plaies au thorax et la ligature des plaies artérielles.

Comme beaucoup, il donne de son art une description humaine : le chirurgien doit être « gracieux aux malades, bienveillant à ses compagnons, sage en ses prédictions… non extorsionnaire d'argent, il doit recevoir son salaire selon son travail, les facultés du malade, la qualité de l'issue et sa dignité ».

Il meurt à Avignon en 1368. Si l'université de Montpellier continue à vivre, son œuvre est oubliée, elle ne sera redécouverte que beaucoup plus tard, grâce à Ambroise Paré.

Moustiques

Les moustiques attaquent. De tous côtés.

Ce peuple de diptères (de la sous-classe des ptérygotes, de l'infra-classe des néoptères) dispose d'aptitudes à l'import-export qui auraient fait pâlir de rage les Phéniciens. Ces insectes se répandent dans le monde comme une traînée de poudre et y propagent une vaste quantité de virus.

En 1999, à New York, le moustique a été responsable de la mort de sept personnes et en a infecté soixante autres en leur communiquant le virus du Nil occidental (VNO), une maladie dont les premiers symptômes s'apparentent à ceux de la grippe, d'où le caractère vicieux de l'affection.

Mais les moustiques ne se contentent pas de nous apporter des souches du VNO. Ceux que nos cousins québécois dénomment joliment les maringouins franchissent les frontières (ou plutôt s'en affranchissent), en colportant allègrement des souches de la dengue, du chikungunya ou du parasite responsable du paludisme.

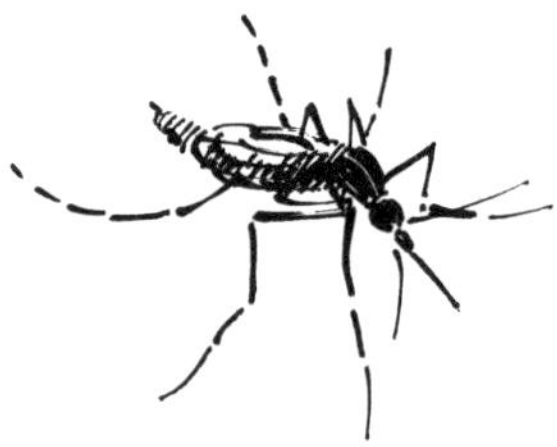

Depuis 2005, la dengue s'est invitée en Martinique et en Guadeloupe, après avoir pris pied dans les autres îles des Antilles. Cette maladie toucherait selon l'OMS entre cinquante et cent millions de personnes dans le monde. La forme la plus grave (la dengue hémorragique) est responsable chaque année de plusieurs dizaines de milliers de morts, en grande partie des enfants.

Fort heureusement, la forme commune de la dengue n'est pas mortelle. Elle se traduit par de fortes fièvres, des maux de tête, vomissements, diarrhées, éruptions cutanées et autres douleurs articulaires et musculaires.

Pourtant, la dengue était autrefois (c'est-à-dire jusque dans les années 1980) circonscrite à l'Asie du Sud-Est.

On croyait avoir jugulé le fléau grâce à des campagnes d'éradication du moustique *Aedes aegypti*, vecteur du virus. Mais l'insecte a survécu et il a migré vers l'est (l'océan Indien, puis la région du Pacifique Sud, puis l'Amérique latine), zones désormais exposées.

Beaucoup plus près de nous, l'Italie. En été 2007, le virus du chikungunya a frappé le nord de l'Italie. On croyait les foyers de cette maladie cantonnés à l'Asie et à l'Afrique. Ses symptômes sont très proches de ceux de la dengue, à tel point que l'on a dû confondre à plusieurs reprises les deux épidémies, aux XVIIIe et XIXe siècles. Mais le chikungunya peut aussi provoquer des hépatites, des méningites et de graves troubles cardiaques.

« À la mi-août, on recensait 47 cas, et près de 200 vers la fin du mois, relate *Le Monde* du 15 septembre 2007, à propos de l'épidémie italienne. C'est à ce moment-là que le virus du chikungunya a été clairement identifié par le laboratoire de l'Institut supérieur de la santé (ISS), à Rome, comme étant à l'origine de cette épidémie. "Nous avions déjà eu en Italie plus de 30 cas de personnes porteuses du virus au retour des zones infectées, mais c'est la première fois que se développait en Europe un foyer de transmission autochtone", explique le professeur Gianni Rezza, directeur du département des maladies infectieuses à l'ISS. »

En août, deux cents foyers étaient recensés en Italie. L'épidémie a finalement été jugulée, mais le virus a tout de même causé plusieurs décès chez des personnes âgées.

Autre point commun avec la dengue, le chikungunya est transmis à l'homme par les moustiques *Aedes aegypti* et *Aedes albopictus*. Or ce dernier, surnommé le « moustique-tigre » en raison des zébrures qu'il arbore, fait partie depuis quelques années de la faune des régions d'Italie situées au nord de Rome. Il a migré depuis l'océan Indien, où il vit habituellement, vers les États-Unis puis l'Europe. Son moyen de transport international favori est… le pneu. Il peut survivre dans les quelques centimètres-cubes d'eau qui stagnent en permanence dans la courbure de pneus usagés, stockés en plein air, puis exportés par conteneurs aux quatre coins du monde. Arrivés à bon port, les moustiques prennent leurs aises dans les eaux stagnantes des environs. Ces passagers clandestins n'ont pas des goûts de luxe. Point besoin de marais ou d'étangs : un vieil arrosoir, une gouttière, une citerne artisanale bricolée par un jardinier du dimanche ou une cave inondée leur suffisent pour s'établir et prospérer.

L'épidémie italienne de l'été 2007 a été enrayée notamment grâce à une vaste campagne de démoustication. « Bien que relativement bénigne, l'épidémie de chikungunya en Romagne est, pour Gianni Rezza, à prendre au sérieux car "c'est la première manifestation concrète des phénomènes dont on parle beaucoup, comme la globalisation et les changements climatiques”. Il a déjà eu une vidéoconférence avec ses confrères français, inquiets en raison de la présence de l'*Aedes albopictus* en France », explique encore *Le Monde*.

Les autorités sanitaires des Alpes-Maritimes ont en effet suivi l'évolution épidémiologique du virus en Italie avec la plus grande attention, car la présence du « moustique-tigre » a été signalée dès 2004 dans ce département, mais aucun cas de contamination au chikungunya n'y a été recensé.

Les moustiques sont encore – tous les touristes qui ont mis les pieds en Asie du Sud-Est le savent bien – les vecteurs du paludisme (dit aussi en anglais *malaria*), maladie qui, selon l'OMS, tue entre un et dix millions de personnes dans le monde chaque année. Pourquoi une fourchette aussi imprécise ? Parce que l'OMS s'appuie sur les statistiques des ministères nationaux de la Santé qui, faute de moyens, ne disposent pas tous de données épidémiologiques fiables (dans l'hypothèse où ils disposent de données quelles qu'elles soient). C'est le cas par exemple en Afrique, continent dont la population paie le plus lourd tribut en matière de paludisme.

Le paludisme est une « parasitose ». Son agent infectieux est un organisme vivant appelé *plasmodium falciparum*. Ce n'est ni un virus, ni une bactérie (qu'on appelle aussi un germe), mais un parasite comme le ténia (le ver solitaire). Il se développe dans l'organisme, attaque les globules rouges et le foie, provoque de très fortes fièvres et souvent la mort de la personne touchée et non soignée.

Il a été découvert en 1880 par un médecin militaire français, Alphonse Lavaran, alors en poste à Constantine, qui a décelé le parasite dans le sang des malades. Quelques années plus tard, le Britannique Ronald Ross, encore un médecin militaire, bactériologiste et entomologiste, montrera que la transmission du paludisme des oiseaux s'effectue par un moustique. Ils compteront tous deux parmi les premiers lauréats du prix Nobel de médecine. Puis l'Italien Grassi découvrira que le même mode de transmission est opératoire chez l'homme, *via* la femelle du moustique anophèle.

Pourquoi n'existe-il pas de vaccin contre le paludisme ? Question familière aux médecins. Tout simplement parce que le *plasmodium* ne provoque pas de réponse immunitaire de l'organisme. C'est la raison pour laquelle, contrairement aux maladies infantiles par exemple, on peut l'attraper plusieurs fois.

Comme on s'en doute, de nombreuses équipes à travers le monde travaillent à la mise au point d'une parade. Et les chercheurs ont dû faire preuve d'imagination. Depuis quelques années, grâce au séquençage du génome, la piste génétique a été abondamment explorée. Des chercheurs américains de Baltimore ont même récemment mis au point un moustique transgénique qui résiste au *plasmodium*, se reproduit plus vite que les insectes infectés et pourrait donc les supplanter dans les milieux naturels concernés, nous apprend *Libération* des 21-22 avril 2007.

La voie la plus innovante (et étonnante) a été baptisée « vaccin altruiste ». La vocation de ce vaccin est d'être inoculé aux individus (humains) sains pour immuniser les insectes, qui ne pourraient contaminer d'autres hommes. L'expérimentation est en cours, notamment à l'Institut Pasteur : « Le principe : donner à l'insecte une molécule qui l'empêche d'attraper le parasite, explique *Libération*. La méthode : les moustiques femelles se nourrissant en piquant l'homme, c'est donc l'homme qui absorbera la molécule. Faisable et acceptable ? Là non plus, ce n'est pas gagné. Mais comme le rappelle Didier Fontenille [*spécialiste d'entomologie médicale, directeur de l'Institut de recherches et de développement de Montpellier*] : "Contre le paludisme, on n'a pas le droit de laisser une piste dans l'ombre." »

Mullis, Kary Banks

(Né en 1944)

Ce chercheur en chimie et en biologie, prix Nobel de chimie 1993 et découvreur de la réaction en chaîne par polymérase (PCR), technique d'« amplification » du message génétique, dont nous avons vu qu'elle a permis une considérable accélération des recherches sur l'ADN, est également un personnage controversé et facétieux.

Mullis s'est pendant un temps acoquiné avec un autre biologiste Peter Duesberg, qui nie l'origine virale du sida. Il a également soutenu des opinions « dissidentes » sur l'effet destructeur des gaz CFC pour la couche d'ozone et sur le réchauffement de la planète. Mais l'anecdote la plus amusante sur son compte nous est contée par Mullis lui-même dans sa biographie, *Dancing Naked in the Mind Field* (« Dansant nu dans le champ de l'esprit »), publiée en 1998. Il y révèle avoir vécu une bien curieuse aventure. Un soir de 1985, à l'occasion d'une retraite dans sa cabane au cœur des forêts sauvages de Californie, il aurait croisé un raton-laveur phosphorescent qui l'aurait fort poliment salué d'un « Bonsoir, docteur ». Ciel ! S'agirait-il là d'une chimère comparable au singe fluorescent « fabriqué » en 2001 par le professeur Schatten de l'université des sciences de la santé de Portland en Oregon, grâce à l'introduction d'un gène de méduse dans le patrimoine cellulaire d'un primate ? On ne le saura jamais puisque l'apparition ne s'est pas reproduite et Kary Mullis n'a pas eu l'occasion de prélever sur l'aimable rongeur quelques précieux poils, dont l'ADN aurait très certainement livré d'importantes informations.

Le docteur Mullis confie par ailleurs avoir parfois recours au LSD dans un usage ludique. Les deux phénomènes (la rencontre nocturne et l'usage de l'acide lysergique diéthylamide) ne seraient-ils pas liés ?

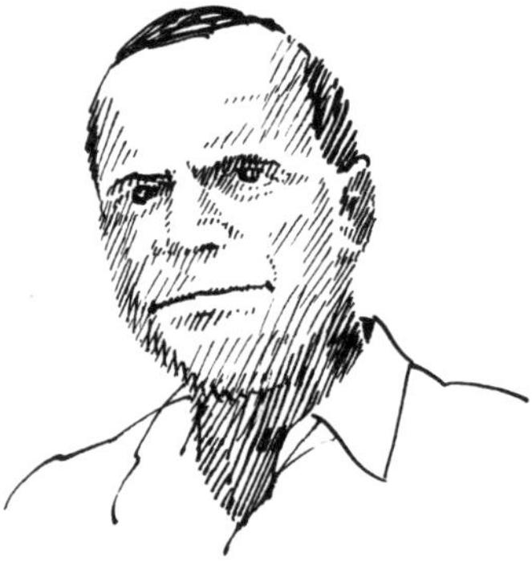

Voir : Chimères.

Mythes et médecine

En termes d'abondance de divinités, la médecine n'a rien à envier à d'autres disciplines.

Dans l'Égypte antique, les médecins sont des prêtres, puisque la maladie est censée provenir des démons. On notera toutefois l'ambiguïté de la fonction de ce clergé médical : il est à la fois chargé de répandre la maladie et de la soigner. Voilà matière à méditer. Le principal dieu-médecin égyptien est Imhotep, qui semble avoir dans un premier temps exercé principalement des activités d'architecte et de bâtisseur (on lui doit notamment quelques sanatoriums), avant de devenir une divinité de la guérison. De là à conclure que l'avenir de notre profession réside dans la construction et la direction de cliniques privées, il y a un pas que je ne franchirai pas.

Dans la mythologie grecque, le dieu de la médecine est Asclépios (dont la réincarnation romaine est Esculape). Asclépios est né dans des conditions tumultueuses. Sa mère Coronis avait une double vie : elle était la régulière d'Apollon (dieu de la prophétie, des arts, de la musique, et dieu-archer : ce qui fait beaucoup pour un seul homme, mais demeure acceptable pour une divinité), tout en s'accordant des extras avec un mortel. Apollon est officiellement le père d'Asclépios, mais le doute demeure, faute de test ADN.

Pour se venger de l'infidélité de Coronis, Apollon l'a fait occire aussi sec, puis ordonne de brûler son corps sur un bûcher. Pris de remords, il retire le petit Asclépios du cadavre de sa femme, avant que le bébé ne périsse dans les flammes.

On admettra qu'il y a bien là matière à susciter une vocation de sauveur de vies ! Mais c'est surtout grâce à son éducation, assurée par Chiron, qu'Asclépios embrassera la carrière médicale.

Chiron est un centaure (créature chimérique, mi-homme mi-cheval) d'un naturel bon et gentil, contrairement à ses congénères. Il a connu une enfance douloureuse, car sa mère, déçue de l'apparence du nouveau-né, a demandé à être transformée en tilleul. Elle aurait pu en profiter pour inculquer à son rejeton quelques éléments de science infuse, mais, à notre connaissance, elle s'en est abstenue.

Le tout jeune Asclépios est confié à ce brave Chiron, qui dispose de connaissances scientifiques octroyées par Apollon. Le centaure élève le petit garçon et lui transmet son savoir de guérisseur, précieuses notions, qui, à l'époque, ne se trouvent pas sous le sabot d'un cheval, mais bien, en l'occurrence, sous celui du centaure.

Le jeune homme devient un médecin renommé et brillant, ce qui ne lui vaut pas que des amis. Hadès, le dieu des enfers, s'inquiète pour la pérennité de son commerce. Il suit d'un œil réprobateur la carrière d'Asclépios qui accumule les honneurs (sans doute serait-il de nos jours nommé professeur et siègerait-il à l'Académie des sciences) et les réussites thérapeutiques : et que je te sauve des cas désespérés et que je te ramène des mourants à la vie ! Pour Hadès, c'en est trop. Le freluquet commence à lui casser le métier, et d'autres choses encore. Il demande à Zeus la peau du *greek doctor* et il l'obtient : Asclépios trépasse, victime de la foudre sur lui dirigée d'un doigt altier par le maître du Panthéon.

L'assassinat entraîne une série de représailles façon *vendetta* corso-marseillaise, conduites par Apollon, qui entend se racheter de la désinvolture dont il a fait preuve à l'égard de son enfant par le passé.

Asclépios a eu deux fils, Machaon et Podalirios, qui ont hérité des talents de leur père et les mettent au service des armées grecques durant la guerre de Troie. Il est également papa d'une fille, prénommée Hygie, déesse de la santé (dont le nom est à l'origine du vocable « hygiène »).

De son vivant, Asclépios s'était vu attribuer le symbole du serpent, sans doute en vertu de la capacité du reptile à revivre et à se renouveler lors de la mue. Selon une hypothèse voisine, le dieu-médecin se serait réincarné en ophidien après sa mort foudroyante.

C'est en souvenir d'Asclépios-Esculape que le caducée des médecins représente une baguette entourée d'un serpent (et surmontée du miroir de la prudence et de la réflexion).

N

Nutrition

Les consignes des campagnes de type « Programme nutrition santé » : cinq fruits et légumes par jour, ne pas manger trop gras, trop sucré, ou trop salé, éviter de grignoter entre les repas, le tout associé à une activité physique régulière, sont de nature parfaitement rationnelle. Je suis d'ailleurs le premier à les appliquer avec le plus de rigueur possible.

Mais il faut, en la matière, prendre garde à ne pas sombrer dans l'excès ou dans le burlesque ! L'interdiction des distributeurs automatiques de boissons et de confiseries dans les écoles n'est pas mauvaise en soi. En revanche, les programmes de collaboration entre les firmes alimentaires et les compagnies d'assurances instaurant des réductions de cotisations pour les consommateurs de certains aliments frisent le ridicule. Prenons garde à ne pas créer une police des réfrigérateurs, qui serait aussi pathétique que peu efficace.

S'il est une lecture qui me met en joie, sur un sujet pourtant grave, c'est bien celle des conseils nutritionnels et diététiques appliqués à la prévention des maladies (cancer, maladies cardio-vasculaires ou dégénératives). J'évoquerai ces recommandations sous la forme un menu « idéal » qui regroupe exclusivement des allégations *non confirmées.*

MENU

BOISSON :

— *Thé.* Il contient des molécules antioxydantes donc antiâge, et favoriserait la prévention des cancers et maladies cardio-vasculaires, selon *Science et Avenir* d'avril 2004.

Mais attention, est-il précisé dans le même dossier, une trop grande consommation de cette infusion peut conduire à l'anémie (déficit en hémoglobine contenue dans les globules rouges) en réduisant l'absorption du fer des aliments par l'organisme.

Solution : boire du thé mais entre les repas.

Le thé ferait aussi baisser le cholestérol. Une étude norvégienne montre une réduction de 40 % du risque de maladie cardio-vasculaire chez les buveurs de thé, explique la même revue.

— *Vin* (un verre par repas) : le *french paradox* a été tellement vanté qu'il est presque inscrit dans les mentalités :

1) les infarctus du myocarde seraient moins fréquemment mortels en France que dans les pays anglo-saxons (et particulièrement qu'aux États-Unis) ;

2) la consommation de vin (quelques verres par jour) expliquerait cette résistance.

Remarque : en vérité, le *french paradox* n'a jamais existé. La consommation de matières grasses végétales (plutôt qu'animales) des habitants des pays méditerranéens, le fameux « régime crétois », pourrait expliquer la différence des taux de maladies coronaires entre les Méditerranéens et les populations anglo-saxonnes et nordiques. Mais on n'est certains de rien.

Dans le registre farceur, on découvre avec surprise que, d'après une étude italienne publiée dans la revue *Neurology* de mai 2007, la consommation d'un verre de vin par jour pourrait réduire de 85 % la progression des troubles de démence.

Sans commentaire.

ENTRÉE :

— *Œuf (pour son jaune).* Indications : la lutte contre la dégénérescence maculaire – la macula est une zone située au centre de la rétine – liée à l'âge (DMLA). L'action antidégénérescente du jaune d'œuf résulterait de l'action de la lutéine et de la zéaxantine (que nous retrouverons au dessert), qui réduirait aussi les risques de cataracte. (Source : une étude de l'université de Bordeaux, citée par *Sciences et Avenir*, octobre 2006).

Mais le jaune d'œuf est un aliment riche en cholestérol, ce qui peut favoriser les maladies cardiovasculaires. On pourrait résoudre le problème en envisageant un régime pour… les poules, suggère une chercheuse de l'Institut national agronomique, « spécialiste du métabolisme lipidique chez les oiseaux », citée par le mensuel. Il faudrait notamment enrichir leur alimentation en graines de lin, donc en acide gras oméga 3.

PLAT :

— *Poisson* : du poisson gras (saumon, thon blanc) pour sa richesse en oméga 3, évidemment. Ces « acides gras polyinsaturés » contribueraient à prévenir les problèmes cardiaques et cardio-vasculaires, ainsi que leur récidive, mais également, au gré de la fantaisie de certains, toute une série de pathologies (dépression, densité osseuse, tension artérielle…).

Une étude publiée en février 2002 par le département de physiologie de l'université d'Oxford a même conclu à l'efficacité d'un complément nutritionnel en oméga 3 dans la réduction du déficit d'attention d'enfants éprouvant des difficultés scolaires ! (Sources : toutes revues et sites internet confondus, les plus sérieux comme les plus farfelus.)

Remarque : à ce jour, l'action significative de la consommation d'oméga 3 pour la prévention des pathologies diverses n'est aucunement établie de manière incontestable.

— *Tomates* : elles renferment notamment du lycopène, pigment antioxydant de la famille des caroténoïdes, dont l'absorption régulière aurait une influence positive sur les cancers de la prostate, du côlon et quelques autres encore.

DESSERT :

— *Pamplemousse, pastèque, mangue…* Indication : ces fruits ralentiraient le vieillissement du cerveau grâce à leur teneur en lycopène et en zéaxantine. Ces substances diminueraient le stress oxydatif, autrement dit la dégradation par oxydation des cellules cérébrales.

(Sources : une étude du très sérieux Inserm, menée sur 1 389 personnes à partir de 1991 et publiée au printemps 2007.)

— *Fruits rouges et baies*. Les fraises « inhibent la formation de composés cancérogènes appelés nitrosamines [présentes dans les charcuteries et sources possibles de cancers digestifs] qui peuvent se former dans le tube digestif lorsqu'on ingère des nitrites ou nitrates et des protéines. [...] Les fraises inhibent jusqu'à 70 % de la formation de ces agents cancérogènes. Une bonne raison cet été de faire suivre une assiette de merguez d'un bol de fraises », préconise *Sciences et Avenir* de juillet 2004.

Le débat sur les rapports pathologies-nutrition est régulièrement relancé par des publications polémiques.

Prenons la dernière en date : l'ouvrage de David Servan-Schreiber, *Anticancer* (2007).

Ce psychiatre a été un des premiers à vanter les mérites (non prouvés) des oméga 3. Il a d'ailleurs créé une entreprise chargée de commercialiser des gélules et autres compléments.

Désormais, il s'attaque au thème du cancer. Il raconte avoir lui-même été atteint par une tumeur cancéreuse au cerveau. Il a subi une intervention chirurgicale, suivie d'une rechute et d'une chimiothérapie. Il ne conteste pas l'utilité, ni le caractère indispensable, des modes de traitements classiques du cancer (ce qui n'est déjà pas mal !). Mais il s'est lancé dans une sorte de relecture des connaissances sur le thème général du cancer (dont il n'est aucunement spécialiste). Il en a tiré une nouvelle approche : « Nous avons tous un cancer qui dort en nous. » Il appartient à chacun d'entre nous de renforcer les mécanismes de défense que recèle notre organisme.

En lui-même, son constat n'est pas faux et les moyens qu'il indique ne sont pas *a priori* aberrants : l'activité physique et la nutrition. Mais à l'examen du détail, tout se gâte. David Servan-Schreiber préconise des doses d'activité spécifiques en fonction des cancers potentiels : tant de minutes de marche pour celui du sein, tant de minutes de vélo pour la prostate. Il avance aussi l'idée qu'une alimentation adaptée (choux, ail, oignon, etc.) inhibe spécifiquement le développement de tel ou tel cancer.

Le succès éditorial de ce type d'ouvrage semble garanti, malgré – ou grâce à – une approche éminemment biaisée et contestable.

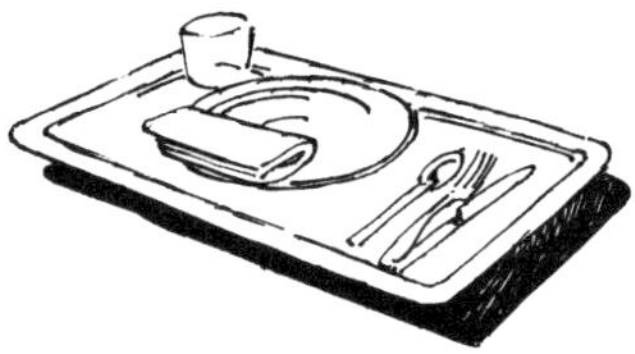

Comme nous l'avons vu, la cancérologie développe depuis quelques années des thérapies ciblées en fonction du type spécifique de cancer, avec des actions multiples sur le fonctionnement de cellules précisément identifiées. Ces nouveaux traitements prennent aussi en compte les données génétiques du patient.

La démarche qui consiste à conseiller ou à faire croire en l'efficacité d'un aliment anticancer efficace pour tous les individus constitue donc un recul scientifique et un danger sanitaire.

Comme le fait remarquer à David Servan-Schreiber le cancérologue Dominique Marinchi, réagissant à l'idée selon laquelle le thé vert bloque l'invasion des tumeurs : « On ne peut pas dire cela. Dire qu'il y a des principes actifs dans les plantes, on le sait. Mais, vous, vous les préconisez comme on préconise des recommandations thérapeutiques, et non comme une mesure d'hygiène de vie. Je le répète, il faut le prouver. Les bénéfices et les risques, cela se mesure. Vous, vous maintenez une certaine ambiguïté » (*Libération*, 27-28 octobre 2007).

Autre argument développé par le psychiatre à succès et qui peut troubler le lecteur profane : certaines populations développent moins de cancers que d'autres (les Asiatiques pour le cancer de la prostate, affirme-t-il). Sa conclusion est qu'il existe des éléments de leur environnement (alimentation, activités physiques) qui peuvent être utilisés avec bénéfice dans d'autres régions du monde.

Ce raisonnement apparemment frappé au coin du bon sens n'est pas valable. Il est vrai que certaines populations sont moins sujettes à certaines pathologies (ou plus sensibles à certains traitements) en vertu de facteurs génétiques. Mais ces derniers ne sont identifiés que de manière anecdotique. Tant que l'on n'aura pas prouvé par des études de masses (publiées, reproduites et confirmées) *pourquoi* tel type de cancer est moins fréquent ici que là, on ne pourra pas tirer de conséquences concrètes de ces constatations purement statistiques.

Pour aller plus loin dans le « déterminisme nutritionnel », voici en février 2008 une dépêche AFP qui montre bien l'orientation de la médecine préventive de demain (Tokyo – 13 février 2008) :

« Une firme japonaise va proposer aux hommes et aux femmes (aux enfants aussi vraisemblablement, tant il est important de commencer tôt à prendre soin de soi) des conseils diététiques et hygiéniques individualisés en fonction de leur profil génétique.

« Cette société, avant-garde d'une cohorte d'entreprises qui vont apparaître dans le monde entier, va d'abord étudier le génome de ses clients (une goutte de sang suffira), il suffit pour l'instant d'étudier une soixantaine de gènes. Elle évaluera les risques cardiaques, vasculaires, diabétiques, musculaires, cérébraux de chaque client. En fonction des résultats, elle va proposer, de façon tout à fait individualisée, un régime, tel ou tel type de sport, etc. Il suffira de 45 jours pour obtenir son profil "alimentaire". »

« Cher monsieur, après étude de votre génome et sans que notre entreprise en soit responsable, nous vous proposons les régimes suivants, poisson, fruits, légumes, peu de sucre, pas de sel… »

Cette avancée médico-alimentaire est sûrement fort intéressante, est-elle véritablement dépendante du génome ? Certainement pour les diabétiques, les hypertendus, les obèses, les filiformes, les hypercholestéronémiques.

Mais imagine-t-on, après avoir reçu son profil génético-alimentaire, interdisant la choucroute (trop salée, trop grasse, trop…), celui qui ira, en « douce », dans une brasserie, désobéir à ces injonctions ! Nous allons devenir esclaves de nos déterminations génétiques.

Qu'il faille pour certains des régimes, c'est évident, qu'il soit nécessaire pour tous de suivre des règles hygiéno-diététiques, bien entendu. Mais faut-il une police de la restauration ? Après la police des frigidaires ?

Déjà au XIe siècle et vraisemblablement avant, des « nutritionnistes » prescrivaient des régimes « adaptés ».

Voici les aphorismes de l'école de médecine de Salerne. Ces aphorismes ont une origine mystérieuse ou contestée. Ont-il été écrits en 1066 par les « docteurs » de la faculté de Salerne sous l'égide de Jean de Milan (Joannes de Medilano) et commandés par Robert, duc de Normandie, ou bien, toujours issus de Salerne, ont-ils été adressés au roi Édouard d'Angleterre ? Cette dernière hypothèse est la plus vraisemblable.

Au roi d'Angleterre, salut.
Toute l'école de Salerne
En ce court écrit a pour but
De lui tracer comment il faut qu'il se gouverne,
S'il veut se garantir de toute infirmité
Et vivre en parfaite santé.

Des vins doux et blancs.
Le vin bourru chatouille ; on le boit avec joie ; il engraisse, il est nourrissant ;
Mais craignez qu'il n'opile ou la rate ou le foie,
Par le trop long séjour qu'il y fait en passant.
Du vin blanc, clair, fin, le mérite consiste en ce qu'il passe vite.

Remède pour ceux qui ont trop bu de vin au souper.
Si, pour avoir trop bu la veille, votre estomac est dérangé,
Ayez dès le matin recours à la bouteille,
Vous serez bientôt soulagé ;
Par ce remède bien purgé,
Aux maux de cœur, aux maux de tête,
Vous donnerez un prompt congé,
En prenant du poil de la bête.

Des aliments qui sont de bonne et légère nourriture.
Choisissez une nourriture

Simple et conforme à la nature.
Mangez de bons œufs frais, n'en perdez point le lait ;
Prenez de forts bouillons, buvez du vin clairet.
Fine fleur de froment et mets de cette espèce
Vous feront arriver à l'extrême vieillesse.

Des viandes qui nourrissent et engraissent.
Vous manque-t-il de l'embonpoint ?
En ce cas ne négligez point
L'usage du froment, le porc frais, la moelle,
Le fromage nouveau, les rognons, la cervelle,
Les vins doux, l'œuf mollet, les chairs d'un jus exquis :
Figues mûres, raisins nouvellement cueillis,
Vous feront une graisse et saine et naturelle.

Il faut régler ses repas suivant la saison de l'année.
Au retour des zéphirs, sobre en vos aliments,
Ne vous empiffrez point de trop de nourriture,
Et songez qu'alors la nature
Des plantes et du corps excite les ferments.
Quiconque mange outre mesure
Durant les chaleurs de l'été,
Est l'ennemi de sa santé.
Ménagez-vous pendant l'automne,
Et ne vous fiez point aux pièges de Pomone.
L'hiver vous met en sûreté :
Suivez votre appétit en toute liberté.

De la chair de porc.
La chair de porc n'est jamais bonne,
Si le bon vin ne l'assaisonne.
Sans vin, loin que le porc soit bon,
Il vaut bien moins que le mouton.
Avec cette liqueur j'opine
Pour qu'on en mange librement.
Il purgera bénignement :
Ajoutez-y l'oignon, c'est une médecine.

De la chair de veau.
Chair de veau, soit dit en passant,
Est un manger fort nourrissant.

Des oiseaux bon à manger.
Mangez la poule, le chapon,
La tourterelle, le pigeon,
La caille, le faisan, la tendre gelinotte,
Le merle, la perdrix, le pluvier, le pinson
Et la sarcelle qui barbote.

Du canard.
Un canard de rivière, avec soin apprêté,
Flatte un goût délicat : j'ai fait l'expérience
Des maux qu'en le mangeant cause l'intempérance.
Il faut de la sobriété.
Je sais que quand on s'en écarte,
Les horreurs de la fièvre quarte
Sont les tristes effets de cette volupté.

Des poissons en général.
À l'égard des poissons, telle est notre doctrine :
Des poissons durs ou mous les choix sont différents.
Des mous, préférez les plus grands ;
Des durs, les plus petits : la chair en est plus fine.

Voir : Ciblées (thérapies).

O

Œdipe

Pour briller en société, on prononcera son nom [edip], avec « é » comme dans élémentaire, et non pas [ødip], avec un « eu » comme dans « œufs », même si cette prononciation est désormais admise.

Œdipe est le fils de Laïos, roi de Thèbes, et de sa femme Jocaste. Laïos est un sale type, irascible et ingrat. Bien avant la naissance d'Œdipe, chassé de Thèbes par des comploteurs et réfugié chez le roi Pélops, Laïos a enlevé Chrysippe, le fils de son hôte. Selon certaines rumeurs, il aurait abusé du jeune garçon. Pélops lui-même n'était pas un enfant de chœur : il avait conquis son royaume par nombre de trahisons et de coups bas, mais le pauvre Chrysippe n'y était pour rien.

Pour punir Laïos, Apollon lui envoie un oracle funeste. S'il donne naissance à un fils, celui-ci le trucidera et épousera sa femme.

De mauvaises langues affirment que, pendant des années, Laïos se contente de sodomiser sa femme Jocaste, puis qu'un jour il craque et se livre à une fornication traditionnelle. À la naissance de son fils, se remémorant l'oracle, Laïos charge un serviteur d'abandonner l'enfant sur le mont Cithéron afin qu'il y soit dévoré par les fauves. Auparavant, le méchant roi perce les pieds du bébé et passe une corde dans les trous pour lui entraver les jambes. Le geste témoigne de la cruauté la plus gratuite car on voit mal un bébé échapper aux loups, qu'il ait ou non les pieds attachés.

Sur le chemin du mont Cithéron, le serviteur de Laïos renonce à accomplir sa sinistre besogne et confie l'enfant à un berger corinthien. Le berger remet l'enfant à Polybe, son roi, qui, n'ayant point de descendance, l'adopte avec sa femme Mérope. Il lui donne le nom d'Œdipe (pieds enflés).

Plus tard, lors d'un banquet, un convive enivré révèle au jeune homme qu'il est un enfant trouvé. Surpris et blessé en son âme, Œdipe demande des comptes à Polybe qui refuse de lui répondre. Le fils adoptif décide de se rendre à Delphes afin d'y consulter l'oracle et de connaître la vérité sur ses origines.

L'oracle confirme à Œdipe qu'il n'est pas le fils de Polybe et lui révèle son destin de parricide, sans préciser l'identité de son père naturel. Il lui annonce aussi qu'il épousera sa mère.

Fortement perturbé, Œdipe décide de ne pas retourner à Corinthe, pour ne pas se trouver en situation d'occire le brave roi Polybe. Il choisit de se rendre à Thèbes. Tandis qu'il chemine, le jeune homme croise la route d'un olibrius (quoique originaire de Rome, l'olibrius aurait essaimé en Grèce) juché sur un char et entouré de serviteurs. De manière fort peu aimable, l'homme ordonne à Œdipe de dégager la route et, comme le garçon n'obtempère pas assez promptement à son goût, il lui roule sur le pied. Or cette partie du corps est, comme on s'en doute, très sensible chez Œdipe. Ce dernier, déjà très irrité par les sombres prédictions de l'oracle, se saisit d'un bâton et extermine tout l'équipage, sauf un serviteur qui réussit à s'échapper. Le conducteur du char se trouve être Laïos, son père naturel et inconnu. Mais Œdipe se soucie peu de l'identité du chauffard et reprend sa route.

Certains spécialistes situent cette rencontre avant qu'Œdipe ait rencontré l'oracle et s'appuient sur le fait que Laïos aurait déjà été mêlé à de sombres affaires de coups et blessures à l'occasion d'altercations liées à la circulation.

Tandis qu'Œdipe se rapproche de Thèbes, des voyageurs l'avisent que la région est à feu et à sang : le roi Laïos a été tué dans des circonstances mystérieuses et une monstrueuse créature, un sphinx, fait régner la terreur. D'après les récits, il semble bien que cet être soit issu de manipulations génétiques perpétrées par quelque savant irresponsable : un visage et une poitrine de femme, un corps de lion (et un caractère de cochon). D'après une hypothèse rapportée par Jacques Lacarrière dans son *Dictionnaire amoureux de la mythologie*, la créature serait aussi une fille naturelle de Laïos (ce qui pourrait expliquer son fichu tempérament).

Le Sphinx interdit aux voyageurs le passage vers Thèbes. Il leur impose de résoudre des énigmes, faute de quoi il les dévore. Il a déjà fait de nombreuses victimes, à tel point que Créon, frère de Jocaste, a promis la main de sa sœur et le trône de Thèbes à celui qui viendrait à bout du monstre.

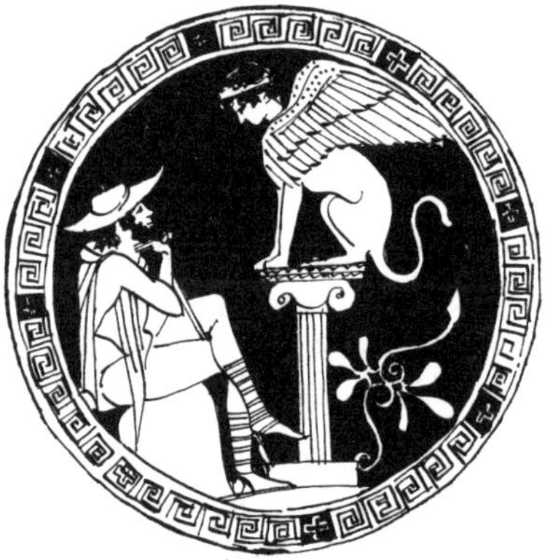

Lorsqu'il atteint l'entrée de la cité, Œdipe est intercepté par le Sphinx qui, du haut de son rocher, lui pose deux questions. L'une est fort connue : quelle est la créature qui est dotée de quatre pattes le matin, de deux à midi et de trois le soir ? La seconde (que rappelle Jacques Lacarrière) l'est moins : quelles sont les deux sœurs dont l'une engendre l'autre et dont la seconde engendre à son tour la première ?

Œdipe résout les deux énigmes : c'est l'homme qui marche à quatre pattes au matin de sa vie, puis sur ses deux pieds, puis s'appuie sur un troisième pied, une canne, au soir de son existence ; le jour et la nuit sont ces sœurs qui s'engendrent mutuellement et inlassablement. Quel fortiche, cet Œdipe ! Il aurait fait un malheur à « Questions pour un champion ».

Vaincu, le Sphinx se jette de son piédestal et meurt. Selon certaines versions, il se précipite en outre dans un fleuve, afin d'être certain de ne pas se rater.

Œdipe est accueilli en sauveur à Thèbes. Il épouse Jocaste, qui a certes l'âge d'être sa mère, mais également de beaux restes, rapporte-t-on ; et il devient roi. Parvenu à ce niveau de gloire, d'aucuns auraient eu les chevilles qui enflent. Mais pas Œdipe. Il est vrai que c'était déjà le cas. Le couple mène une vie heureuse dans une cité prospère dont la population vénère son souverain. De leur union naissent deux garçons (Étéocle et Polynice) et deux filles (Antigone et Ismène).

Puis une grave épidémie (peut-être la peste) doublée d'une famine provoquée par de mauvaises récoltes s'abattent sur Thèbes. L'on s'en va consulter les oracles. Ceux-ci annoncent que le meurtrier de Laïos est toujours vivant et qu'il séjourne à Thèbes. Telle est la cause des malheurs qui frappent la région.

Œdipe commence à se douter de quelque chose et mène son enquête. La révélation viendra de Corinthe. Lorsque Polybe meurt, Œdipe, son héritier adoptif, est pressenti pour prendre sa succession. Le roi de Thèbes refuse. Il ne souhaite à aucun prix côtoyer celle qu'il considère comme sa mère, Mérope, craignant de ne pouvoir réfréner des pulsions tout œdipiennes. Dès lors, la mémoire revient à divers protagonistes mineurs de l'histoire : le berger qui a recueilli Œdipe sur le mont Cithéron, le serviteur témoin du meurtre de Laïos. La vérité éclate au grand jour ; le secret de famille est dévoilé.

Au désespoir, Jocaste se pend. Œdipe se crève les yeux à coups de dague, ce qui dénote un certain courage physique, surtout pour le deuxième œil. Puis il s'exile et meurt.

Leurs enfants, Étéocle, Polynice, Antigone et Ismène, victimes de la malédiction familiale, connaîtront des destins tragiques et tourmentés.

Le mythe d'Œdipe est un concentré des passions et des mythes qui font les grands enjeux actuels de la médecine de la reproduction : le désir d'enfant, l'incertitude de la filiation, la transgenèse…

Je laisserai le lecteur se replonger dans le détail de cette tragique histoire, dont les versions sont nombreuses (Sophocle, Homère), et s'interroger sur la réalité du fameux complexe d'Œdipe, défini par Freud comme la pulsion qui pousse l'enfant mâle, lors du stade génital, à éprouver de l'attirance pour sa mère. Chez la fille, toujours selon Freud, le processus est plus complexe : après avoir éprouvé (comme le garçon) un sentiment d'amour pour la mère, la fille s'en détache, parce qu'elle lui reprocherait de ne pas l'avoir dotée d'un pénis. Puis elle se rapproche du père à la fois pour remplacer la mère et par envie du pénis.

La notion de complexe d'Œdipe a été évoquée pour la première fois par Freud dans *Totem et tabou* en 1910.

Quelques années plus tard, le même Freud énoncera la théorie du meurtre du père, selon laquelle les fils tuent parfois leur géniteur qui, en tant que mâle dominant, leur interdit l'accès aux femmes de la horde.

Mais Œdipe pouvait-il désirer Jocaste *parce qu'elle était sa mère* alors qu'il ignorait qu'elle l'était ? Si l'on répond par la négative, l'un des fondements de la psychanalyse s'écroule.

Si, à l'inverse, on adhère à la théorie, on peut se demander si Apollon n'aurait pas lu Freud avant d'envoyer son oracle à Laïos. Hypothèse que l'on réfutera immédiatement, grâce au simple examen de la chronologie historique. Mais Apollon a pu prédire l'œuvre du docteur Sigmund. Pour le fils de Zeus, dieu de la lumière, de la beauté, des arts, mais aussi de la prophétie et de la divination, rien n'est impossible en ce domaine.

Voir : *Yersinia pestis* (la peste).

OGM

Les OGM existent depuis que l'homme a appris à cultiver. Parfois, c'est la nature qui l'a encouragé à en fabriquer. Reprenons l'histoire du phylloxera, la maladie qui dessèche (du grec *xêros*) les feuilles (*phullon*). Elle est provoquée par un puceron, le *Dactulosphaera vitifoliae*, originaire des États-Unis, qui s'abat sur les vignes françaises au milieu des années 1860 dans le Gard. Lorsqu'il élit domicile sur le pied de vigne, l'insecte y instille une bactérie (*Xylella fastidiosa*) qui bloque la circulation de l'eau dans le bois (xylème) et dessèche les feuilles puis les ramures, et le cep lui-même. Ce puceron présente plusieurs particularités qui expliquent sa vitalité destructrice :

— il en existe plusieurs espèces, avec ou sans ailes, qui s'attaquent aux racines ou aux feuilles ;

— il se reproduit soit de façon sexuée, soit par parthénogenèse ;

— son cycle de reproduction est assez court (vingt jours).

Replongeons-nous dans l'atmosphère de l'époque :

« C'est un grand spectacle que cette vaste conspiration de toutes les forces vives de la science pour combattre le Phylloxéra, ce fléau qui menace de tarir l'une des principales sources de la richesse de notre pays. L'Assemblée nationale en fait le sujet de ses délibérations, le gouvernement s'en émeut, l'Institut de France ouvre une enquête solennelle. La grandeur de l'effort n'est que trop justifiée par l'importance des intérêts qu'il s'agit de sauver. Mais quel est donc le terrible ennemi qui les met en péril et provoque de notre part de si formidables préparatifs de guerre ? Mesurez sa taille, examinez ses armes, visitez ses remparts : Que trouvez-vous ? Un puceron minuscule, une imperceptible tarière, une étroite fissure du sol. Parcourons ses lugubres étapes : en 1865, l'insecte apparaît pour la première fois sur un seul point du Vaucluse ; en 1867, on remarque une large tache dans ce département ; en 1868, les deux rives du Rhône sont attaquées ; en 1869, l'épidémie arrive aux portes de Nîmes, d'Aix, de Montélimar, des vignes sont atteintes dans l'Hérault et le Var. En 1870, le mal prend un développement, et en 1871, toute la vallée du Rhône, de Valence à la mer, est sous le coup du Phylloxéra, les taches deviennent de plus en plus larges dans l'Hérault et le Var ; en 1872, le fléau gagne du terrain dans ces deux départements », rappellera Drouin de Lhuys, ministre de Napoléon III, au Congrès international viticole de Montpellier en octobre 1874 (cité par Alain Fraval, dans la revue *Insectes*, n° 136, 2005).

En France, le phylloxera aurait coûté à l'économie française plus cher que la guerre de 1870, précise Alain Fraval.

Dans les décennies 1870 et 1880, la Californie, l'Allemagne, l'Autriche puis toute l'Europe sont atteintes, et plus tard l'Afrique et l'Amérique du Sud. Au début du XXe siècle, le pugnace puceron parvient en Chine. La Turquie sera épargnée… mais seulement jusqu'aux années 1980.

Après avoir testé différentes méthodes (le sulfure de carbone, la chaux ou l'immersion des vignes sous l'eau par irrigation afin d'asphyxier le puceron), les viticulteurs et les entomologistes trouveront la solution aux États-Unis à la fin des années 1860. Les ceps de vigne y sont originaires d'Europe mais des mutations les ont apparemment rendus résistants au phylloxera. Problème : tous les cépages qui font la variété des vins français européens n'y sont pas représentés. Les ceps américains seront finalement importés en France et en Europe et serviront de porte-greffes pour la résurrection des cépages en voie d'extinction.

Des boutures de ceps français sur des pieds de vigne américains génétiquement modifiés : si cela ne constitue pas une forme d'OGM, alors de quoi s'agit-il ? On dispose désormais d'innombrables études épidémiologiques démontrant les effets néfastes du vin sur la santé humaine (lorsqu'il est absorbé en grande quantité) mais il ne semble pas qu'ils trouvent leurs causes, en quelque façon, dans les modifications génétiques issues des greffes.

Ironie de l'histoire, le phylloxera fera une réapparition dans les années 1990 en Californie à la suite d'une erreur de greffes de cépages effectuées sur des porte-greffes insuffisamment résistants au parasite.

Plus généralement, où trouve-t-on ces OGM « naturels » ? Partout. Tous les fruits que nous consommons sont issus d'arbres greffés. Comme Monsieur Jourdain faisait de la prose sans le savoir, nos agriculteurs, puis nos premiers agronomes, ont fait de la génétique sans le savoir, en sélectionnant patiemment les espèces. Pour un particulier désirant peupler son verger, la simple démarche qui consiste à choisir dans un catalogue de jardinage un plant de poire williams ou de passe-crassane (deux espèces issues de la sélection par greffe) le fait entrer dans l'univers de la modification génétique.

L'argument des anti-OGM est le suivant : les évolutions génétiques produites par la nature sur la longue durée sont acceptables. À l'inverse, lorsque l'homme intervient et sur un cycle court, il y a danger parce que nous ne disposons pas du recul nécessaire à l'établissement du caractère inoffensif pour la nature et pour l'homme de ces OGM. L'argument n'est pas totalement irrecevable : il est exact que nous ne connaissons pas les effets à long terme des OGM sur l'organisme des animaux ou des hommes qui en consomment. Les OGM les plus répandus et les plus anciens ont depuis des années fait l'objet d'expérimentations prouvant qu'ils ne présentaient pas de danger pour l'homme et pour l'environnement. Mais certains estiment que cela n'est pas suffisant. Et il se trouvera toujours des beaux esprits ou des casse-pieds pour exiger des études à vingt, puis à cinquante ans. D'autre part, il est, par définition, beaucoup plus difficile de prouver l'innocuité d'un produit que sa dangerosité. Les opposants répondent qu'ils présentent de fait un risque pour l'environnement puisque leur culture en plein champ implique leur dissémination et la « contamination » des cultures voisines. Dialogue de sourds.

Si l'on respecte le principe de précaution dont se prévalent les opposants aux OGM, nous nous priverions du bénéfice de maïs résistants aux parasites, dont la culture peut éviter le déversement de milliers de tonnes de pesticides dans les sols de notre belle planète. Quand l'écologie lutte contre l'écologie…

Nous interdirons de fait l'accès des populations des pays pauvres à des espèces de riz très riches en amidon, qui produisent deux fois plus de récoltes et consomment trois fois moins d'eau. L'utilisation raisonnée des OGM permettrait de nourrir les millions d'individus qui vont venir grossir les rangs de la population mondiale.

Autre argument valable des anti-OGM, les firmes qui ont conçu et développé ces produits (dont la fameuse compagnie Monsanto) ont mis au point des semences stériles, c'est-à-dire dont la récolte ne peut être partiellement réutilisée pour le réensemencement. Quand ce n'est pas le cas, l'agriculteur s'engage par contrat à ne pas épargner le moindre grain pour ses semis. Privés de cette pratique ancestrale, les paysans « sous contrat d'exclusivité » se retrouveront en situation de dépendance absolue vis-à-vis d'une entreprise (le plus souvent une multinationale). Les petits exploitants occidentaux redoutent cette évolution. Pour les agriculteurs du tiers monde, dépourvus d'aides, d'assurances et de subventions, la situation sera bien pis encore.

L'homme détient désormais la clé de la génétique, ce pouvoir de manipuler consciemment les gènes des organismes mais aussi d'expliquer les évolutions passées. Il en découle de légitimes interrogations scientifiques et techniques, mais ne se doublent-elles pas d'une peur métaphysique, du vertige de la transgression morale ou religieuse et du viol de la nature ? Un vertige intellectuel encore plus prononcé dès lors que les manipulations sont expérimentées sur les animaux, prélude à des travaux sur l'homme.

Je remarquerai enfin que le débat sur les OGM végétaux, lancé dans le grand public dans les années 1990, a pris rapidement une ampleur démesurée alors que l'ajout de gènes dans les bactéries a été pour la première fois pratiqué dans les années 1970, la modification des gènes des animaux dès le début des années 1980 et les recherches sur les végétaux quelques années plus tard. Or ce sont ces dernières recherches qui alimentent les polémiques les plus violentes alors qu'elles font partie d'un vaste ensemble.

Tel est le paradoxe : des dizaines de militants sont prêts à aller en prison pour empêcher la culture de maïs génétiquement modifié, mais lorsque l'Union européenne autorise la production d'insuline à partir de lait de chèvres porteuses d'un gène humain introduit artificiellement, la plupart des réactions se cantonnent à une réflexion amusée : « C'est dingue, cette histoire. Vous ne trouvez pas ? »

Le dossier des céréales génétiquement modifiées ne serait-il pas le « plant de la contestation » qui cacherait un vaste consensus sur la nécessité de ne pas arrêter le progrès à cause de simples suspicions ?

Les recherches et les utilisations des OGM doivent être encadrées *a priori* et validées *a posteriori* par des comités d'experts, comme il en existe pour l'étude et les essais en plein champ des OGM végétaux (en France, il s'agit de la Commission du génie biomoléculaire qui examine, au cas par cas, les demandes de culture d'OGM en plein champ).

Le principe d'un comité des sages, agissant avec recul, et pourquoi pas hors des pressions médiatiques, me semble le plus adapté à court terme.

Depuis, il a été décidé, à l'occasion du « Grenelle de l'Environnement », un moratoire qui suspend la commercialisation des OGM végétaux pesticides, qui renvoie à des négociations ultérieures. Espérons qu'elles interviendront rapidement !

En pharmacologie, ralentir la marche de la recherche sur les OGM (végétaux ou animaux) nous priverait d'innovations formidables. Ainsi en mars 2007, quatre vaches transgéniques capables de produire du lait contenant de l'insuline humaine (utilisée dans le traitement du diabète chez l'homme) sont nées dans les laboratoires d'une firme argentine. Cette insuline est compatible avec l'organisme humain car le gène de l'insuline humaine a été introduit dans l'embryon de la future génisse avant la réimplantation de celui-ci sur une vache porteuse. Les responsables de cette firme envisagent de faire naître un taureau transgénique doté du même génome d'ici quelques années. Selon leurs affirmations, il suffirait de quelques dizaines de têtes de bétail pour produire l'insuline nécessaire au traitement des trois cent mille diabétiques insulino-dépendants de toute l'Argentine. Le coût de fabrication de cette insuline « naturelle » serait inférieur de 30 % à celui de sa production par la chimie de synthèse, dont les procédés sont très coûteux dans ce domaine, en raison de la complexité de l'hormone.

Si ces affirmations se vérifient, pourquoi se priver d'une telle avancée ?

Cet exemple argentin n'est pas le seul. Près de Boston, une ferme exploitée par un laboratoire pharmaceutique élève trois cents chèvres dont le lait contient une molécule anticoagulante dénommée « antithrombine 3 » (ATryn dans son appellation commerciale). Elle s'adresse aux personnes qui présentent un déficit en antithrombine naturelle et risquent la thrombose, le bouchage d'une artère.

L'ATryn est d'ordinaire fabriquée à partir d'extrait de plasma humain, mais le recours au lait de chèvres transgéniques permet de recueillir de plus grandes quantités à des coûts moins élevés. Le principe extrait est ensuite filtré et purifié des souches virales propres à l'animal qui pourraient y subsister. Après plusieurs demandes, l'ATryn a reçu l'année dernière un avis positif de l'Agence européenne du médicament.

Une société française semble d'ailleurs décidée à se lancer dans la production d'un autre anticoagulant (la proconvertine, dite encore facteur VII) qu'elle envisage de faire produire en association avec la firme de Boston à partir de lait de lapines transgéniques.

Pourquoi se priver de tels progrès, si toutes *les* précautions sont prises (ce qui est fort différent du respect de *la* Précaution érigée en dogme). Cela semble bien être le cas quant à cette antithrombine humano-caprine. Des pharmacologues ont relevé un risque : le système immunitaire des chèvres peut conférer à la protéine une configuration spécifique quant à sa structure « tertiaire » ou « tridimensionnelle », c'est-à-dire tout simplement la façon dont le gène est replié dans l'espace. Si l'organisme humain identifie une différence de structure, il peut lancer son système immunitaire à l'assaut de la protéine et la détruire, donc annihiler ses effets.

Le fait que la communauté scientifique ait émis cette observation et la mise en place spontanée de procédures de contrôle par les équipes de recherches constituent bien, non pas la preuve absolue, mais une forte présomption de ce que les médicaments ne sont pas lâchés dans la nature comme des chèvres dans le maquis corse.

L'éthique et la responsabilité des médecins et des chercheurs leur imposent de prendre des précautions mais aussi des risques calculés et perpétuellement réévalués. Ce n'est pas contradictoire avec une application raisonnée du principe de précaution.

Une dernière anecdote à propos des animaux transgéniques. Celle-ci prête plutôt à sourire : en 2001, les chercheurs d'une firme néo-zélandaise de biotechnologie ont identifié, parmi un troupeau de quatre cents têtes, une vache produisant un lait moins riche en acides gras saturés (la « mauvaise graisse ») que celui de ses congénères. Les chercheurs se sont empressés de tenter une reproduction de l'animal, baptisée Marge (comme « margarine »), ce à quoi ils sont parvenus pour des femelles. Ils tentent de produire un mâle susceptible de créer une nouvelle race de vaches donnant du lait naturellement écrémé. Les premiers troupeaux allégés sont prévus pour 2010. Une telle innovation intéresserait à la fois les consommateurs soucieux de préserver l'état de leur système cardiovasculaire et les industriels qui pourraient ainsi faire l'économie de l'étape de séparation du lait et de la crème. Le lait de ces vaches permettrait de fabriquer un beurre plus facile à étaler.

Pas de quoi en faire une tartine.

Ovulation (déblocage de l')

Le déblocage de l'ovulation est un phénomène fréquent dont nous avons tous des exemples dans notre entourage. Un couple qui ne parvient pas à concevoir une progéniture adopte un enfant ou recourt aux techniques de procréation médicale assistée, puis, quelques années ou quelques mois plus tard, la femme met au monde un bébé par cette réaction biologique complexe que constitue la grossesse. On ne peut expliquer ce phénomène. Sauf peut-être à revenir à la Bible et à l'histoire d'Abraham et Sarah (ou plutôt d'Abram et Saraï car tels sont leurs noms à l'époque de cette anecdote).

« La femme d'Abram, Saraï, ne lui avait pas donné d'enfant. Mais elle avait une servante égyptienne, nommée Agar, et Saraï dit à Abram : "Vois, je te prie : Yahvé n'a pas permis que j'enfante. Va donc vers ma servante. Peut-être obtiendrai-je par elle des enfants." Et Abram écouta la voix de Saraï. Ainsi, au bout de dix ans qu'Abram résidait au pays de Canaan, sa femme Saraï prit Agar l'Égyptienne sa servante, et la donna pour femme à son mari Abram. Celui-ci alla vers Agar qui devint enceinte. Lorsqu'elle se vit enceinte, sa maîtresse ne compta plus à ses yeux. Alors Saraï dit à Abram : "Tu es responsable de l'injure qui m'est faite ! J'ai mis ma servante entre tes bras, et depuis qu'elle est enceinte, je ne compte plus à ses yeux. Que Yahvé juge entre moi et toi !" Abram dit à Saraï : "Eh bien, ta servante est entre tes mains, fais-lui comme il te semblera bon." Saraï la maltraita tellement que l'autre s'enfuit de devant elle » (Genèse).

Dans sa fuite, Agar rencontre l'ange de Dieu qui calme le jeu. Il conseille à Agar de retourner chez Abram et, à Agar, de se soumettre à sa maîtresse, et lui annonce qu'elle aura une nombreuse descendance dont le premier membre sera Ismaël. Suivant le conseil de l'ange, Agar retourne chez ses maîtres et adopte un profil bas. Un peu plus tard, elle donne naissance à Ismaël. Abram est alors âgé de quatre-vingt-six ans.

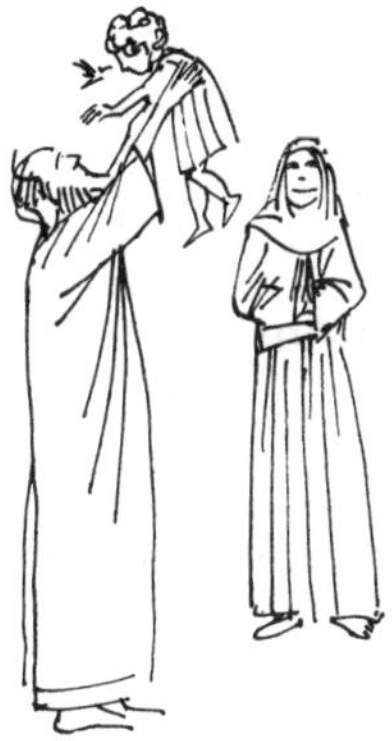

Treize ans plus tard, Dieu apparaît à Abram et lui tient un long discours : il lui annonce qu'il deviendra père d'une multitude de nations et que, pour cette raison, il sera extrêmement fécond. Et il lui annonce tout à trac différentes nouvelles dignes d'un inventaire à la Prévert : il doit d'abord changer de nom et prendre celui d'Abraham (et sa femme celui de Sarah) ; sa descendance et toutes les générations futures devront être circoncis.

Sans discuter, Abraham rentre chez lui, fait circoncire tout le monde, y compris lui-même (il est alors âgé de quatre-vingt-dix-neuf ans). Quelque temps plus tard, Yahvé réapparaît et ordonne à Abraham et Sarah de s'accoupler. On peut imaginer que Dieu a respecté un délai de cicatrisation après la circoncision, car, dans le cas contraire, le rapport aurait sans doute été douloureux. Mais cela n'est pas précisé par les textes.

Sarah demeure un peu dubitative car elle forme désormais avec Abraham un couple de vieillards. Et pourtant Isaac naîtra de cet accouplement.

Inutile de préciser qu'en tant que praticien, je me garde bien de conseiller aux couples présentant un problème de fertilité le recours aux mères porteuses (ce qui est illégal en France) ou aux amours ancillaires (ce qui risquerait de flanquer une pagaille monstre dans les familles).

Médicalement parlant, Sarah n'a-t-elle pas ovulé spontanément comme ces femmes dont je parlais et qui, jalouses, choquées, bouleversées par l'arrivée d'un enfant adopté, retrouvent leurs « moyens » biologiques ?

P

Pasteur, Louis

(1822-1895)

Pasteur est sans doute un des plus grands savants du XIXe siècle. Sa vie, que l'on aurait pu imaginer calme comme un grand fleuve tranquille qui mène aux découvertes et à la gloire, a, au contraire, été jalonnée de soubresauts et de controverses.

Tout d'abord, il n'était pas un excellent élève et préférait la peinture aux études. Il prépare le concours de l'École normale supérieure puis y renonce, y revient à nouveau. Ayant obtenu deux thèses de physique et de chimie, il commence ses recherches par la cristallographie, domaine dans lequel il effectue ses premières découvertes qui lui valent une reconnaissance internationale dès ses vingt-sept ans.

Sa première découverte concernait le tartrate, un des dépôts dans les cuves à fermentation utilisées pour la vinification.

Cette découverte peut paraître anodine, or elle est d'une très grande importance théorique.

Il existe un tartrate qui dévie la lumière vers la droite, un autre vers la gauche ; pour Pasteur la marque de la vie est dissymétrique.

Cette constatation est fondamentale, nous savons que les protéines ou les éléments chimiques actifs ont une structure spatiale particulière qui leur donne leur fonction, la nature est spatialement organisée.

Nommé en 1857 à la direction des études de l'École normale supérieure, il réussit assez vite à se mettre à dos ses élèves aussi bien que ses collègues, et il démissionnera de ses fonctions tout en obtenant la création, rue d'Ulm, d'un laboratoire de chimie taillé à ses mesures où il commence ses travaux sur la fermentation des levures.

Son deuxième travail qui restera dans l'histoire est donc celui de la fermentation.

Avant lui, Justus Liebig (sans qu'il y ait de ma part une volonté de publicité pour les concentrés du même nom) avait une définition de la fermentation que n'aurait pas désavouée Averroès : « La levure de bière et en général toutes les matières animales et végétales en putréfaction reportent sur d'autres corps l'état de décomposition dans lequel elles se trouvent elles-mêmes. Le mouvement qui, par perturbation d'équilibre, s'imprime à leurs propres éléments se communique également aux éléments des corps qui se trouvent en contact avec elles. »

Comprenne qui pourra ! Autrement dit, c'est la théorie du mimétisme organique…

Pasteur, lui, a montré que l'alcool qui se forme durant la fermentation résulte du métabolisme des micro-organismes qui se développent dans un milieu particulier : « La pureté d'un ferment, son homogénéité, son développement libre, sans aucune gêne, à l'aide d'une nourriture bien appropriée à sa nature individuelle, voilà l'une des conditions essentielles à de bonnes fermentations. »

En 1876, il se présente aux élections sénatoriales, tentative qui se solde par un échec politique mais le pousse à reprendre le chemin des laboratoires (à cinquante-quatre ans) et à publier les résultats de ses études sur la fermentation (*Les Études sur la bière*). Appliqués aux bactéries, ces travaux permettront d'incommensurables avancées dans la recherche sur les maladies infectieuses et les vaccins.

En 1879, Pasteur commence par traiter le choléra des poules. Celles-ci, infectées par une bactérie, mouraient à coup sûr, décimant les basses-cours. Il parvient à mettre au point le vaccin contre cette maladie. Il va ensuite s'attaquer au charbon : il arrive à atténuer la bactérie charbonneuse et à fabriquer un vaccin.

L'expérience de Pouilly-le-Fort en 1881 est particulièrement connue. 24 moutons vaccinés survivent à l'inoculation de la bactérie, 24 moutons non vaccinés meurent… C'est la gloire. Il a donc inventé la vaccination avec les vaccins vivants atténués.

En 1885, il va découvrir le vaccin contre la rage. Il s'agit d'une vaccination avec le vaccin tué. Le succès de la vaccination de Joseph Meister, puis celle du berger Jean-Baptiste Jupille en octobre de la même année lui ouvrent les portes de l'immortalité. Et c'est à la suite de ce succès que l'Académie des sciences va lancer une souscription internationale qui permit la construction de l'Institut Pasteur (1887-1888).

La vaccinologie existait de façon empirique depuis des centaines d'années.

Les Chinois « vaccinaient » contre la variole en faisant inhaler aux individus sains des fragments de croûtes de pustules varioliques.

Lady Montagu, épouse de l'ambassadeur anglais auprès de l'Empire ottoman, décrivait en 1717 une autre forme de vaccination.

L'inoculation se faisait en piquant le sujet avec une aiguille préalablement trempée dans le contenu d'une pustule de varioleux, il y avait cependant 2 % de décès… Puis Jenner est arrivé, la vaccination a véritablement commencé.

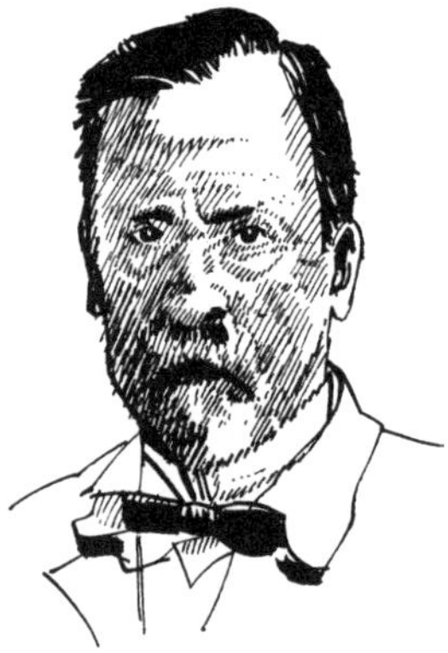

Au-delà de cette découverte majeure pour la médecine qu'est le vaccin contre la rage, on oublie trop souvent que Pasteur aura été un des plus farouches opposants à l'hypothèse de la génération spontanée (dont les tenants sont appelés, selon les domaines, spontéparistes ou hétérogénistes). Son principal adversaire fut le journaliste et médecin de formation Georges Clemenceau. Pasteur s'est battu de longues années pour faire admettre l'idée que l'air transporte des germes, des êtres vivants microscopiques à l'origine des bactéries et microbes, tandis que ses adversaires soutenaient l'hypothèse – qui de nos jours fera sourire – que certaines substances apparaîtraient d'elles-mêmes au contact de l'air, qui serait doté d'un pouvoir dit « génésique ». Imagine-t-on qu'avant Pasteur les tenants de la génération spontanée croyaient que les abeilles, les grenouilles et les souris (entre autres) apparaissaient spontanément ! Dans l'air ou dans l'eau… C'est un peu ce que nous expliquons aux jeunes enfants en leur faisant croire que les bébés naissent dans les choux…

Pasteur aura clos la polémique par son *Mémoire sur les corpuscules organisés qui existent dans l'atmosphère. Examen de la doctrine des générations spontanées*, publié en 1861, une victoire scientifique qui aura d'immenses conséquences dans la lutte contre la transmission des maladies et le développement des mesures d'hygiène et d'asepsie.

À partir de cette date s'ouvre la pasteurisation (j'ai un jour interrogé un étudiant, lors d'un examen blanc – il préparait une école de commerce –, je lui ai demandé ce qu'avait inventé Pasteur, il a répondu : « Le lait pasteurisé ! » Sans commentaire).

Les autres travaux de Pasteur sont immenses et multiples.

Il va ainsi résoudre un problème grave pour l'économie de la région lyonnaise, fief de la sériciculture (culture du ver à soie). La France était une des plus grandes nations productrices de soie (dixième rang mondial). Or à l'époque une série de fléaux étaient apparus menaçant toute la production de la soie.

Pasteur est appelé par le ministre de l'Agriculture pour y trouver un remède.

De 1865 à 1870, il y travaille et va démontrer que les vers sont victimes de deux maladies très contagieuses (la pébrine et la flacherie) provoquées par deux types de micro-organismes. Ensuite, il proposa des solutions pour empêcher la dissémination de ces maladies. L'industrie de la soie était sauvée.

Quand Pasteur s'éteignit en 1895, le monde médical avait changé, les mots mêmes avaient une autre signification.

Voir : Jenner, Edward.

Perruche (arrêt)

La polémique née de l'arrêt Perruche de novembre 2000 concentre, à elle seule, toute l'ambiguïté des temps que nous vivons, caractérisés par un choc frontal entre le droit de savoir et celui d'informer. On se souvient du contexte : une mère, dont la rubéole n'avait pas été diagnostiquée par son gynécologue et qui avait accouché d'un enfant polyhandicapé, avait obtenu non seulement d'être indemnisée – ce qui n'a rien de choquant, dès lors que la faute de diagnostic est avérée – mais que son fils le soit aussi, du préjudice d'être né !

Reprenons les faits. Le 17 avril 1982, le médecin traitant des Perruche diagnostique une rubéole chez leur enfant âgé de quatre ans. Le 10 mai suivant, le même médecin soupçonne la contamination de la mère. Or celle-ci est enceinte et, connaissant les risques inhérents à cette maladie lorsqu'elle est contractée pendant la grossesse, elle prévient le médecin : « Si votre diagnostic est confirmé, je souhaite avorter. »

Le médecin ordonne donc des analyses qui, contre toute attente, infirment son diagnostic. Rassurée, Mme Perruche poursuit sa grossesse en toute confiance et, le 14 janvier 1983, donne naissance à Nicolas. Mais voici que, peu de temps plus tard, celui-ci présente toutes les manifestations du syndrome de Gregg, lequel a pour origine une rubéole congénitale contractée pendant la grossesse !

Après neuf ans de procédure et de longues expertises médicales et judiciaires, le tribunal de grande instance d'Évry juge, le 13 janvier 1992, que le médecin traitant et le laboratoire ont commis une faute en ce qui concerne l'analyse sérologique ayant conduit Mme Perruche à poursuivre sa grossesse. Faute qui, selon ce même jugement, les rend « responsables de l'état de santé de Nicolas Perruche ». En conséquence de quoi, l'un et l'autre sont condamnés *in solidum* avec leurs assureurs respectifs à payer une provision de 500 000 francs, à valoir sur son préjudice corporel, et 1,8 million de francs à la caisse primaire d'assurance maladie de l'Yonne au titre des prestations qu'elle a versées.

Le précédent est grave : l'amende destinée à la caisse primaire laisse penser qu'à l'avenir d'autres caisses seront habilitées à dire aux mères porteuses d'un enfant anormal : « Si vous le gardez en connaissance de cause, nous ne vous verserons aucune prestation… » Ce qui serait purement et simplement de l'eugénisme d'État et un pas certain vers une forme de fascisme !

Comme on pouvait s'y attendre, le médecin fait appel, en soutenant que le laboratoire, qui ne conteste pas sa faute, est seul responsable de l'erreur. Le 17 décembre 1993, la cour d'appel de Paris rend sa décision : elle confirme la responsabilité solidaire du médecin et du laboratoire, tenus de réparer les conséquences de leur acte envers Mme Perruche, dès lors que celle-ci « avait fait connaître sa volonté et celle de son mari d'interrompre la grossesse en cas de rubéole ». Mais la cour d'appel annule la décision de première instance en ce qui concerne le préjudice subi par Nicolas, considérant que l'enfant ne peut invoquer un préjudice réparable et que ses séquelles ont pour seule cause la rubéole, non la faute de diagnostic.

Conséquence : les époux Perruche gardent les dommages et intérêts versés au titre de l'erreur de diagnostic, mais doivent rembourser les indemnisations relatives au préjudice subi par leur fils.

Refusant cette décision, les Perruche se pourvoient en cassation et, sept ans plus tard, c'est l'arrêt du 17 novembre 2000 qui énonce que « ce dernier [*l'enfant*] peut demander la réparation du préjudice résultant de ce handicap et causé par les fautes retenues ».

Outre qu'une telle décision contredit une jurisprudence de bon sens du Conseil d'État soutenant que « la naissance ou la suppression de la vie ne peut être considérée comme une chance ou une malchance dont on peut tirer des conséquences juridiques », elle provoque un vent de panique sans précédent chez les professionnels de santé qui voient s'ouvrir toute grande la porte d'une remise en cause systématique de leurs professions par les tribunaux : les échographistes menacent de ne plus pratiquer s'ils risquent en permanence de voir le moindre de leurs actes contesté par des mauvais plaideurs, les laboratoires se demandent s'ils pourront, demain, procéder à la moindre analyse sans être confrontés à une procédure contradictoire ; les établissements de soins, publics ou privés, commencent à craindre de voir leurs vestibules envahis par des cohortes d'avocats guettant le patient comme c'est le cas, déjà, aux États-Unis : « Je ne vous prendrai pas un dollar, je me payerai sur ce que l'hôpital vous versera si je parviens à le prendre en faute… » Outre-Atlantique, on les surnomme *ambulance chasers*, chasseurs d'ambulances.

Bref, nous voici de plain-pied au seuil d'une dérive préoccupante pour l'avenir de la médecine, laquelle risque de faire réfléchir les médecins à deux fois avant de se lancer dans une opération ou dans un protocole sortant de l'ordinaire, puisque ce que fera ou ne fera pas le praticien risque à tout moment d'être soumis à l'appréciation d'une justice qui, par définition, n'a ni la compétence ni les moyens d'évaluer ce que le praticien aura décidé en son âme et conscience.

Surtout, les familles de handicapés saisissent d'emblée ce que la décision de la Cour de cassation comporte de terrifiant pour l'avenir de leurs enfants : avec l'arrêt Perruche, nous quittons le domaine de la justice pour entrer dans une sphère presque métaphysique ; ce n'est plus un préjudice lié au handicap qu'on prétend réparer, c'est la vie même de l'enfant qui est assimilée à un préjudice ! Or, peut-on sérieusement condamner un médecin parce qu'il a fait naître un enfant ?

Autant il est légitime que la mère qui souhaite avorter, s'il est acquis qu'elle risque de donner le jour à un enfant anormal, puisse demander réparation – et s'il est prouvé que l'investigation qu'elle a demandée n'a pas été effectuée correctement –, autant il est impensable que la vie elle-même devienne objet de réparation ! Si l'on commence à indemniser la vie, ne trouvera-t-on pas normal, un jour, de donner la mort pour des raisons personnelles ?

En quelques phrases, l'arrêt Perruche a enfin créé un lien de causalité quasiment ingérable entre la faute présumée et le préjudice : tout ce qui n'a pas empêché le handicap a contribué à ce handicap !

Dans la foulée, une véritable anarchie jurisprudentielle s'est développée en quelques mois : en septembre 2001, la cour d'appel de Bordeaux s'est ralliée à l'arrêt Perruche, tandis qu'en mars précédent celle d'Aix-en-Provence faisait acte de résistance !

Fort heureusement, la raison a prévalu et la loi du 4 mars 2002 a mis un coup d'arrêt salutaire à la jurisprudence Perruche. Son article premier dispose, sans ambiguïté : « Nul ne peut se prévaloir d'un préjudice du seul fait de sa naissance. La personne née avec un handicap dû à une faute médicale peut obtenir la réparation de son préjudice lorsque l'acte fautif a provoqué directement le handicap ou l'a aggravé, ou n'a pas permis de prendre les mesures susceptibles de l'atténuer. »

Et le législateur d'ajouter : « Lorsque la responsabilité d'un professionnel ou d'un établissement de santé est engagée vis-à-vis des parents d'un enfant né avec un handicap non décelé pendant la grossesse à la suite d'une faute caractérisée, les parents peuvent demander une indemnité au titre de leur seul préjudice. Ce préjudice ne saurait inclure les charges particulières découlant, tout au long de la vie de l'enfant, de ce handicap… Toute personne handicapée a droit, quelle que soit la cause de sa déficience, à la solidarité de l'ensemble de la collectivité nationale. »

Désormais, l'enfant handicapé (ou les parents en son nom) ne pourra demander réparation que dans un seul cas : quand le médecin aura commis une faute ayant provoqué directement le handicap, ce qui écarte la thèse d'une malformation génétique préexistante.

Mais pour en arriver à cette loi d'évidence, que de psychodrames ! Face aux progrès du savoir, il est donc urgent de fixer une norme. Car en l'absence de norme, tout est possible : la mère attaquant le médecin parce qu'il n'a pas dit ce qu'il savait ou qu'il était réputé savoir (c'est l'arrêt Perruche, à propos d'une maladie acquise pendant la grossesse ; ce peut être, demain, une jurisprudence plus sévère encore, appliquée à des malformations congénitales, voire à des maladies potentielles non encore développées lors de l'examen prénatal) ; des parents demandant réparation parce qu'ils ont obtenu des résultats préoccupants, trop tard, hors délai d'avortement ; mais aussi, cas de figure inverse, la mère qui, n'ayant pas voulu savoir et à qui l'on impose le diagnostic, reproche au praticien une pression excessive en faveur d'une IVG !

Ne négligeons pas davantage cette autre possibilité : celle d'un enfant mal formé qui, devenu adulte, se retournerait contre ses parents, au motif que ceux-ci n'ont pas fait ce qui était en leur pouvoir pour le soigner à temps, voire… pour l'empêcher de venir au monde ! Les médecins et l'État seraient visés du même coup : les premiers pour n'avoir pas su ou voulu prévenir les parents, le second parce qu'il n'aurait pas rendu obligatoire (ou simplement remboursé) un diagnostic *in utero*…

Envisageons aussi l'horreur absolue, d'essence totalitaire : l'État mettant en cause une mère qui, bien que sachant ce qu'elle souhaitait savoir, aurait décidé de garder son enfant anormal et se verrait privée de toute prise en charge en raison d'un cadre législatif eugéniste conditionnant le bénéfice de la solidarité nationale à la naissance d'un enfant normal ! Impossible ? Voire… La Suède n'était pas éloignée de cette logique, voici encore trente ans ! Quant à la France, l'actuel débat sur l'euthanasie des malades et des vieillards en fin de vie démontre qu'elle n'est pas à l'abri d'une telle dérive, surtout dans un contexte de maîtrise comptable des comptes sociaux…

« Si un seul homme peut être regardé comme un déchet, a écrit Simone de Beauvoir, cent mille hommes ensemble ne sont qu'un tas d'ordures. » Voilà bien ce qu'il faut, à tout prix, éviter !

Voir : Eugénisme.

Phytothérapie

De tout temps, les plantes ou les produits naturels ont été la base des médicaments ou des traitements. Parfois, les habitudes étaient désastreuses : dans certains pays d'Afrique ou d'Asie, la bouse de vache étaient utilisée pour « cicatriser » le cordon ombilical. Imaginez le nombre de tétanos ! Ailleurs, au contraire, les usages allaient dans le bon sens.

Aujourd'hui, sans le savoir, les médicaments que nous utilisons sont, pour une très grande part d'entre eux, issus des plantes. Des anticancéreux proviennent de l'if ou de la pervenche. Contrairement à ce que l'on pourrait imaginer, ce ne sont pas forcément d'anciens médicaments : le taxol (provenant de l'if) a été récemment mis à la disposition des médecins pour traiter le cancer du sein et celui de la prostate.

Quand le Nouveau Monde a été découvert, si les Européens y ont transféré des maladies et autres virus qui ont décimé les populations autochtones (rhume, variole, rougeole), et s'ils ont ramené la syphilis, ils ont aussi trouvé là-bas d'innombrables plantes médicinales. Ce transfert de plantes vers l'Ancien Monde est tel qu'à la fin du XVIIIe siècle, un tiers de l'ensemble de la pharmacopée européenne se révèle (déjà) d'origine américaine ! La pharmacopée s'est plus enrichie en l'espace de trois cents ans que pendant quatre millénaires (Jean-Charles Sournia, *Histoire de la médecine*, La Découverte Poche, 1997).

L'ASPIRINE

Hippocrate, en 400 avant Jésus-Christ, préconisait la tisane de feuilles de saule lors de l'accouchement et dans le traitement des fièvres. Pline l'Ancien, lui, préconisait l'infusion d'écorce de peuplier dans le traitement de la goutte ou des douleurs sciatiques. Les Chinois eux aussi utilisaient les décoctions de feuilles ou d'écorce de saule pour traiter les douleurs de tous types. Ces traditions traversèrent le temps. Au Moyen Âge et à la Renaissance, ces décoctions ou ces macérats étaient aussi utilisés sous forme d'emplâtres vinaigrés. Il faut attendre le XVIIIe siècle, plus exactement 1763, pour que le révérend Stone, clergyman anglais, fasse une communication à la Royal Society sur sa théorie dite des signatures. Celle-ci partait du principe que de nombreuses maladies naturelles auraient un remède qui leur est associé et qui devrait exister non loin du lieu de leurs causes. Or les saules poussent souvent dans les marais où les fièvres sévissent. Comme son écorce a une amertume comparable à celle du quinquina, déjà connu pour ses vertus antipyrétiques, il suffisait de franchir le pas. Stone récolta de l'écorce de saule séchée et réduite en poudre. Il traita plusieurs dizaines de malades qui souffraient de fièvres palustres. Cette étude, qui dura cinq ans, fut très positive… Dès lors, l'écorce de saule pulvérisée entra dans la pharmacopée européenne.

De l'Antiquité à nos jours, l'aspirine a une histoire merveilleuse, c'est la gloire de la phytothérapie : qui sait que le saule des marais est le père de l'aspirine, fabriquée par synthèse chimique ?

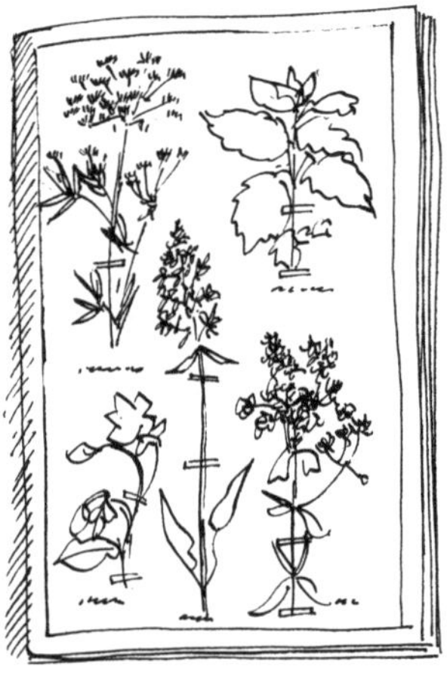

1820, 1839, 1860, trois dates clés pour l'aspirine, mais gare à l'estomac ! Il fallut attendre encore quelques années (1877) pour que Félix Hoffman, chimiste chez Bayer, fabrique la forme actuelle de l'aspirine, l'acide acétylsalicylique. Malgré tout, l'aspirine Bayer était encore agressive pour l'estomac. La firme Bayer déposa la marque « Aspirine » dès 1889 en Allemagne, en Suisse, en France avec l'obtention du monopole pendant dix-sept ans…

Voici maintenant l'aspirine sous toutes ses formes, en comprimés, simples ou effervescents, en poudre… Il se fabrique près de 100 milliards de comprimés par an ! Il en existe 250 marques. À côté de son action antipyrétique, anti-inflammatoire, elle a aussi une action anticoagulante en freinant l'agrégation des plaquettes (début de caillot) (anti-agrégant plaquettaire). Elle est donc utilisée en cardiologie à faibles doses (75 mg par jour) pour prévenir les infarctus ou pour traiter les risques de récidives.

Cette action n'était pas encore connue au début du siècle. Le fils de Nicolas II, le petit tsarévitch, était, comme on le sait, hémophile (il s'agit d'un trouble génétique transmis par les femmes et qui n'atteint que les hommes). Il souffrait de douleurs articulaires dues à des épanchements de sang. Ses médecins lui prescrivirent ce remède magique, l'aspirine, qui aggrava les symptômes par son effet anticoagulant. Raspoutine persuada le tsar d'arrêter le traitement. Des prières furent dites qui, selon Raspoutine, améliorèrent la santé du tsarévitch (ce fut surtout l'arrêt de l'aspirine). Raspoutine en acquit une aura particulière à la cour de Russie… Son influence augmenta, sa folie fit des ravages. Le régime fut emporté par la révolution… Qui eût pu imaginer que l'aspirine favoriserait l'avènement du communisme ?

Pendant la Grande Guerre (1914-1918), en Australie, les approvisionnements en aspirine allemande furent interrompus, et pour cause ! Un pharmacien de Melbourne fabriqua alors l'aspro, as pour aspirine, pro pour *property*. En 1971, John Vane démontra que l'aspirine tenait son action anti-inflammatoire de l'inhibition de la synthèse de certaines prostaglandines, il obtint le prix Nobel en 1982.

Pitié dangereuse (La)

(Stefan Zweig)

Comme ils sont tristes, ces vieillards ! Regardez-les, gâteux et tremblotants, collectionnant leurs maladies dégénératives comme d'autres les arrêts maladies. Regardez-les : atteints de maladie d'Alzheimer ou de démence sénile, ils ne reconnaissent personne, ou alors si rarement… Regardez-les : il faut les aider à se nourrir et en plus ils font sous eux ! N'est-ce pas franchement indigne ?

Comme ils sont tristes, ces paraplégiques ! Fauchés dans la fleur de l'âge par un accident de voiture ou par une imprudence, ils se déplacent en fauteuil roulant, jamais plus ils ne marcheront. Ils enchaînent dépression sur dépression, hospitalisation sur hospitalisation. Et en plus, ils coûtent cher à la Sécurité sociale, plus encore peut-être que les vieillards. Sont-ils encore dignes ?

Comme ils sont tristes, ces hommes et ces femmes atteints d'un cancer dont on sait qu'il va les entraîner vers la mort à plus ou moins brève échéance ! Dès l'annonce de leur maladie par le médecin, ils sc sont mis à trembler comme des feuilles. Ils ont peur. Peur de mourir à petit feu, peur de devenir impotents, peur de perdre des dizaines de kilos… Quelle déchéance ! D'ailleurs, ils ont raison d'avoir peur : seront-ils encore dignes quand la fin approchera ?

Comme ils sont tristes – et agressifs, aussi, parfois ! –, ces SDF qui hantent les rues de nos villes en promenant avec eux toutes les pathologies de la création ! Véritables débâcles de l'odorat, ils poussent le mauvais goût jusqu'à venir mendier jusqu'au bas de nos immeubles, nous arrêtant même dans les embouteillages pour nous extorquer un Ticket-Restaurant. Et en plus, vous le savez bien : quand on a la gentillesse de leur proposer un toit pour dormir et un radiateur pour sécher leurs pauvres hardes, ils préfèrent s'accrocher à leurs bouches de métro, berniques tragiques qui non seulement nous obligent à faire un détour pour ne pas les heurter, mais en plus se permettent de faire peur aux enfants. Quand ils acceptent de suivre les bénévoles du Samu social, c'est pire : ils râlent parce que les lits sont pleins de poux, que les douches sont sales, et qu'on les oblige à se réveiller trop tôt le lendemain matin !

Comme ils sont tristes, ces enfants mal formés, trisomiques ou arriérés mentaux. Ne s'exprimant pas ou peu, impossibles à scolariser, souvent en petite voiture, poussée par des bénévoles ou des infirmiers, auront-ils jamais l'espoir de vivre comme nous ?

Car vous l'avez compris : ces « gens » ne sont pas comme nous. Nous qui avons la vie, la santé et la beauté. Nous qui avons l'autonomie physique, des capacités intellectuelles intactes. Nous qui avons la Sécurité sociale qui nous rembourse nos petits médicaments, nos taxis ou nos ambulances. Nous qui avons l'hôpital quasiment gratuit, les soins à domicile et nos arrêts de travail, quand, un peu fatigués, nous décidons de ne plus travailler. Nos 35 heures, notre CMU, notre RMI, nous avons payé, nous, pour les avoir ! Mais eux ? Les « autres », les différents, les pauvres, les mal formés, est-ce qu'ils ne coûtent pas plus cher à la société que ce qu'ils lui rapportent ?

Non, décidément, tout ce monde-là vit très éloigné de la vraie dignité. Celle qui consiste à travailler, à produire et, aussi, à ne pas compter sur les autres. La dignité, c'est d'être beau, c'est d'être jeune, c'est d'être en bonne santé. Et quand on est un peu malade, de se dire, qu'après tout, on a bien mérité de récupérer une partie de ce qu'on a versé pour les autres ! Non, je vous le dis : ces gens-là ne sont pas comme nous, ne vivent pas comme nous. Vivent-ils vraiment, d'ailleurs ? Et si oui, à quoi cela leur sert-il de mourir si lentement, eux qui vivent si chichement ?

Je vous choque ? Tant mieux. Cela veut dire, peut-être, que tout n'est pas perdu. À moins que vous ne pensiez que j'exagère. Que je caricature. Eh bien, caricaturons encore un peu !

Face à ces cas désespérés, tellement désespérés qu'ils n'inspirent que de la pitié et démontrent l'impuissance de notre sollicitude, n'est-il pas grand temps de réagir par la loi ? Une loi qui permettrait de faire partir proprement et sans douleur – bref, une fois de plus, dans la « dignité », celle que nous, bien-portants, nous octroyons aux autres, différents de nous – ceux qui le veulent bien, ou qu'on serait parvenu à convaincre que tel est leur intérêt bien compris : « Dis, pépé, tu ne crois pas qu'il faut signer là ? Qu'espères-tu de la vie, tu ne vois pas que tu nous encombres ? Tu ne vois pas que tu n'es plus digne ? »

Caricature ? Je l'admets volontiers. Dans l'état actuel de notre législation, reflet d'une morale séculaire, bien peu d'enfants ou de petits-enfants se permettraient de s'adresser ainsi à celui qu'ils veulent voir disparaître. Mais est-on si sûr qu'une autre loi, reflet d'une autre morale, d'une autre conception de la vie – une conception en un mot plus utilitaire –, n'aurait pas pour effet de libérer la parole en même temps que les pulsions les plus inavouables ? Derrière la caricature, se cachent souvent bien plus de potentialités qu'on ne le dit.

C'est que, contrairement à la question de l'acharnement thérapeutique, celle de l'euthanasie « active » bouleverse nos certitudes les plus rassurantes, dès lors qu'on s'efforce d'y répondre autrement que par des slogans. Je crois avoir démontré que, déjà, le refus légitime de s'acharner pour s'acharner, partagé par l'immense majorité des patients et des médecins, n'était pas si facile à assumer dès lors qu'on passe du principe, facilement admis, à sa pratique, contingente par définition… Quels points communs entre l'acharnement positif provoquant le réveil et la guérison d'un malade dans le coma, et l'acharnement morbide conduisant à garder en vie, quelques heures de plus, un organisme irréversiblement condamné, entre l'acharnement véritablement thérapeutique et celui, uniquement médical, instrumental ? Rien, ce qui s'appelle rien.

Mais dans les mille et une façons de provoquer la disparition d'un malade ou d'un vieillard, jugé « indigne » de vivre, par lui-même ou par les siens, il y a un point commun : cet acte volontaire qui transforme le médecin en donneur de mort, lui dont le serment d'Hippocrate dit qu'il ne « prolongera pas plus les agonies qu'il ne provoquera la mort délibérément »...

Les partisans de l'euthanasie font volontiers la différence entre l'euthanasie « active » et ce qu'ils nomment le « suicide assisté ». Leur critère n'est pourtant qu'une question de calendrier. Ils parleront de suicide assisté si un patient revendique sa « mise à mort » immédiate. C'est le tétraplégique qui supplie : « Docteur, je ne peux plus bouger, et cela m'est insupportable. Finissez-en à ma place. »

Les mêmes préféreront cependant parler d'euthanasie « active » lorsqu'un malade dit ou écrit : « Docteur, je ne veux pas aller au bout de mon cancer, de ma maladie d'Alzheimer, de ma maladie de Parkinson, je voudrais qu'au moment où vous jugerez mon état incompatible avec ma dignité, vous fassiez ce qu'il faut pour me la rendre dans la mort. »

Recevables, les deux définitions n'en sont pas moins ambiguës. Le cas récent de Vincent Humbert se situe exactement à mi-chemin.

« Je ne supporte plus qu'on me lève le matin, qu'on me lave, qu'on me torche, qu'on remette du lait dans ma sonde, qu'on me retourne, qu'on m'habille pour que j'aie l'air présentable, a-t-il écrit dans son livre, dicté, dit-on, avec un doigt. J'en ai marre qu'on me racle la gorge quand je n'arrive pas à avaler ma salive... je voudrais tant être vraiment mort ». Lui, en effet, date sa « vraie mort » du jour de son accident : « Je suis mort depuis le 24 septembre

2002, peu après 20 heures. » Demande de « suicide assisté » ? Sans doute. Mais euthanasie « active » aussi, puisque la mère de Vincent Humbert a tenté de provoquer sa mort, bien après que ces lignes eurent été écrites, et sans qu'il l'ait, semble-t-il, réclamée sur l'instant. Les barbituriques qu'elle avait mélangés à sa perfusion n'ayant pas suffi à entraîner le décès de son fils, on sait que c'est un médecin qui, quelques jours plus tard, a pris la décision de débrancher l'appareil respiratoire de Vincent... N'empêche que l'euthanasie « passive », autrement dit le refus de l'acharnement thérapeutique, n'est pas loin, puisque le docteur Chaussoy a révélé que l'équipe médicale qui accompagnait le jeune homme depuis trois ans avait déjà pris la décision collective de « limiter les thérapeutiques actives ». Autant dire que sans traitement en adéquation avec son état, le jeune homme serait, quelques semaines ou mois plus tard, mort plus naturellement...

Mort voulue, mort provoquée, mort favorisée ? La porosité des frontières séparant ces trois concepts donne toute la mesure de l'ambiguïté qui présiderait à la rédaction d'une loi...

Au reste, comment une telle loi ne serait-elle pas ambiguë quand on connaît l'ambiguïté même du mot de « dignité », ce sésame servi à tout-va pour justifier qu'un jour ou l'autre l'on puisse, le plus légalement du monde, pousser vers la sortie ceux qui n'ont pas le bon goût de prendre la porte assez vite ?

À décortiquer ce discours convenu, point n'est besoin de gratter bien loin pour découvrir que cette dignité tant sacralisée pour les autres – les malades, les faibles, les vieux, les anormaux –, ce sont d'abord les bien-portants qui définissent son contenu, qui l'octroient aux « différents ». Les députés, les sénateurs, les « sages » de tous bords, pas les Vincent Humbert de demain ! Lui seul avait le droit de considérer que sa vie n'était plus digne d'être vécue. Pas une commission d'intellectuels, fussent-ils philosophes ou médecins ! Institutionnalisée, la « pitié », comme l'écrivait Stefan Zweig, peut devenir « dangereuse »...

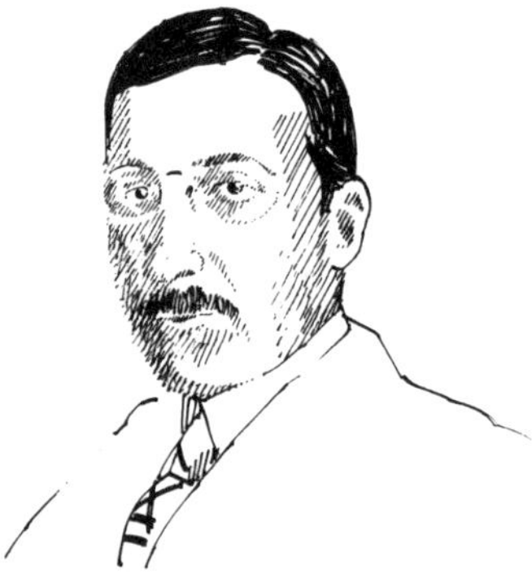

Tel est bien le fond du débat : qui a le droit de décider, non seulement de la dignité de quelqu'un d'autre, mais encore des moyens à employer pour la lui rendre ? Cette dignité, nous voyons bien, en dernière analyse, que c'est de la nôtre qu'il s'agit. Ce que nous reprochons à ces vieillards, à ces infirmes, n'est-ce pas, au fond, de n'être pas dignes *de nous* ? N'est-ce pas d'être sortis, imperceptiblement, de nos critères et, en prime, d'imposer à nos regards l'insolent miroir de notre avenir ?

Oui, ce mot si noble de « dignité » est aussi, fondamentalement, un mot lourd de contresens. Un mot bien éloigné de la compassion qui semble l'habiter. Un mot qui, si l'on n'y prend garde, peut être synonyme de brutalité et d'unilatéralisme : nous savons, nous, si vous êtes dignes ou si vous ne l'êtes pas.

Ce vieillard qui se traîne du lit au fauteuil puis, comme le chante Brel, « du lit au lit », est-on d'ailleurs certain qu'il se sente encore « digne » ? Qu'à cela ne tienne ! S'il n'est pas sûr de sa dignité, ou si nous le jugeons incapable de statuer *de suis*, une loi nous donnera toute licence pour lui montrer où elle réside. C'est à nous, sa famille, ses amis, qu'il appartiendra, en toute souveraineté, de décréter qu'il n'est plus digne ou qu'il a assez duré… Après lui avoir fait sentir, affectueusement mais fermement, qu'il n'est plus le bienvenu dans notre monde.

L'ennui, c'est qu'*a contrario* aussi la dignité peut se révéler unilatérale… Mais cette fois, dans le meilleur sens du terme.

On peut évoquer les centres de soins palliatifs où, grâce aux progrès de la lutte contre la douleur, des personnes en fin de vie peuvent attendre « dignement » la fin. Pourquoi « dignement » ? Mais tout simplement parce que nous l'avons décidé ! Parce que ceux qui entourent et soignent ces mourants les rendent dignes d'affection ou d'amour, bref, d'attention fraternelle, donc d'intérêt humain…

Loin de moi l'intention de faire l'amalgame entre les partisans sincères de l'euthanasie – et la plupart le sont, qu'il s'agisse de Léon Schwartzenberg, ou du sénateur Caillavet, dont le combat s'inscrit dans une tradition humaniste héritée des Lumières – et les horreurs commises, dans la première moitié du XXe siècle, au nom de l'idéologie, qu'elle soit nationale-socialiste (la race) ou communiste (le prolétariat).

Mais doit-on pour autant s'abstenir de rappeler qu'à tant faire ériger des frontières légales entre ce qui est « digne » et ce qui ne l'est pas, il peut devenir difficile d'empêcher le système ainsi créé de s'emballer sous l'effet de logiques endogènes qui échappent subrepticement à ses initiateurs ?

On dit de la Révolution qu'elle dévore toujours ses enfants. Quel miracle empêcherait que « la force des choses », chère à Saint-Just, ne broie pareillement ceux qui envisagent d'ériger en normes leurs bonnes intentions ?

Dans un système totalitaire, c'est sur la notion de dignité accordée ou octroyée que reposent l'arbitraire et, parfois, l'extermination : Hitler jugeait indignes les Juifs, les Tziganes et les trisomiques ; Pol-Pot, les bourgeois et les intellectuels… Dans un système démocratique assis sur l'économie de marché, on discerne sans mal le ressort qui pourrait tout subvertir : la rentabilité de notre système de soin, au nom, bien sûr, de l'intérêt général.

La première des dérives que provoquerait une loi sur l'euthanasie serait, n'en doutons pas, la dérive financière. Nous connaissons le cas de ce médecin qui a demandé à l'une de ses infirmières d'administrer une piqûre de chlorure de potassium à l'une de ses patientes – condamnée, certes, à brève échéance –, au seul motif qu'il lui manquait un lit pour hospitaliser un autre malade ! Sa seule « erreur » fut sans doute de l'avoir recommandé par écrit, ce qui a soulevé l'indignation de ses collaborateurs et provoqué sa dénonciation. Voilà donc que l'on tue pour un lit. Cela n'est pas la première fois ? Certes… Et j'ajoute : cela arrivera encore !

Mais imagine-t-on la liberté qu'offrirait une loi à des maniaques de la maîtrise comptable ? Minoritaires aujourd'hui, ils ne manqueraient pas, demain, de se sentir pousser des ailes ! Comme toujours, l'exception deviendrait la règle. Et il se trouverait toujours plus d'ingénieux, poussés par l'appât du gain, pour rivaliser d'inventivité dans le but d'éliminer les malades encombrants au prorata de la liste d'attente de l'hôpital ou de la clinique… « Il y a trois personnes qui attendent des lits ? Faites-moi dégager trois lits ! »

Ceux qui se disent favorables à une loi répondront que celle-ci, précisément, visera à empêcher de telles dérives. La loi, expliquent-ils, aurait fonction à « encadrer ». Mais encadrer quoi ? Encadrer signifierait rien de moins que de négocier avec l'inacceptable ! On ne négocie qu'avec une restriction, rarement avec une interdiction.

Tout ne serait plus, dès lors, qu'affaire de délai : quand sera-t-on autorisé à supprimer – au sens propre – les malades condamnés ? Lesquels ? Et, suivant l'âge et les pathologies, à quel stade raisonnable ? Dès lors qu'il ne restera plus aux intéressés que trois, huit, ou dix jours à vivre ?

La voici donc, cette rencontre du « cœur » et de la « raison » dont nous n'avons rien de très réjouissant à attendre ! Côté cœur, ce vieillard qui, petit à petit, s'isole du monde, s'enfonce dans la folie et nous fait pitié ; côté raison, l'économie, bien sûr ! Soigner ce vieillard incurable, et qui va mourir, coûte cher. Aidons-le à s'en aller « dans la dignité » et consacrons l'argent qu'il nous coûte à des dépenses plus productives !

La dérive technocratique que provoquerait une loi « encadrant » l'euthanasie est cousine de la dérive comptable, mais plus grave encore car elle déboucherait sur la mise en musique néo-éthique de ce qui n'était qu'une forme publique de la pingrerie. J'en veux pour preuve ces quelques phrases d'un homme qui, pour se dire « humaniste », n'en est pas moins à la pointe d'une inquiétante « ingénierie sociale », je veux parler de Jacques Attali, dont le brio n'exclut pas d'étranges percées conceptuelles.

Interrogé par Michel Salomon dans son livre *L'Avenir de la vie* (Seghers, 1981), l'ancien conseiller spécial de François Mitterrand (lequel, sur ce point, n'était pas de son avis, je puis en témoigner) expliquait déjà : « Dès qu'il dépasse 60-65 ans, l'homme vit plus longtemps qu'il ne produit et il coûte alors cher à la société… En effet, du point de vue de la société, il est bien préférable que la machine humaine s'arrête brutalement plutôt qu'elle ne se détériore progressivement. On pourrait accepter l'idée d'allongement de l'espérance de vie à condition de rendre les vieux solvables et créer ainsi un marché… L'euthanasie sera l'un des instruments essentiels de nos sociétés futures dans tous les cas de figures. Dans une logique socialiste […], le problème se pose comme suit : la logique socialiste, c'est la liberté, et la liberté fondamentale, c'est le suicide ; en conséquence le droit au suicide direct ou indirect est donc une valeur absolue de ce type de société… Dans une société capitaliste, des machines à tuer, des prothèses qui permettront d'éliminer la vie lorsqu'elle sera trop insupportable, ou économiquement trop coûteuse, verront le jour et seront pratique courante. Je pense donc que l'euthanasie, qu'elle soit une valeur de liberté ou une marchandise, sera une des règles de la société future. »

Et d'ajouter, sans une certaine franchise : « Je suis pour ma part, en tant que socialiste, objectivement contre l'allongement de la vie parce que c'est un leurre, un faux problème… »

On l'a compris, ce raisonnement purement technocratique n'est donc ni de gauche ni de droite, ni même d'extrême gauche ou d'extrême droite – et c'est sans doute en cela qu'il est dangereux dans son apparente neutralité : il est tout simplement… utilitariste ! Et même, consumériste. Écoutons encore Jacques Attali se livrer en toute liberté : « Je crois que l'important de la vie ne sera plus de travailler, mais d'être en situation de consommer, d'être un consommateur parmi d'autres machines de consommation. Je crois que, dans la logique même du système industriel dans lequel nous nous trouvons, l'allongement de la durée de la vie n'est plus un objectif souhaité par la logique du pouvoir… »

Troisième dérive possible, en phase avec l'évolution actuelle de nos sociétés, tellement « accros » aux vertiges de l'actualité : l'embrasement médiatique. Et nous voici au cœur de l'affaire Humbert. Parce qu'un cas exemplaire occupe toutes les « unes » et toutes les antennes, il faudrait, d'urgence, infléchir la loi, autrement dit, l'adapter à l'émotion !

Pour que les choses soient bien claires, et quitte à contredire, en apparence, tout ce que je viens d'écrire, j'indique d'emblée qu'à la place de la mère de Vincent j'aurais sans doute fait ce qu'elle a fait ! Mais pour ajouter aussitôt que, si j'étais juge d'instruction, je la traduirais devant un tribunal. Dans l'intérêt de la société, mais aussi dans le sien.

Comment, en effet, rester indifférent aux cris de détresse de ce jeune homme, à sa souffrance indicible, aux perspectives horribles de sa vie ? « Si vous étiez à ma place, vous voudriez quoi : vivre ou mourir ? », répétait-il. Et aussi : « Je ne veux pas que l'on s'apitoie sur mon sort, je veux simplement qu'on me comprenne. » Comprendre quoi ? Que « demander la mort n'est pas une défaite ou une lâcheté mais un soulagement pour le malade et son entourage ».

Ces cris, la mère les a entendus : « Quand, tous les jours, votre gamin vous dit : "Maman, je n'en peux plus de souffrir, je t'en prie, soulage-moi", que feriez-vous à ma place ? Je me suis dis que j'allais le remettre au monde, mais dans un autre monde où il sera heureux. » Puis elle a commis l'irréparable en un acte que le procureur de la République de Boulogne-sur-Mer a su parfaitement qualifier : « Il s'agit, à la fois, d'un geste réprimé par la loi et d'un profond drame humain. Il faudra pouvoir concilier les deux. »

Comment nier qu'à la place de ses parents beaucoup d'entre nous n'auraient pas pensé à l'imiter, à défaut d'en avoir eu le courage ? Mais comment imaginer qu'un juge puisse renoncer à la poursuivre, même s'il est acquis qu'elle ne doit pas être condamnée ? Les jurisprudences consécutives à de tels drames vont toutes dans le même sens : celui de la clémence et de la compassion. C'est la raison. Et c'est bien ainsi.

Récemment, une autre mère a tué son fils, gravement autiste, qui mettait sa vie et celle de ses autres enfants en danger. Elle n'a été condamnée qu'à une peine de prison avec sursis. Mais un procès a eu lieu. Et il fallait qu'il eût lieu. Pour la société qui ne peut vivre sans repères. Et pour la mère elle-même qui avait souhaité être jugée, autant pour hurler sa vérité devant un tribunal que pour gagner le droit d'y être réinsérée. Ce qu'elle est aujourd'hui.

Mais voici cet autre cas, presque semblable, d'une femme qui, elle aussi, prend sur elle de tuer son enfant, trisomique profond, qu'elle n'avait pas les moyens de placer dans une institution spécialisée et qui, du coup, menaçait l'équilibre de toute la famille. Comme la première, elle va se dénoncer aux gendarmes, réclame un procès, bref, la médiation de la société. Mais les choses traînent : les juges tergiversent sur la qualification de son acte – qui est pourtant ni plus ni moins un meurtre ! –, tardent à renvoyer le dossier devant le tribunal, et négligent en même temps d'entendre la mère. Résultat : celle-ci se suicide sans explication. Le remords ? dira-t-on. Sans doute. Mais n'y a-t-il pas, aussi, derrière ce suicide, l'extraordinaire solitude d'un être social dont le premier droit était d'être jugé par la société ?

Quelle société, en effet, peut accepter qu'un de ses membres puisse impunément donner la mort à qui que ce soit, pour quelque raison que ce soit ? Et *a fortiori*, quelle société peut accepter qu'une loi autorise, même par exception, certains de ses membres – qui, n'en doutons pas, seraient appelés à devenir toujours plus nombreux, déculpabilisés qu'ils seraient par la disparition de toute sanction ! – à s'ériger en exécuteurs légaux ? Après avoir aboli la peine de mort, faudrait-il donc instituer l'euthanasie comme sanction d'une « peine de vie », voire d'une difficulté de vivre ?

Voir : Eugénisme.

Pomme (croquer la)

Lorsque Dieu fit la terre et le ciel, il n'y avait pas d'arbres, ni d'herbe. Puis il fit pleuvoir, modela l'homme dans la glaise et planta le jardin d'Éden, avec en son centre l'arbre de la connaissance du bien et du mal. La suite est bien connue :

« Yahvé Dieu fit à l'homme ce commandement : "Tu peux manger de tous les arbres du jardin. Mais de l'arbre de la connaissance du bien et du mal, tu ne mangeras pas, car, le jour où tu en mangeras, tu mourras." [...]

« Le serpent était le plus rusé de tous les animaux des champs que Yahvé Dieu avait faits. Il dit à la femme : "Alors, Dieu a dit : Vous ne mangerez pas de tous les arbres du Jardin ?" La femme répondit au serpent : "Nous pouvons manger du fruit des arbres du jardin. Mais du fruit de l'arbre qui est au milieu du jardin, Dieu a dit : Vous n'en mangerez pas, vous n'y toucherez pas, sous peine de mort." Le serpent répliqua à la femme : "Pas du tout ! Vous ne mourrez pas ! Mais Dieu sait que, le jour où vous en mangerez, vos yeux s'ouvriront et vous serez comme des dieux, qui connaissent le bien et le mal." La femme vit que l'arbre était bon à manger et séduisant à voir et qu'il était, cet arbre, désirable pour acquérir le discernement. Elle prit de son fruit et mangea. Elle en donna aussi à son mari, qui était avec elle, et il mangea » (Genèse).

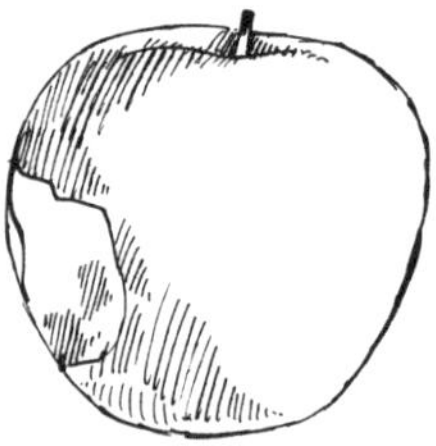

On soulignera au passage que l'homme a également goûté le fruit défendu (qui se trouve, par le jeu de certaines traductions, être une pomme). La bévue est paritaire, cela vaut d'être rappelé. Dieu punira ceux qui, plus tard, seront connus sous les noms d'Ève et Adam, en les bannissant du jardin d'Éden et en les rendant mortels.

Comment interpréter ce symbole ? De prime abord comme un interdit jeté sur la connaissance, conçue comme une irruption humaine dans l'ordre divin. Comme souvent, l'obscurantisme religieux et l'athéisme borné se confortent mutuellement en l'espèce, le premier pour contester à l'homme le droit de penser par lui-même, le second, à l'inverse, pour assimiler le respect de la parole divine à une aliénation !

Et je ne peux m'empêcher de faire le parallèle entre la parabole de la pomme et l'histoire vraie d'une transgression moderne.

C'est l'histoire du prion (abréviation de « protéine infectieuse » en anglais), autrement dit de la « vache folle », que nous racontent à la fois les traditions orales de la Nouvelle-Guinée primitive, l'Ancien Testament et la chronique médicale la plus contemporaine, avec l'effroyable maladie de Creutzfeldt-Jacob (MCJ) et la triste saga de l'hormone de croissance…

Des centaines d'années avant que la médecine n'établisse un rapport de cause à effet entre l'alimentation et les maladies à prion (animales comme l'encéphalopathie spongiforme bovine, ou humaines comme la maladie de Creutzfeldt-Jacob), existait dans une tribu anthropophage de Nouvelle-Guinée une maladie appelée Kuru, littéralement, « la mort qui rit ». Ceux qui en étaient atteints développaient des tremblements irrépressibles et, bientôt, une démence caractérisée par des éclats de rire intempestifs, signes avant-coureurs d'une disparition progressive du langage et d'une paralysie entraînant la mort par défaut de déglutition. La consanguinité aidant, cette tribu était, en 1957, menacée de disparition pure et simple, 10 % de la population étant atteinte chaque année. Or les deux tiers des malades adultes étaient des femmes, et 25 % des enfants. C'est un pédiatre américain, Carleton Gajdusek, prix Nobel de médecine en 1976, qui a établi une relation entre la transmission de la maladie et l'ingestion des abats des cadavres. Alors que les hommes consommaient exclusivement le muscle des morts, les femmes ingéraient prioritairement le cerveau et les abats.

Gajdusek réussit à éradiquer presque totalement le Kuru (dont les symptômes sont à 90 % identiques à ceux de la MCJ) en obtenant, à partir de 1959, l'arrêt du cannibalisme rituel.

En 1996, le lien est établi entre l'ESB, connue depuis 1837 chez les bovins britanniques nourris avec des farines animales, la scrapie (ou « tremblante » du mouton, identifiée en Europe depuis 1732), et une variante nouvelle de la maladie de Creutzfeldt-Jacob, maladie neurologique fatale décrite pour la première fois en 1920. Trois formes cliniques en ont été identifiées, liées à trois origines distinctes : une origine génétique (15 % des cas) liée à la mutation d'une protéine ; une origine médicale « iatrogénique » (transmission par traitement, marginale mais bien établie, nous y reviendrons) ; enfin, une origine qualifiée de « sporadique » ou d'« aléatoire », c'est-à-dire inconnue…

La chaîne de transmission de l'ESB, quant à elle, est connue : l'homophagie généralisée !

La vache est homophage (du grec *homos*, semblable) car elle mange de la vache sous forme de farine.

Dans nos civilisations occidentales, l'homme est de moins en moins homophage (donc anthropophage) sauf résurgence « sporadique » ou « aléatoire » chez les tueurs en série et autres déséquilibrés.

On rapporte par ailleurs que quelque secte prospère se livrerait régulièrement à un rituel consistant à avaler le corps du fils de son dieu, mais, selon l'opinion dominante, cela relèverait du symbole. L'être humain n'est-il pas indirectement redevenu homophage en se nourrissant de vache qui a mangé de la vache ?

Jusqu'à la fin du XXe siècle, les bovins ingurgitaient donc les carcasses broyées de leurs congénères transformées en farines, mais aussi des restes de moutons, dont certains étaient atteints de la « tremblante ».

Les vaches n'ont-elles mangé que cela ? On peut se le demander à la lecture des *Choses vues* de Victor Hugo et de cette notation, en date du 5 décembre 1847 : « Les journaux anglais racontent qu'il est arrivé du continent à Hull plusieurs millions de boisseaux d'ossements humains. Ces ossements, mêlés d'ossements de chevaux, ont été ramassés sur les champs de bataille d'Austerlitz, de Leipzig, d'Iéna, de Friedland, d'Eylau, de Waterloo. On les a transportés dans le Yorkshire, où on les a broyés et mis en poudre, et de là envoyés à Duncaster où on les vend comme engrais. Ainsi, dernier résidu des victoires de l'Empereur : engraisser les vaches anglaises. »

Il se trouve que le comté de Duncaster (en anglais *Doncaster*) est une des régions d'Angleterre où a été identifié un foyer d'infections humaines à la nvMCJ (nouvelle variante de la maladie de Creutzfeldt-Jacob), à la fin des années 1990.

Tragique ironie de l'histoire ! Les bovins britanniques ont été nourris à l'herbe engraissée aux restes de cadavres humains.

Nous ne pousserons pas plus loin la démonstration, mais nous rappellerons tout de même que l'encéphalopathie spongiforme bovine est apparue officiellement en Grande-Bretagne à une époque où la pratique de fertilisation évoquée, dix ans plus tard, par Victor Hugo commençait à se généraliser.

Nous savons désormais, grâce aux découvertes de Stanley Prusiner, comment le prion du mouton peut infecter la vache – et tous les mammifères – *via* les farines animales, même si la piste d'une autre voie de contamination (par les pâturages) n'est pas éliminée. Manger de la vache qui a mangé de la vache, mais peut-être aussi de l'homme sous forme d'engrais, ce n'est tout de même ni banal, ni innocent.

Rappelons le sort que Dieu réserva aux humains parce que leurs ascendants avaient goûté la pomme :

« À l'homme, Dieu dit : Parce que tu as écouté la voix de ta femme et que tu as mangé de l'arbre dont je t'avais interdit de manger, maudit soit le sol à cause de toi !

« À force de peines tu en tireras subsistance tous les jours de ta vie. Il produira pour toi épines et chardons et tu mangeras l'herbe des champs. À la sueur de ton visage tu mangeras ton pain, jusqu'à ce que tu retournes au sol, puisque tu en fus tiré. Car tu es glaise et tu retourneras à la glaise » (Genèse).

On constatera en premier lieu que c'est à cause de cette bévue primitive que nous sommes obligés de travailler tous les jours (« à force de peines… »), ce dont on ne remerciera pas nos deux ancêtres.

Autre élément plus troublant : pour sa punition, l'homme était censé manger l'herbe des champs. Sans doute avons-nous délégué cette déplaisante perspective aux bovins et autres ruminants domestiques. Cela expliquerait-il en partie que la MCJ nous soit tombée sur la figure, des millénaires plus tard ?

Comme par hasard, Dieu rappelle également à l'homme qu'il retournera à la terre (sans lui révéler qu'il pourrait être, un jour, boulotté par des vaches du Duncaster).

Passons à une autre trangression, dont nous verrons plus tard en quoi elle nous ramène au fruit défendu.

À la fin des années 1950, des médecins américains parviennent à soigner et faire grandir les nains, mais aussi des enfants souffrant d'un fort retard de croissance, en leur administrant des doses de somatropine, l'hormone de croissance, produite naturellement par l'organisme pour favoriser la croissance et la reproduction cellulaire. Cette somatropine est sécrétée par l'hypophyse, glande située à la base de notre cerveau.

Dans les années 1920, des médecins ont expérimenté chez l'animal les effets de la somatropine, à partir d'hormone de croissance extraite des organes de bovins. Certains d'entre eux sont parvenus à produire des rats géants, ce qui démontrait que l'hormone pouvait franchir la barrière des espèces. Mais les expérimentateurs ont fini par renoncer à étendre l'expérience à l'homme, la structure moléculaire de la somatropine bovine présentant des différences trop marquées par rapport à celle de son équivalent humain.

À partir des années 1960, les hôpitaux américains utilisent à grande échelle de la somatropine obtenue à partir d'hypophyses d'individus récemment décédés. Les médecins du monde entier calquent leurs méthodes sur le procédé américain. Jusqu'au milieu des années 1980, des milliers d'enfants sujets à de graves troubles de croissance sont traités grâce à cette hormone d'origine humaine et, de fait, ils se remettent à grandir.

Mais certains lots de somatropine diffusés dans les années 1983-1985, et insuffisamment purifiés, sont contaminés par le prion, l'agent de la maladie de Creutzfeldt-Jacob, présent dans les hypophyses prélevées sur les cadavres.

Des dizaines d'enfants développent la MCJ, variante occidentale du Kuru. C'est qu'à leur insu ces patients étaient devenus des anthropophages ! Certes, ils ne mangeaient pas les hypophyses récoltées, mais les « consommaient » par voie d'injection.

C'est le procès de l'hormone de croissance qui a marqué l'année 2008.

Depuis, l'hormone de croissance est disponible sous une forme synthétique et produite par génie génétique, ce qui supprime (sauf accident) toute forme de contamination. Elle est d'ailleurs de plus en plus utilisée par les sportifs comme produit dopant et expérimentée par de nombreuses équipes de scientifiques à la recherche d'une mythique « hormone de jouvence ». Il est vrai qu'elle pourrait permettre des progrès thérapeutiques, notamment chez les personnes âgées ou malades (reconstitution de la masse musculaire ou consolidation des lésions osseuses).

Syndrome de la mort qui rit, « tremblante » du mouton, maladie de la vache folle, hormones de croissance empoisonnées… L'être humain a-t-il été puni pour avoir transgressé l'interdit, en mangeant le fruit issu de l'arbre de la connaissance ?

Au fait, saviez-vous que l'hypophyse a longtemps été appelée par les anatomistes « la petite pomme » ?

Préhistoire (de la médecine)

Assur et Babylone

La mythologie, les légendes, même les livres saints abordent la vie, les maladies, parfois même les remèdes qu'il faut appliquer pour soulager les souffrances, les traumatismes ou simplement pour vivre mieux.

C'était l'époque où médecine et croyances étaient tellement intriquées qu'il était d'abord fondamental de sacrifier aux dieux pour espérer une guérison. D'ailleurs les dieux se manifestaient par des signes que les prêtres, les sorciers ou les chamans pouvaient seuls interpréter.

« Si un homme se rendant chez un malade aperçoit un faucon voler sur sa droite, le malade recouvrera la santé, si le faucon vole sur sa gauche, le malade mourra. Si un faucon volant le matin, derrière la maison du malade, passe d'une clôture, s'il va à droite à une autre située à gauche, le malade se remettra rapidement. »

Les animaux étaient des auxiliaires indispensables. À l'époque mésopotamienne, la divination la plus utilisée était l'hépatoscopie (ne pas confondre avec la technique d'aujourd'hui qui consiste à introduire une caméra dans l'abdomen du malade et à regarder les images sur un écran de télévision couleur…). Il s'agissait à l'époque de « lire » dans les viscères d'un animal sacrifié (en général un mouton), le foie étant considéré comme le siège de la vie, l'âme siégeait dans le cœur, la vigueur physique dans les reins. L'examen minutieux de cet organe permettait de faire le diagnostic de la maladie dont souffrait le patient qui avait acheté l'animal.

Quitte à être iconoclaste, j'aimerais citer le passage d'un texte écrit plusieurs siècles avant l'ère chrétienne : « L'agneau est le substitut de l'humanité, le sacrificateur livre la tête de l'agneau à la place de la tête de l'homme, il livre la nuque de l'agneau à la place de la nuque de l'homme, il livre le cœur de l'agneau à la place de l'homme. »

N'est-il pas écrit dans la Bible que Dieu demanda à Abraham de lui sacrifier Isaac et qu'à l'instant où le couteau allait provoquer l'irrémédiable, Dieu substitua à Isaac un agneau ?

Plus tard, quand les prêtres ou les hommes savants décrivirent les signes du zodiaque, les dieux y furent associés. L'homme y cherchait des présages mais aussi tentait de percer son futur. Faut-il penser que les horoscopes actuels ne sont que les témoins éloignés d'une Antiquité révolue ?

Les gourous d'aujourd'hui ont une clientèle bien fournie. Ne dit-on pas que certains présidents de la République, il n'y a pas si longtemps encore, les consultaient fréquemment ? Qui de nous n'a jamais regardé avec intérêt, amusement, voire anxiété son horoscope du jour ? Nous sommes bien les héritiers de l'Antiquité. Revenons à la Mésopotamie et à nos moutons (si troublants) sur des tablettes du roi Assourbanipal qui régna de 668 à 630 avant notre ère. Nous pouvons y percer les connaissances cliniques et thérapeutiques des médecins assyro-babyloniens.

Voici quelques affirmations qui y sont inscrites – bien entendu, les maladies urogénitales sont les plus fréquemment citées, tant elles sont spectaculaires. La dysurie ou difficulté à uriner, l'hématurie ou la présence de sang dans les urines, mais aussi toutes les maladies vénériennes. « Si ses testicules sont très enflammés, si son pénis est couvert d'ulcérations, il a forniqué avec la grande prêtresse de son Dieu. » Mais à côté de ces descriptions cliniques, les médecins connaissaient déjà des remèdes. Bien entendu, ils n'étaient jamais délivrés seuls, il y fallait des incantations, des actions magiques destinées à calmer la colère des dieux. « Déesse noire des hommes, Baba… Toi qui cicatrises les chairs blessées, ô mère des créatures vivantes ! Les maux de tête, de dents, le mal au cœur, la douleur anale, toute maladie mauvaise, fais-la fuir. » Associée à ces incantations, l'utilisation d'une véritable pharmacopée nous est rapportée par de très nombreuses tablettes. Plus de deux cent cinquante plantes, cent substances minérales et une centaine issue des animaux.

Pour n'en citer que quelques-uns, voici la myrte et le thym. Déjà les feuilles du saule (ancêtre de l'aspirine), la térébenthine ou le laurier. Il faut y ajouter, bien entendu, l'opium et le chanvre. Parmi les produits minéraux, le sel de mer, l'alun pour leur pouvoir hémostatique (qui arrête les saignements). La chaux ou le bitume mais aussi, pour soigner les infections oculaires, le sulfate de cuivre et l'antimoine. Ces substances, actives, utilisées jusqu'au siècle dernier, parfois même aujourd'hui, étaient administrées en potions alcoolisées, en inhalations ou en pommades à usage externe.

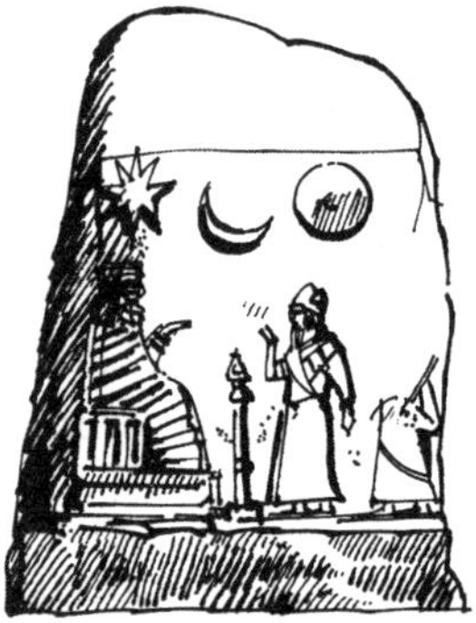

Le malade à l'époque assyro-babylonienne était soigné par plusieurs types de médecins. L'*asû*, le véritable thérapeute qui voit le malade pour la première fois, officiait dans un apparat associant robe de cérémonie, cortège de musiciens ; il était accompagné des *barû*, ces devins qui formulaient les incantations, analysaient les présages et pratiquaient la lecture des viscères des animaux. Il avait aussi recours au *gallabu* – le chirurgien – qui utilisait la lancette, les pansements et autres instruments coupants. On dit même que les chirurgiens connaissaient la chirurgie esthétique en redressant un nez par des implants osseux ou l'ophtalmologie en « abaissant » un cristallin opacifié par une cataracte.

Cette médecine, pas si primitive que cela, était codifiée dans le *Code d'Hammourabi*, le plus vieux des codes médicaux connus. En voici un extrait qui montre la hiérarchie sociale du monde babylonien et la dangerosité du métier de chirurgien. « Si un chirurgien a soigné un homme libre pour une blessure grave avec une lancette de bronze et si l'homme guérit, si d'autre part il a ouvert le nuage de l'œil d'un homme avec une lancette de bronze et si l'homme guérit, il recevra dix sicles d'argent. S'il s'agit d'un plébéien cinq sicles d'argent, d'un esclave deux sicles d'argent. Mais si le chirurgien a soigné un homme libre et si l'homme en est mort, on lui coupera les mains. »

Cette médecine mêlant prière, incantations, sacrifices d'animaux, pharmacopée diverse et chirurgie reste véritablement incroyable et quasiment déjà moderne.

L'Égypte

L'Égypte va prendre le relais de l'ère assyro-babylonienne. Même si ces époques se chevauchent, elle s'impose, dès le IIIe millénaire avant notre ère, par l'unification de la haute et de la basse terre. La double couronne est née et, avec elle, une immense civilisation qui va durer plus de trois mille ans et éclairer le monde.

Certes, les dieux sont nombreux, comme partout ailleurs. Mais la religion égyptienne va progressivement se différencier des autres religions anciennes, notamment assyro-babyloniennes, par une caractéristique essentielle. Alors que les premières étaient pessimistes, noires, et dénuées d'espoir, celle-ci s'affirme comme optimiste, parle de l'au-delà sans peur. Il suffit de lire (en version traduite) le *Livre des morts* pour comprendre (une partie) de la philosophie nouvelle de l'Égypte.

La mort n'est pas triste, l'arrivée au royaume des dieux est optimiste, la pesée de l'âme par la déesse Mâat, maîtresse de la vérité et de la justice, n'est pas à redouter, même si son jugement peut conduire l'âme du défunt vers l'enfer. Le mythe d'Isis et d'Osiris révèle cet optimisme des Égyptiens.

Osiris, dieu immense, fut tué et coupé en morceaux par son frère Seth et les morceaux éparpillés. Isis, son épouse aimante, va s'efforcer de rechercher les morceaux épars, les rassembler. Le plus difficile fut de retrouver le pénis qu'avait avalé un silure du Nil. Ce fut fait, et Osiris reconstitué, son membre en érection, put féconder Isis, transformée en oiseau. Elle engendrera Horus, son fils unique. Plus tard il embaumera le corps de son père qui trônera dans le royaume des morts en y attendant ses enfants, les hommes de la terre.

Dans cette légende fondatrice de la religion égyptienne, sont associées la mort violente, la résurrection, une montée aux cieux rayonnante mais surtout une fécondation divine. Le *Livre des morts* qui date de plus de dix-huit siècles avant notre ère, nous montre le dieu Thot, dieu à tête d'ibis, consigner le résultat du jugement de chacun pour qu'il puisse entrer dans la vie éternelle. Les Égyptiens en ont fait le dieu tutélaire de la médecine.

Le décor est campé. Les médecins d'alors commençaient toujours leurs soins par cette prière : « J'ai des formules faites par le maître de l'univers pour écarter la douleur… Rê a dit : c'est moi qui le protégerai contre ses ennemis, ce sera Thot mon guide. Il donne l'habileté aux savants et aux médecins, ses disciples, pour délivrer de la maladie celui que Dieu désire maintenir en vie. »

Les incantations servent tantôt pour chasser les migraines, tantôt pour conjurer les morsures de serpents, d'autres pour les pertes de sang dans les urines… Chaque symptôme a son incantation, parfois son dieu à évoquer. C'est vers cette époque que sont apparues les amulettes protectrices, portées autour du cou ou du poignet. Aujourd'hui encore, certains n'arborent-ils pas des images de saints dans leur voiture, quand ils n'accrochent pas des CD du Coran à leur rétroviseur ?

Mais l'évolution fondamentale de l'Égypte c'est qu'à côté des dieux, de la médecine mystique et religieuse, s'est développée progressivement une médecine « laïque ». Entendons-nous bien, cette médecine faisait confiance à la pharmacopée et à la chirurgie sans complètement dédaigner l'appel aux dieux. « Les incantations, dit une formule, sont excellentes pour prendre les remèdes et les remèdes sont en rapport avec les incantations. »

Le premier des « médecins » de l'Antiquité fut sans aucun doute Imhotep qui vécut au IIIe millénaire pendant la troisième dynastie. Si Imhotep fut un philosophe et un grand architecte (il fit construire les pyramides à étages de Saqqarah), son contemporain Hésiré, enseveli non loin de ces pyramides, était nommé « chef des dentistes et des médecins ».

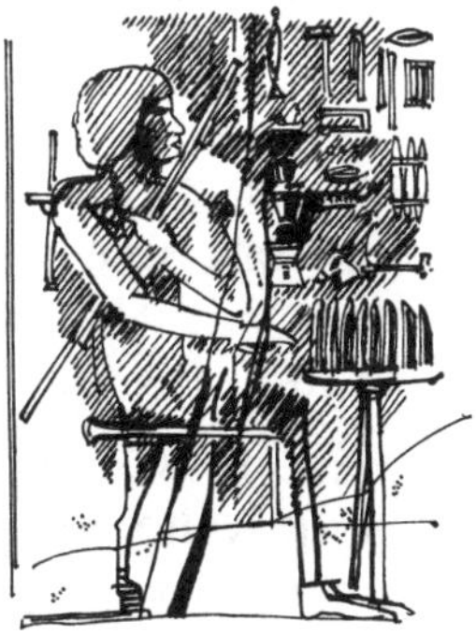

Nos connaissances de la médecine égyptienne se fondent essentiellement sur cinq grands papyrus. Le papyrus Ebers, provenant d'une fouille clandestine de la fin du XIXe siècle (du nom de l'égyptologue Georg Ebers, qui en fit l'acquisition en 1872). Il a été découvert à Thèbes, entre les jambes d'une momie, et mesure près de vingt mètres. Il décrit de façon purement topographique les symptômes ou les maladies (mais aujourd'hui, les maladies sont une association de symptômes, ce que n'avaient pas forcément compris les Anciens). Cette description se fait en partant de la tête pour se terminer aux pieds, elle est donc uniquement topographique. Ce papyrus est aussi un recueil de thérapeutique, énumérant 875 recettes médicales.

Le deuxième papyrus est celui d'Edwin Smith traduit en 1930, conservé à l'Académie de médecine de New York. Il n'a que cinq mètres de long et doit provenir de la même source que le papyrus d'Ebers mais traite principalement de la chirurgie, de la traumatologie et de l'orthopédie. Il aborde aussi les affections viscérales. Il est composé de quarante-huit chapitres, chacun de ces chapitres comportant une analyse clinique, les signes diagnostiques et la conduite thérapeutique, sans oublier des considérations pronostiques. Quelle différence, après tout, entre ce papyrus et les livres actuels qui sont basés aussi sur le même déroulement ?

Les trois autres papyrus semblent moins importants. C'est celui de Berlin découvert à Saqqarah et publié en 1909 ; celui de Kahoum (gardé à Londres) qui traite essentiellement des affections gynécologiques et de l'accouchement. Enfin, celui de Hearst, daté de la XVIIIe dynastie, comportant 250 recettes thérapeutiques. Il aborde surtout les maladies urologiques, cardiaques et infectieuses.

D'autres textes sont mineurs mais, de ces cinq-là, se dégage une impression incroyable de médecine accomplie, presque laïque, qui persistera à travers les siècles et, progressivement traduite et amendée par les Grecs, deviendra la base de la médecine du Moyen Âge européen.

Il existe cependant une faille, de taille : les Égyptiens ne connaissaient pas l'anatomie. Ce qui peut paraître étonnant, quand on sait qu'ils étaient passés maîtres dans l'art de la momification.

Hérodote, qui était fasciné par la médecine égyptienne, décrit avec minutie cette technique : « L'embaumement… se pratique de la façon suivante : on commence par retirer le cerveau par les narines à l'aide d'un crochet de fer après avoir injecté des substances dissolvantes, puis on incise les flancs avec une pierre tranchante, on retire les intestins qui sont lavés avec du vin de palme mélangé à des aromates broyés, le ventre est ensuite rempli de myrrhe et on le recoud. Le cadavre est plongé dans du natron où il est laissé 70 jours, ensuite il est lavé et enveloppé dans de fines bandelettes de lin enduites d'une sorte de gomme. » Seul le cœur est laissé en place car, étant considéré comme le siège de la vie et de la santé, il assurait la transition entre la vie terrestre et l'au-delà.

Cette momification, dont le rituel est parfaitement codifié et dont l'efficacité n'est pas démentie, n'est jamais effectuée par les médecins égyptiens mais par des embaumeurs sans aucune culture ni médicale ni anatomique. Cette culture du corps n'a été élaborée que grâce aux guerres et aux accidents par l'analyse des blessures.

Le papyrus Ebers est assez symptomatique. Il semble présenter un traité d'anatomie mais, faute d'études véritables, les vaisseaux, les uretères, les bronches, les intestins sont tous décrits comme convergeant vers le cœur !

Grâce aux momies analysées, radiographiées par les techniques actuelles les plus sophistiquées, il est possible de discerner certaines des maladies qui sévissaient à cette époque. Elles sont étrangement semblables aux nôtres. Aménophis II était atteint de spondylarthrite ankylosante.

Ramsès V avait eu la variole. Tel prêtre d'Amon était atteint de tuberculose vertébrale (mal de Pott).

La bilharziose, l'artériosclérose étaient des maladies fréquentes comme les atteintes dentaires. Les troubles cardio-vasculaires sont déjà extrêmement bien analysés, comme certains troubles uro-génitaux et oculaires. Le papyrus de Smith, plus spécialisé vers la chirurgie et en particulier la traumatologie, est criant de vérité. « Si tu examines un homme ayant une blessure ouverte dans la tête pénétrant jusqu'à l'os et perforant le crâne, tu dois palper la blessure ; si le blessé est incapable de regarder ses deux épaules et sa poitrine… il a une atteinte du cou [*vertèbres cervicales*], après l'avoir suturé, tu dois poser de la viande fraîche sur sa blessure. Le premier jour, tu ne dois pas le bander… tu dois ensuite le traiter avec de la graisse, du miel et des pansements chaque jour jusqu'à ce qu'il guérisse. »

Les médecins égyptiens avaient développé des méthodes d'examen qui existent encore actuellement. La palpation, la percussion, et même l'auscultation – « l'oreille entend ce qui est au-dessous », dit le papyrus d'Ebers.

Certes, les médecins égyptiens étaient avant tout des prêtres comme en Mésopotamie, pourtant leur indépendance d'esprit se dessinait déjà, qui se reconnaît dans la liste importante de substances naturelles proposées : beaucoup des recettes restent mystérieuses mais d'autres sont d'une grande modernité : « Un autre remède pour chasser des yeux le trachome [*qui sévit encore en Afrique du Nord*] est l'antimoine, l'ocre rouge [*cuivre*], l'ocre jaune [*oxyde de fer*] qui seront appliqués sur les paupières. »

Comme le note Roger Dachez, voici ce qu'écrit un traité d'ophtalmologie de 1930 : « On emploiera des enveloppements d'argile avec une solution boratée ou acétique, le soir, on appliquera une pommade de cuivre. »

Qui oserait contester la modernité des Égyptiens ?

Voir : Phytothérapie.

Priapisme

Le priapisme est l'érection qui se prolonge contre la volonté de l'homme, au-delà de plusieurs heures. Ses causes peuvent être multiples. Il est parfois (mais rarement) induit par certaines maladies du sang, mais plus souvent par la prise de médicaments comme certains antidépresseurs ou hypertenseurs. Le Viagra a été, dans un premier temps, testé dans le traitement de l'hypertension.

Le recours au Viagra ou des médicaments proches comme le tadafanil (Cialis) ou le vardéfanil (Lévitra) en quantité trop importante, ou encore l'utilisation de l'aphrodisiaque tiré de la mouche cantharide en sont les causes les plus fréquentes, ainsi que les pratiques sexuelles avec accessoires comme les anneaux péniens.

Il y a quelques années, les micro-injections de papavérine aboutissaient de temps en temps à cette réaction indésirable dans sa durée, douloureuse et dangereuse : elle peut provoquer des dommages vasculaires et, dans les cas extrêmes, une thrombose (coagulation du sang et formation d'un caillot).

Une description sommaire des traitements de cette pathologie devrait (en théorie) dissuader un certain nombre d'aventuriers des Temps modernes qui pratiquent le surdosage de médicaments de type Viagra ou les associent à la prise d'autres substances, licites ou non.

Pour résoudre le priapisme, on peut injecter des médicaments décongestionnants, aspirer le sang du corps caverneux sous anesthésie ou encore, dans les cas les plus sérieux, recourir au bistouri et pratiquer une incision entre le gland et les corps caverneux afin de faire circuler le sang des corps caverneux vers les corps spongieux du pénis, et permettre son évacuation.

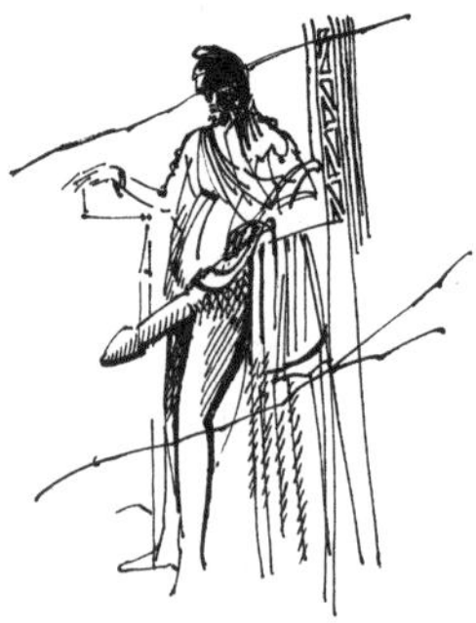

Le priapisme tire son origine du dieu « ithyphallique » – représenté en permanence avec un sexe en érection –, Priape, qui pourrait être le fils d'Aphrodite, né de sa liaison passagère avec Dionysos. Il a été la victime de la vengeance d'Héra, la femme de Zeus, jalouse d'Aphrodite qui l'avait supplantée dans un concours de beauté. À sa naissance, Héra a rendu Priape difforme et l'a affublé d'énormes attributs sexuels perpétuellement érigés.

Aphrodite a abandonné son fils dans les montagnes, qui devaient être sacrément peuplées à l'époque, vu le nombre d'enfants qu'on y abandonnait (comme Œdipe) et toutes les divinités qui s'y exilaient ou y étaient bannies.

Priape est devenu le symbole de la fécondité, notamment aux yeux des bergers, aimable corporation qui l'avait recueilli et élevé.

Voir : Impuissance, Œdipe.

Prion

C'est au neurobiologiste et biochimiste Stanley Prusiner que l'on doit la découverte du prion (contraction de la locution anglaise *proteinaceous infectious particle*), l'agent infectieux de la maladie de Creutzfeldt-Jacob (et d'autres encéphalites spongiformes). Cela lui a valu le prix Nobel de médecine en 1997, quelques années après la reconnaissance de ses travaux et peu de temps après que la possibilité de la transmission de la MCJ de la vache à l'homme a été démontrée.

Mais l'histoire de la découverte du prion n'a pas été un parcours de santé. À partir de sa publication fondatrice sur le sujet (un article consacré à la tremblante du mouton, publié en 1982 dans la revue américaine *Science*), ce professeur de l'université de Californie à San Francisco a dû se battre pendant une décennie, et essuyer tous les sarcasmes, avant de faire admettre l'idée qu'une simple protéine pouvait être l'agent d'une maladie. Auparavant, les dogmes de la biologie affirmaient que seuls les virus et les bactéries (et dans un autre registre, les parasites, comme le paludisme) pouvaient constituer des agents d'infection.

Contre vents et marées, Prusiner s'est acharné à démontrer que le prion responsable de la MCJ était issu de la mutation d'une protéine présente à l'état naturel dans les cellules, mutation qui lui conférerait d'une part une résistance exceptionnelle et d'autre part la possibilité de contraindre les protéines de structure proche à se modifier également, ce qui ouvrait la voie à sa propagation dans la cellule, puis dans l'organisme.

Il a donc fallu inventer un terme pour faire entrer « au chausse-pied » cette découverte dans le cadre conceptuel de la biologie : agent transmissible non conventionnel (ATNC) !

Progrès

Certains arguments juridiques et éthiques, au nom de la dignité de l'homme – sans parler des arguments religieux, tournant peu ou prou autour de l'insulte faite à l'ordre divin –, s'opposent au clonage reproductif. Mais rien ne sert de s'opposer à l'irréversible : on n'empêche valablement ce qu'on redoute qu'en proposant mieux ! Et de ce point de vue, la science nous offre des ressources inespérées, *via* l'autoréparation de nos organes défectueux par des cellules souches prélevées sur notre propre organisme.

Pour imposer cette solution qui, en elle-même, rendra inutile le clonage reproductif et les déviances qu'il suggère, nous ne pourrons éviter, quoi qu'il arrive, une transgression de taille : l'utilisation provisoire du clonage reproductif, ou à tout le moins de ses premières étapes…

Les Britanniques ne s'y sont pas trompés qui, dès juillet 2004, ont autorisé leurs chercheurs à cloner des embryons humains de moins de quatorze jours en vue de produire des cellules et bientôt des organes de rechange, à titre expérimental.

Aussitôt, les mythes de Faust (la jeunesse éternelle) et de Frankenstein (l'homme recréé de toutes pièces) ont resurgi dans l'imaginaire collectif, de même que l'éternel soupçon d'irresponsabilité qui vient frapper les scientifiques lorsqu'ils obtiennent qu'une loi prenne simplement acte de leur savoir-faire.

Grand contempteur de ce qu'il nomme la « dérive scientiste », un homme aussi respectable que Dominique Folscheid, professeur d'éthique médicale et hospitalière de l'université de Marne-la-Vallée, n'hésite pas, ainsi, à affirmer que « beaucoup de chercheurs ne se demandent plus s'ils respectent une éthique, mais si ce qu'ils font est licite ou non ».

En 1835, déjà, à l'annonce de l'ouverture des premières lignes de chemin de fer, les membres de l'académie de médecine de Lyon se demandaient solennellement si les ingénieurs ferroviaires n'étaient pas tout bonnement des fous : « N'avons-nous pas des moyens bien plus sûrs et naturels de nous déplacer ? écrivaient-ils au roi Louis-Philippe. Ne risquerons-nous pas des atteintes à la rétine et des troubles de la respiration à grande vitesse ; les femmes enceinte ballottées ne vont-elles pas faire des fausses couches ? »

Près de cent quatre-vingts ans plus tard, rien n'a changé : au moment précis où l'Autorité de régulation de la bioéthique humaine britannique reconnaissait la recherche sur l'embryon comme « indispensable à la science dans l'étude et le traitement des maladies incurables », la France l'interdisait solennellement… sous peine de sept ans de prison et 100 000 euros d'amende !

Seule possibilité laissée aux chercheurs français : le droit d'utiliser, « à titre dérogatoire » et jusqu'en 2009 seulement, les cent mille embryons congelés surnuméraires, issus de fécondations *in vitro*. L'ennui est que, s'ils sont devenus « surnuméraires », c'est précisément parce qu'on ne les a pas utilisés, la plupart du temps parce qu'ils se sont développés anormalement, ce qui a empêché leur transfert dans un utérus… C'est dire que tous ne sont pas adaptés à la recherche, encore moins à l'obtention de cellules souches. Même si ces embryons porteurs de gènes de maladies peuvent être employés à des fins de recherches sur les pathologies, la question de l'eugénisme, pas moins délicate que celle du clonage, peut alors prendre le relais de la polémique ! De Charybde en Scylla !

Plus que jamais donc, la recherche a besoin, pour progresser, de travailler sur des embryons spécialement créés pour elle, et ce, afin de percer l'ultime mystère de l'embryogenèse. Car nous sommes encore incapables d'expliquer comment une cellule passe de son état primordial, indifférencié, à son état ultérieur de cellule spécialisée ; comment, par conséquent, se forment le foie, le pancréas, les os, le sang, à partir de cette cellule souche.

Afin de déclencher le signal nécessaire à la production d'un organe, il est donc plus que jamais vital de travailler en amont sur l'embryon. Pour mieux se passer, ensuite, de son utilisation. Une fois cette difficulté résolue, toute la palette de l'immunologie pourrait ainsi être réunie dans une banque d'organes. La banque de ses propres organes ! Une solution miraculeuse quand on connaît le manque actuel de dons. Rappelons qu'en 2004, plus de six mille personnes en France avaient besoin d'une greffe et que deux cent cinquante sont mortes dans l'attente d'une transplantation. Plus besoin, dès lors, de files d'attente, encore moins de traitements antirejets : le futur greffé des reins disposera de son rein de rechange, le patient en attente d'un foie d'un foie dupliqué, etc.

Mais là ne s'arrête pas le miracle annoncé du clonage thérapeutique. Au-delà des services rendus par les cellules embryonnaires, nous sommes désormais certains que la plupart des organes adultes sont eux aussi des réservoirs potentiels de cellules souches ! De là à prélever une cellule indifférenciée – de peau par exemple – directement sur le malade, pour la faire repartir vers la fonction souhaitée, il n'y a donc qu'un pas. Encore faut-il identifier les bonnes cellules, puis apprendre à les stimuler, pour qu'elles retrouvent la voie de la multiplication et fabriquent tout ou partie de nous-même. Un pas semble avoir été franchi en juin 2007 : les revues *Nature* et *Cell Stem Cell* ont publié les résultats d'expériences menées par une équipe de chercheurs japonais (professeur Shinya Yamanaka, université de Kyoto) et deux équipes de chercheurs américains (Whitehead Institute for Biomedical Research de Cambridge, Massachusetts, et Harvard Stem Cell Institute de Boston) qui sont parvenus à transformer des cellules de peau prélevées sur des souris adultes en cellules pluripotentes (capables de donner n'importe quel type cellulaire à l'exception des cellules du placenta). Elles ont été obtenues par une « reprogrammation » des cellules prélevées. Point besoin d'embryon, donc, ce qui évacue une grande partie des questions éthiques, et réjouit tout autant les milieux catholiques (qui s'opposent à toute recherche sur l'embryon) que les chercheurs (qui s'opposent à toute idée de passer une partie de leur vie derrière des barreaux).

« Dans la technique utilisée par Yamanaka et ses collègues, des cellules de peau adulte de souris subissent une cure de jouvence d'un nouveau genre. Quatre gènes, qui sont à l'origine de protéines spécifiques, appelées des *facteurs de transcription,* sont transférés dans ces cellules grâce à des rétrovirus. [...] Les protéines déclenchent l'expression d'autres gènes qui *rajeunissent* les cellules et leur redonnent leurs propriétés de cellules souches », explique *Le Figaro* du 8 juin 2007, repris au début 2008.

Si la découverte se confirme, il ne restera plus qu'à transposer la technique aux cellules humaines, ce qui peut prendre... un certain temps. Court ou long. Mais la progression de ce type d'expérience doit être suivie de près. Si la technique est adaptée à la création ou à la reprogrammation de cellules humaines, les adversaires de principe du clonage thérapeutique des embryons disposeront d'un argument qu'ils ne manqueront pas de faire valoir pour obtenir la suspension de toutes les recherches engagées en ce domaine : la plupart des législations ne spécifient-elles pas que le travail sur l'embryon est autorisé « en l'absence de méthodes d'efficacité comparable ». Il est donc urgent d'attendre la confirmation de ces résultats et leur reproductibilité pour tous les processus de régression contrôlée de cellules. Et, quitte à choquer les esprits, disons-le franchement : il ne faut pas jeter l'embryon avec l'eau du bain.

On sait depuis longtemps que dans la moelle osseuse, par exemple, résident des cellules souches sanguines qui permettent à des milliards de globules rouges et de globules blancs (lymphocytes, macrophages…) de se régénérer tout au long de la vie. Des cellules souches pluripotentes analogues ont été également retrouvées dans des régions bien définies du système nerveux. Elles peuvent régénérer certains neurones et certaines cellules gliales (qui nourrissent et soutiennent les neurones) et il est clairement montré que, si l'on place ces cellules dans la moelle osseuse, elles donnent des cellules sanguines ! De même, si elles se retrouvent dans le muscle, elles se transforment en cellules musculaires. Ces cellules souches sont très plastiques et presque aussi totipotentes que des cellules souches embryonnaires.

Le type de cellules que l'on peut obtenir dépend donc de l'environnement dans lequel on les insère et, par la suite, des signaux moléculaires qu'elles reçoivent de leurs voisines. L'idée est donc venue aux chercheurs de placer des cellules souches à l'endroit où, par exemple, un nerf a été sectionné. Des expériences ont montré chez le rat que, dans ce cas précis, les cellules souches sont capables de se différencier en neurones et de restaurer partiellement certaines fonctions ! *Idem* pour un muscle cardiaque endommagé par un infarctus. Mais aussi pour le pancréas déficient d'un diabétique.

Cette découverte pose un problème, non plus éthique (car dès lors que la cellule nous appartient en propre, la question du donneur extrinsèque disparaît), mais presque religieux : nous aurions en nous-mêmes la capacité de nous répliquer !

Et si la cellule souche, alors, n'était autre que notre ange gardien ? Ainsi chaque individu aurait en son propre corps d'autres hommes potentiels – ou plus exactement du matériel embryonnaire capable de se différencier en ce que l'on veut, comme autant de pièces de rechange – qui n'attendraient qu'un mot pour s'élancer vers sa propre réplication. Quelle aide formidable ! Mon cœur flanche, voici que mon ange gardien cellulaire peut être promptement mobilisé afin de me refaire un cœur tout neuf.

La sagesse hindoue prétend que chaque homme est accompagné, dans la « sphère astrale », de ses répliques identiques, ses avatars qui veillent sur lui et, au besoin, viennent au secours de ceux qui savent les invoquer. La réalité, une fois de plus, ne rejoint-elle pas les mythes les plus anciens, qui eux-mêmes ne sont rien d'autre qu'une préfiguration de la connaissance scientifique ?

Hic et nunc, l'avantage des cellules souches prélevées sur un organisme adulte serait et, j'ose le dire, sera considérable : une totale compatibilité avec l'organisme du receveur. Une autoréparation par autofabrication de nos organes défectueux !

Pour l'instant les travaux passionnants du professeur Yamanaka sur la souris ne doivent pas faire perdre de vue les avancées scientifiques phénoménales que recèle le clonage thérapeutique : meilleur moyen, peut-être, de combattre, demain, toutes les maladies.

En injectant au malade des cellules du muscle cardiaque, on limiterait les infarctus ou encore les insuffisances cardiaques avec des cellules nerveuses, on lutterait contre les maladies de Parkinson, d'Alzheimer, pathologies qui touchent respectivement cent mille et quatre cent trente-cinq mille Français. Une équipe américaine a d'ailleurs réussi, il y a trois ans, à créer, à partir de cellules d'embryons, des neurones humains capables de sécréter de la dopamine, molécule qui fait défaut aux individus atteints de la maladie de Parkinson. Reste à savoir, bien sûr, jusqu'où les cellules nerveuses peuvent être utilisées sans modifier la personnalité du patient…

Sans attendre les progrès que nous promet le prélèvement de cellules souches dans un organisme adulte, les Britanniques parient sur l'alliance de l'informatique et de la génétique pour créer des banques d'organes immédiatement disponibles, grâce au « permis de recherche » qui leur a été accordé sur les embryons. Ils se disent prêts, d'ici quelques années, à produire de la peau, des cœurs, des reins ou des foies. Des banques de tissus pourraient même être constituées pour soigner certaines pathologies. Et les plus ambitieux envisagent même de produire… des membres entiers *in vitro* !

En attendant, il suffira à ces banquiers de la santé de prélever quelques cellules fœtales avant le quatorzième jour d'existence de l'embryon, puis d'attendre qu'une demande de greffe se manifeste, pour laisser ces cellules s'élancer vers la différenciation souhaitée. Certes, il faudra du temps pour qu'une telle banque d'organes puisse venir en aide à tous ceux qui, aujourd'hui, attendent désespérément un don, venu le plus souvent d'un homme ou d'une femme victimes d'un accident. Toutes les cellules stockées en laboratoire ne seront pas génétiquement compatibles avec tous les organismes humains, loin s'en faut.

Mais plus l'échantillonnage sera grand, plus le « client » aura de chances de trouver l'organe qui lui convient. Plus d'obstacle administratif, plus d'autorisation à attendre pour prélever l'organe sain du donneur : il suffira d'étudier le code-barres génétique du client et de rechercher dans l'ordinateur central un organe conforme à ses besoins. Verrons-nous un jour des sociétés faire fortune dans le commerce d'organes neufs ?

« Venez chez nous, notre gamme de produits est immense ! Votre code-barres y trouvera forcément l'âme sœur ; un foie, un cœur, un rein, vous pouvez être assuré de leur compatibilité. » Bref, satisfaits ou remboursés !

Autre exemple : administrer des cellules produisant de l'insuline entraînerait la fin du diabète. Pour les cancers ou les maladies sanguines génétiques, il « suffirait » de créer des cellules sanguines ; pour les hépatites et les cirrhoses, des cellules du foie ; pour les brûlures, des cellules de peau. Et même les yeux sont concernés : si un individu souffre de dégénérescence maculaire ou de cécité, des cellules rétiniennes pourraient lui être injectées. De vraies « cellules-médicaments », reproductibles à l'infini !

Parallèlement, les progrès ne s'arrêteront pas en matière d'organes artificiels, ceux-ci devenant même de plus en plus utiles. Beaucoup d'expériences ont déjà eu lieu, qui suscitent de véritables espoirs. Imaginons, par exemple, un homme présentant de graves troubles hépatiques et disposant, en réserve, de cellules souches intactes. En attendant que celles-ci, gardées au congélateur, repartent vers la vie en se spécialisant en tissu hépatique, il faudra bien compter plusieurs mois : un foie artificiel pourra, alors, prendre le relais du foie défectueux (surtout s'il s'agit d'un cancer et que celui-ci risque de métastaser) en attendant qu'un foie tout neuf, intégralement compatible, vienne prendre le relais.

D'un point de vue éthique, nul ne pourra invoquer d'interdit majeur, l'homme étant propriétaire de son propre corps, donc de ses cellules clonées. On pourrait parfaitement imaginer qu'elles restent la propriété des parents jusqu'à la majorité légale de leurs enfants, ceux-ci décidant, une fois juridiquement responsables, de garder ou non en culture leurs cellules clonées…

Greffes de donneurs décédés, greffes d'animaux spécialement élevés à cet effet, greffes issues de clones et plus particulièrement de son propre clonage, effectué dès la conception : quel chemin parcouru en quelques années seulement ! Le portrait de Chris Barnard, pionnier de la première greffe cardiaque, en 1969, va bientôt rejoindre, dans les musées, celui des chirurgiens de la Renaissance…

Le paradoxe d'aujourd'hui, c'est que, face à cette amélioration continue de la condition humaine, les peurs qu'engendre la connaissance n'ont pas reculé. Mieux : la baisse de la pratique religieuse et la montée d'un scepticisme généralisé n'ont fait que déplacer la censure sur le terrain législatif et politique. De ce point de vue, assurément, les scientistes du début du XXe siècle, tel Auguste Comte, se sont trompés : jamais l'opinion ne s'est montrée aussi partagée face aux avancées de la science !

Déboussolée par des découvertes qui modifient la conception même du vivant, notre société oscille entre la tentation de faire sauter toutes les barrières traditionnelles – hédonisme exacerbé, montée des communautarismes sexuels, perte de vue de l'intérêt général au profit de droits reconnus en fonction de l'appartenance à un clan – et celle de faire surgir de nouveaux interdits, non plus fondés sur une morale mais sur la peur que fait naître le refus non assumé de cette morale.

Les mêmes qui acceptent l'interruption de grossesse jusqu'à la douzième semaine (voire jusqu'à la vingt-deuxième dans certains pays) au nom de la liberté de la femme crient au scandale lorsqu'on propose de cloner, à des fins thérapeutiques, des cellules d'embryons surnuméraires qui n'ont que quelques heures ! Est-ce donc bien raisonnable de désacraliser l'embryon dans le ventre de sa mère pour mieux le sanctuariser, sous forme d'un amas cellulaire, dans une éprouvette ?

La vérité, c'est que la science n'a jamais progressé autrement qu'en contournant les interdits. Mais aussi, symétriquement, en faisant la preuve de sa légitimité sociale, qui consiste à améliorer la condition humaine. À cette aune, absolument essentielle, point n'est besoin d'une loi pour condamner les sectes qui prétendent instrumentaliser le clonage reproductif au service de leur mystique, ni les chercheurs qui, assoiffés de prestige et de reconnaissance, seraient tentés de créer des monstres pour démontrer leur maîtrise du vivant : le Code pénal est là, de même que la Déclaration universelle des droits de l'homme qui proscrit tout « traitement inhumain ou dégradant » et enjoint chacun à agir « envers les autres dans un esprit de fraternité ».

Outre le serment d'Hippocrate qui, depuis vingt-cinq siècles, régit l'éthique médicale (« j'exercerai mon art dans le respect des lois... J'écarterai des patients tout ce qui peut leur être contraire ou nuisible »), les médecins sont soumis au code de Nuremberg (1947) né de la prise de conscience toute fraîche des atrocités nazies : « L'expérience, dit le code, doit avoir des résultats pratiques pour le bien de la société impossibles à obtenir par d'autres moyens : elle ne doit pas être pratiquée au hasard et sans nécessité. »

En dehors d'une poignée d'illuminés, vite repérés, et dont on peut penser qu'ils seraient punis comme ils le méritent, qui donc aurait intérêt à transformer le clonage en activité criminelle ? À tant faire agiter des fantasmes, certains se rendent-ils compte qu'ils travaillent au discrédit de la recherche ? Criminaliser, en plein XXIe siècle, les recherches sur le clonage thérapeutique m'apparaît aussi stupide que de s'opposer, au début du XXe, à la généralisation du vaccin. D'abord parce que, sans recherche sur l'embryon, je ne le répéterai jamais assez, nous ne serons pas en mesure, demain, de maîtriser l'autoreproduction de nos propres cellules souches ; ensuite parce qu'il est contradictoire, et pour tout dire malhonnête, de favoriser le don d'organes et d'interdire à ceux qui en auraient le plus besoin de recourir au gisement cellulaire que constituent des centaines de milliers d'embryons surnuméraires congelés.

Que faut-il, aujourd'hui, pour sauver, par une greffe, la vie d'un malade dont le foie ou les reins sont gravement atteints ? Rien de plus qu'un donneur, autrement dit, parfois… l'impossible. Attendre la mort d'un jeune homme ou d'une jeune femme dans la force de l'âge et dont l'organe sera compatible avec son organisme : voilà le quotidien de milliers de malades dont beaucoup savent qu'ils disparaîtront sans avoir eu la chance de profiter de la malchance d'un autre. Cet autre dont le corps n'avait plus d'avenir sur cette terre, hors celui de sauver la vie d'un inconnu…

Regardons maintenant ce qui se passe pour les embryons congelés. N'ayant pas été utilisés pour assurer une descendance aux couples dont ils sont issus, ils sont près de cent mille par an à s'entasser dans les congélateurs de nos laboratoires et de nos instituts de recherche. Sans doute cette image choquera-t-elle certains, mais elle correspond à une réalité : ces petits d'hommes en puissance n'ont pas plus d'avenir sur terre que de sauver les accidentés de la circulation auxquels on prélèvera un rein, un cœur, ou un foie. Et pourtant, de nombreux pays interdisent qu'on les utilise pour la recherche médicale, fût-ce, à très court terme, pour sauver des vies… En France, les dérogations sont possibles et une réforme est envisagée, comme on l'a dit, mais pas encore adoptée, loin s'en faut.

Quelle différence, pourtant, entre cet amas cellulaire destiné à être détruit et l'accidenté qui vient de mourir ? Aucune, si ce n'est que, contrairement au premier, le second recèle peut-être en lui la possibilité de sauver une vie ! Sauver une vie ! Quel avenir merveilleux pour un embryon ! Même le Christ a dû attendre des années après sa venue au monde (dans des conditions discutées, comme beaucoup de divinités) pour accomplir un tel miracle. Il est grand temps, décidément, de réfléchir à l'avenir de l'homme autrement qu'en jonglant avec des dogmes et des principes. Mais en tentant, très simplement, et très modestement, de se rapprocher de sa souffrance.

Voir : Clonage, Eugénisme.

Prostate

Il aurait été curieux que, dans ce dictionnaire, je n'aborde pas l'organe qui me fait vivre, la prostate.

Une précision tout d'abord : un chirurgien urologue n'opère pas que la prostate – la vie serait monotone : il opère les reins, les uretères, la vessie, les organes sexuels, traitant aussi les pathologies purement médicales : cystites et infections diverses, coliques néphrétiques et autres pierres.

Un jour, dans mes pérégrinations africaines, j'étais allé opérer en Côte-d'Ivoire, mes équipes et moi-même avions traité des dizaines et des dizaines de malades, je fus invité en direct au journal de 20 heures de la chaîne de télévision nationale pour parler de mon métier. Seul *hic* : la présentatrice, au demeurant fort belle, n'avait manifestement pas préparé l'entretien.

— Vous êtes le célèbre professeur Debré (sans mettre l'accent, qui évoque irrésistiblement le mot zèbre), parlez-nous de votre discipline.

Dans une envolée lyrique, je lui détaille les organes qui intéressent l'urologue de haut en bas et je termine par les testicules. Sans se démonter, ignorant vraisemblablement ce que ce terme voulait dire, elle enchaîne avec un grand sérieux : « Parlez-nous des testicules. » J'ai failli m'étrangler de rire et je me suis contenté de disserter de la prostate, organe dont elle ignorait manifestement l'existence. Mon équipe, qui regardait la télévision à l'hôtel, a beaucoup ri !

Moi aussi, qui ne puis pourtant m'empêcher d'en vouloir à Clemenceau qui prétendait que la prostate, comme la présidence de la République, ne servait à rien, preuve s'il en est qu'on peut être un grand homme d'État et un fieffé ignorant !

Pour être schématique, et quitte à prendre quelques libertés avec l'anatomie, on peut dire que la prostate se présente en deux parties, comme un œuf dans un coquetier.

L'œuf, lorsqu'il devient malade, n'est autre que l'adénome : il grossit de façon importante, passant d'un poids approximatif de 10 grammes à plus de 100 grammes. J'en ai retiré un de plus de 400 grammes… L'homme qui avait refusé de se faire opérer avait une sonde vésicale à demeure depuis plus de dix ans… Cet adénome, pourtant, ne se cancérise pas : il provoque plus ou moins de gêne, envies fréquentes, difficultés à uriner, mais rien de plus… En outre, ces troubles ne sont pas proportionnels au volume de l'adénome, et il existe maintenant des traitements médicaux efficaces permettant d'éviter ou de retarder l'opération, laquelle, lorsqu'elle devient nécessaire, s'effectue soit par les voies naturelles, soit par ouverture de la vessie.

L'intervention est banale et n'entraîne qu'un trouble dont il faut prévenir le malade : une éjaculation rétrograde. Ce qui signifie que le malade ne sera pas

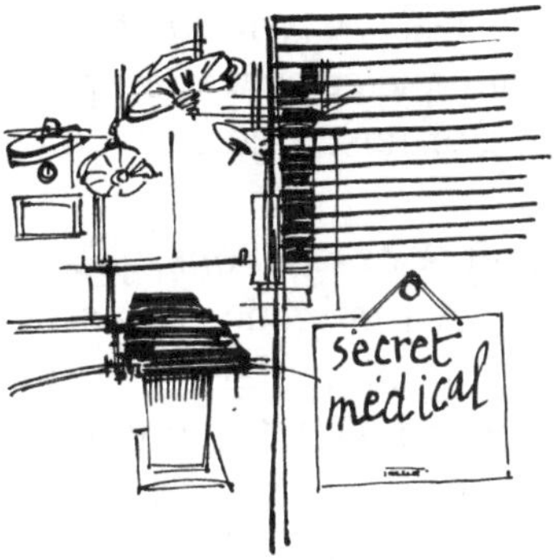

impuissant, mais à coup sûr stérile. D'où certains malentendus comme celui-ci. Un jour où j'effectue une visite de routine chez un homme de soixante-quinze ans que je m'apprête à opérer, je vois sur sa table de nuit la photo d'une belle jeune femme de trente à trente-cinq ans sa cadette.

— C'est votre fille ?

— Non, pas du tout, c'est ma nouvelle femme…

J'avais oublié de lui signaler l'éjaculation rétrograde. Une heure plus tard, il quittait l'hôpital sans avoir été opéré. Il désirait des enfants…

Et le cancer de la prostate ? Lui ne se développe que sur le « coquetier » et peut, quand il devient infiltrant, pénétrer dans l'adénome qui, je le répète, ne se cancérise jamais de lui-même.

Ce cancer, qui jusqu'à une époque récente ne touchait que les personnes âgées, en général après soixante-cinq ans, et avait une progression lente, touche maintenant les plus jeunes. Il n'est malheureusement pas rare de voir en consultation des hommes de quarante-cinq/cinquante ans présentant un cancer évolué dont le pronostic est souvent sombre. En outre, nous savons aujourd'hui que ce cancer est partiellement héréditaire, sans doute à raison de 30 % d'entre eux, peut-être plus.

C'est pour toutes ces raisons que le dépistage du cancer par les PSA (antigène prostatique spécifique) est indispensable, n'en déplaise à quelques médecins qui récemment prétendaient que la prévention n'était pas utile. L'ignorance à la Clemenceau n'est pas seulement risible. Elle peut parfois entraîner des catastrophes. Heureusement, le traitement de ce cancer a fait d'immenses progrès : chirurgie réglée beaucoup moins mutilante qu'auparavant, curiethérapie (introduction de grains radioactifs dans la prostate pour l'irradier de l'intérieur), radiothérapie, traitement médical.

Au milieu du siècle dernier, les inventeurs du traitement médical ont d'ailleurs obtenu un peu vite le prix Nobel de médecine, leur théorie, pour séduisante qu'elle fût, ayant péché par excès d'optimisme.

Le principe : la prostate étant une glande masculine régie par les hormones mâles (la testostérone), pourquoi ne pas administrer aux hommes atteints de ce cancer des hormones femelles (œstrogènes) qui tueraient les cellules cancéreuses ? Aussitôt dit, aussitôt fait. Certains malades au stade terminal du cancer (métastases osseuses, douleurs intolérables) furent traités par de fortes doses d'œstrogènes (jusqu'à 100 mg). Et miracle : leur cancer n'était bientôt plus qu'un souvenir… Mais quelques mois ou quelques années plus tard, ils étaient morts ! Les doses d'œstrogènes étaient tellement fortes qu'elles entraînaient des phlébites, des embolies pulmonaires, des infarctus… Les doses furent donc baissées : de 100 mg nous sommes passés à 3 mg puis à 1 mg.

Mais le problème n'était que partiellement réglé. Car on s'aperçut, dans un second temps, que la glande hypophyse, celle qui règle la sécrétion des hormones, ne sait pas faire la différence entre l'hormone mâle et l'hormone femelle. De sorte que lorsqu'on administre des hormones femelles, l'hypophyse considère que le taux d'hormones sexuelles est suffisant, et arrête d'envoyer des signaux aux testicules qui, eux, stoppent leur sécrétion de testostérone ! Ce traitement provoquait donc, tout simplement, une castration chimique…

D'où la piste aujourd'hui retenue : les traitements que nous employons désormais agissent directement sur l'hypophyse en la mettant en sommeil. Immense, ce progrès n'est pas exclusif d'autres avancées, notamment techniques : dans peu de temps l'opération sera robotisée. Elle l'est déjà aux États-Unis et commence à l'être en France.

Q

Quételet (indice de)

Le mathématicien Adolphe Lambert Quételet (1796-1874) est un des fondateurs de la statistique, ainsi que l'un des bienfaiteurs de la presse et de l'édition dites « de développement personnel ». Gros tirages et bonnes ventes garanties.

C'est à ce savant belge que l'on doit la mise au point de l'indice de masse corporelle (IMC), dont la formule est la suivante : le poids en kilogrammes (exemple : 75) divisé par la taille mesurée en mètres et multipliée par elle-même (exemple : 1,75 × 1,75). Le résultat dans notre exemple est :
75 : (1,75 × 1,75) = 75 : 3,0625 = 24,4897.

Ouf ! Dans notre hypothèse, issue du plus grand des hasards comme on s'en doute, l'IMC se situe juste en dessous de la limite maximale autorisée par la police pondérale internationale (PPI). Le calcul est en réalité plus complexe, puisqu'il doit prendre en compte le sexe, l'âge et d'autres paramètres.

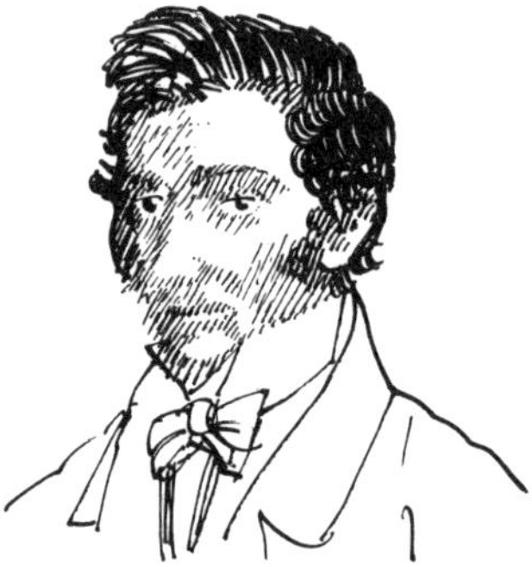

En raison de quelques cas d'anorexie signalés dans la population des mannequins (dont celui d'une jeune Brésilienne de dix-huit ans morte d'une insuffisance rénale et d'une infection généralisée), cet indice est désormais contrôlé par la police de la mode (PM). Ainsi, en 2006, une norme a été instaurée par les responsables des défilés de mode madrilènes : pas de mannequins dont l'IMC est inférieur à 18. Si l'on prend en compte des critères extrascientifiques comme l'impact médiatique et la puissance de l'image de ces jeunes femmes sur la population adolescente, la mesure n'est pas totalement imbécile, mais elle peut aussi nous plonger dans un sentiment de vertige.

Le hasard a voulu qu'à l'époque où ce débat faisait rage, j'arpentais les allées du musée du Prado de Madrid, en compagnie d'un ami rhumatologue. Tandis que nous faisions une halte devant *Les Trois Grâces* de Rubens, ce confrère, grand pince-sans-rire devant l'Éternel, a improvisé avec un air très affecté un commentaire médical :

— Leur IMC leur permettrait de participer à des défilés de mode, plutôt dans la catégorie des « rondes », mais derrière la toile, il y a un tableau. Un tableau clinique qui me pose problème. Si tu observes la jeune femme du milieu, tu conviendras qu'elle présente une scoliose. Quant aux deux autres, j'espère que leur cambrure n'est pas permanente. Le jour où une patiente se présente en consultation dans cette position, je lui prescris immédiatement une dose massive d'anti-inflammatoires et je l'envoie illico en rééducation chez un kinésithérapeute spécialisé dans les traumatismes vertébraux des sportifs.

Ce fameux IMC se décline en de nombreuses variantes plus sophistiquées les unes que les autres, comme l'indice de masse grasse (IMG) ou l'indice de masse maigre (IMM). Le sujet est plus sérieux qu'il n'y paraît : des chercheurs de Cleveland s'appliquent depuis plusieurs années à produire des lignées de souris transgéniques, des êtres chimériques capables de courir plus vite et plus longtemps que leurs congénères grâce à la surexpression d'un gène qui favorise la synthèse du glucose et du glycérol et donc le développement musculaire. Le poids de ces souris est beaucoup plus faible que celui des rongeurs du groupe témoin, mais l'IMG aussi (donc leur masse musculaire plus importante en proportion).

Il y a des jours où « on aimerait bien être une petite souris » (transgénique ou pas), capable de se glisser dans les réunions où se décident les investissements des firmes œuvrant (officiellement ou non) à la mise au point de substances destinées à accélérer le développement musculaire. Car, comme le souligne

Le Monde du 4 novembre 2007, la mise au point de nouveaux principes actifs dérivés de ces expérimentations peut concourir à des avancées thérapeutiques fondamentales dans le traitement des maladies des muscles (comme les myopathies), mais aussi déboucher sur de nouvelles techniques de « dopage génétique », répondant aux attentes des adeptes de la « gonflette » et des performances sportives frelatées.

Voir : Nutrition.

R

Résurrection

L'hypothèse du simple mortel atterré par l'imminence de sa fin et cherchant à tout prix à survivre à sa propre mort est la plus couramment invoquée, mais elle est sans doute la moins crédible : pour profiter de l'immortalité, encore faudrait-il en avoir conscience ! Il ne suffirait donc pas de fabriquer un clone parfait ; il faudrait aussi et surtout lui transférer ce que contient notre cerveau : mémoire, histoire personnelle, apprentissage, émotions, sans parler de tous les processus chimiques afférents. Cette éventualité n'est pas pour demain, même si des chercheurs sérieux considèrent qu'ils pourront un jour récupérer le contenu d'un cerveau adulte comme on copie le disque dur d'un ordinateur, ou, si l'on préfère, comme on capture le contenu d'un site internet, avec ses « liens » et ses dossiers cachés. En attendant, tous les

Narcisse de la terre peuvent se mettre à rêver, mais attention au lever de rideau.

Beaucoup plus crédible est, en revanche, l'hypothèse dans laquelle on estimerait que la « résurrection » d'un modèle disparu depuis longtemps aurait un intérêt pour la collectivité. Déjà, les zoologues travaillent à créer des banques d'ADN qui pourront servir, demain, à recréer des organismes – végétaux et animaux – aujourd'hui en voie de disparition. Les fragments d'ADN prélevés étant, par définition, en bon état (puisque l'espèce qu'on veut préserver n'est pas encore éteinte), les obstacles à surmonter pour leur redonner vie ne devraient pas être plus insurmontables que ceux que les créateurs de la brebis Dolly ont rencontrés.

Mais il y a mieux. Depuis les années 1990, des équipes scientifiques de tous pays multiplient les découvertes des mammouths laineux conservés dans le *permafrost* (en français, pergélisol, sols perpétuellement gelés – indépendamment des phénomènes de réchauffement climatique – des zones polaires) sibérien. La région regorgerait de milliers de ces carcasses congelées. Des carcasses de mammouths ont d'ailleurs été découvertes en Russie depuis le XVIIIe siècle, mais les scientifiques ne savaient trop qu'en faire, à part les exposer dans des musées.

Pour le public émerveillé par ces histoires fantasmagoriques où s'entremêlent voyage dans le passé et projection dans le futur, comme dans *Jurassic Park* (le roman de Michael Crichton a été publié en 1990, le film de Steven Spielberg distribué en 1999), le rêve de science-fiction commence à prendre forme.

La médiatisation du phénomène des mammouths de Sibérie a commencé en 1999, à l'occasion du spectacle étonnant, retransmis par les télévisions du monde entier, de vingt-trois tonnes de glace se balançant majestueusement à l'extrémité d'un câble tracté par un gigantesque hélicoptère russe. Enfermés dans cet iceberg volant, les restes d'un mammouth laineux surnommé Jarkov, découvert par un explorateur français, un an plus tôt. D'autres découvertes suivront, notamment un fossile baptisé Yukagir en 2003. Le petit dernier, un bébé mammouth en parfait état de conservation, a été repéré par un éleveur de rennes de la péninsule de Iamal, toujours en Russie, au printemps 2007.

Dès la première découverte d'un mammouth aussi bien conservé, des équipes de chercheurs se mettent en tête de faire revivre l'espèce en fabriquant un embryon cloné à partir de cellules somatiques extraites de ces mammouths puis en implantant l'embryon obtenu sur une mère porteuse éléphant d'Asie (dont les caractéristiques génétiques seraient plus proches de celles du mammouth que le génome de l'éléphant africain). Les recherches ont connu quelques vicissitudes à cause des altérations de l'ADN des premiers fossiles. Et il semblerait que le clonage du mammouth laineux des glaces ne soit pas réalisable *à court terme*. Mais les recherches continuent, et, en 2006, un scientifique allemand, Michael Hofreiter, de l'Institut Max Planck de Leipzig, a ainsi annoncé avoir réussi à reconstituer une partie de la séquence génétique du mammouth, grâce à une nouvelle technique qui permet d'obtenir l'ADN à partir de très petites quantités de tissus originels.

Cette technique d'« amplification » du message génétique s'appelle PCR (*polymerase chain reaction* ; en français : réaction en chaîne par polymérase), une méthode ciblée de réplication *in vitro*, développée par le biologiste et chimiste Kary Bank Mullis qui a obtenu le prix Nobel de chimie en 1993 pour ses travaux. La réaction en chaîne par polymérase consiste à réaliser plusieurs opérations de réplication d'une matrice d'ADN en réutilisant les produits obtenus à chaque étape, ce qui augmente le nombre de copies et facilite les analyses de l'ADN. L'auteur de *Jurassic Park* s'en est inspiré pour bâtir cette fable moderne dans laquelle des organismes issus de lignées éteintes sont réintroduits sur terre par clonage. Grâce à la PCR, l'équipe de Leipzig a réussi à recréer l'ADN mitochondrial de mammouth, c'est-à-dire l'ADN contenu dans les mitochondries (le réservoir d'énergie) des cellules eucaryotes (cellules possédant un noyau par opposition à celles qui en sont dépourvues, les procaryotes).

Pour l'instant, Michael Hofreiter a réussi à identifier les gènes de la pigmentation des mammouths. Nous allons donc le laisser progresser encore quelques années avant de reprendre de ses nouvelles.

D'autres expérimentations destinées à faire resurgir des êtres du passé sont en cours en Chine. Des chercheurs y travaillent sur un programme d'une tout autre ampleur : la récupération de séquences d'ADN sur des momies. Ils sont même à l'origine du développement d'une nouvelle discipline : la paléogénétique qui pourrait, demain, ouvrir la voie à des clonages encore plus révolutionnaires. Pourquoi pas celui de l'homme de Neandertal, par ailleurs contemporain des mammouths ? Sacrées retrouvailles en perspective…

Mais revenons au clonage humain et voyons ses aspects religieux, psychologiques et psychanalytiques.

Imaginons ainsi que le saint suaire de Turin soit véritablement celui du Christ. Avec une goutte de sang séché prélevée sur ce linceul, il serait possible d'étudier la carte génétique de Jésus. Son code-barres ADN permettrait de connaître ses caractéristiques physiques et ses dons. Il serait (enfin) possible de savoir s'il avait un géniteur humain, voire de démontrer qu'il a des descendants. Ainsi, le génome de Dieu se retrouvera-t-il en équation chimique et pourrait être comparé à celui du commun des mortels qu'il a, ne l'oublions pas, créés à son image !

Devra-t-on alors sanctifier ceux dont l'ADN est le plus proche de celui du Christ et va-t-on diaboliser ceux qui s'en écartent ? Y aura-t-il des possibilités de rédemption pour ces derniers ? Ne devrait-on pas aussi réviser la liste des saints de l'Église, dont les reliques permettraient de mettre au jour des ADN très différents de celui de la famille Dieu ?

Imaginons le déchaînement des sectes qui s'empresseraient d'instituer les canons d'un génome idéal, celui d'un peuple élu dont seraient issus les meilleurs clones. Et les enfants qui seront fabriqués ou engendrés, devront-ils être en conformité avec ces canons ? Ne va-t-on pas tenter de cloner ceux dont l'ADN est le plus proche de l'idéal ? Mais au fait, qui définira cet idéal ? Le politique, le scientifique, des sondages d'opinion, les religieux ? Voici à coup sûr de terrifiantes perspectives, qui jetteraient les bases d'un clonage eugénique aux antipodes du clonage ancillaire auquel la littérature et le cinéma nous ont habitués : créer des clones dans le simple but de disposer d'un matériau humain taillable et corvéable à merci, ravalé à l'état de réservoir de main-d'œuvre par un pouvoir d'oppression.

Voir : Clonage, Mullis, Kary Banks.

Romains, Jules

(1885-1972)

Comment ne pas citer *Knock ou le triomphe de la médecine*, à la fois d'une drôlerie immense et d'une méchanceté inouïe ?

Jules Romains trace, avec un esprit acerbe, le portrait d'un jeune médecin qui remplace son confrère dans une ville de province. Est-il totalement hors de la réalité ? N'y a-t-il pas, parfois, un soupçon de vérité ?

Mais il faut voir ce film en noir et blanc, repris de la pièce créée par Louis Jouvet en 1923, morceau d'anthologie, médicale, théâtrale, humaine.

L'installation et l'achat de la clientèle

LE DOCTEUR, *après quelques instants de silence* : Croyez-m'en, mon cher successeur ! (*Il donne une tape à Knock.*) Car vous êtes dès cet instant mon successeur ! Vous avez fait une bonne affaire. Oui, dès cet instant ma clientèle est à vous. Si même, le long de la route, quelque patient, me reconnaissant au passage, malgré la vitesse, réclame l'assistance de mon art, je m'efface en déclarant : « Vous vous trompez, monsieur. Voici le médecin du pays. » (*Il désigne Knock.*) Et je ne ressors de mon trou (*pétarades du moteur*) que si vous m'invitez formellement à une consultation contradictoire. (*Pétarades.*) Mais vous avez eu de la chance de tomber sur un homme qui voulait s'offrir un coup de tête.

MADAME PARPALAID : Mon mari s'était juré de finir sa carrière dans une grande ville.

Le Docteur : Lancer mon chant du cygne sur un vaste théâtre ! Vanité un peu ridicule, n'est-ce pas ? Je rêvais de Paris, je me contenterai de Lyon.

Madame Parpalaid : Au lieu d'achever tranquillement de faire fortune ici !

Knock, tour à tour, les observe, médite, donne un coup d'œil au paysage.

Le Docteur : Ne vous moquez pas trop de moi, mon cher confrère. C'est grâce à cette toquade que vous avez ma clientèle pour un morceau de pain.

Knock : Vous trouvez ?

Le Docteur : C'est l'évidence même !

Knock : En tout cas, je n'ai guère marchandé.

Le Docteur : Certes, et votre rondeur m'a plu. J'ai beaucoup aimé aussi votre façon de traiter par correspondance et de ne venir sur place qu'avec le marché en poche. Cela m'a semblé chevaleresque, ou même américain. Mais je puis bien vous féliciter de l'aubaine : car c'en est une. Une clientèle égale, sans à-coups…

Madame Parpalaid : Pas de concurrent.

Le Docteur : Un pharmacien qui ne sort jamais de son rôle.

Madame Parpalaid : Aucune occasion de dépense.

Le Docteur : Pas une seule distraction coûteuse.

Madame Parpalaid : Dans six mois, vous aurez économisé le double de ce que vous devez à mon mari.

Le Docteur : Et je vous accorde quatre échéances trimestrielles pour vous libérer ! Ah ! Sans les rhumatismes de ma femme, je crois que j'aurais fini par vous dire non.

Les études, le diplôme

KNOCK : Pardon ! Mes études sont, en effet, toutes récentes. Mais mon début dans la pratique de la médecine date de vingt ans.

LE DOCTEUR : Quoi ! Vous étiez officier de santé ? Depuis le temps qu'il n'en reste plus !

KNOCK : Non, j'étais bachelier.

MADAME PARPALAID : Il n'y a jamais eu de bacheliers de santé.

KNOCK : Bachelier ès lettres, madame.

LE DOCTEUR : Vous avez donc pratiqué sans titres et clandestinement ?

KNOCK : À la face du monde, au contraire, et non pas dans un trou de province, mais sur un espace d'environ sept mille kilomètres.

LE DOCTEUR : Je ne vous comprends pas.

KNOCK : C'est pourtant simple. Il y a une vingtaine d'années, ayant dû renoncer à l'étude des langues romanes, j'étais vendeur aux Dames de France de Marseille, rayon des cravates. Je perds mon emploi. En me promenant sur le port, je vois annoncé qu'un vapeur de 1 700 tonnes à destination des Indes demande un médecin, le grade de docteur n'étant pas exigé. Qu'auriez-vous fait à ma place ?

LE DOCTEUR : Mais… rien, sans doute.

KNOCK : Oui, vous, vous n'aviez pas la vocation. Moi, je me suis présenté. Comme j'ai horreur des situations fausses, j'ai déclaré en entrant : « Messieurs, je pourrais vous dire que je suis docteur, mais je ne suis pas docteur. Et je vous avouerai même quelque chose de plus grave : je ne sais pas encore quel sera le sujet de ma thèse. » Ils me répondent qu'ils ne tiennent pas au titre de docteur et qu'ils se fichent complètement de mon sujet de thèse. Je réplique aussitôt : « Bien que n'étant pas docteur, je désire, pour des raisons de prestige et de discipline, qu'on m'appelle docteur à bord. » Ils me disent que c'est tout naturel. Mais je n'en continue pas moins à leur expliquer pendant un quart d'heure les raisons qui me font vaincre mes scrupules et réclamer cette appellation de docteur à laquelle, en conscience, je n'ai pas droit. Si bien qu'il nous est resté à peine trois minutes pour régler la question des honoraires.

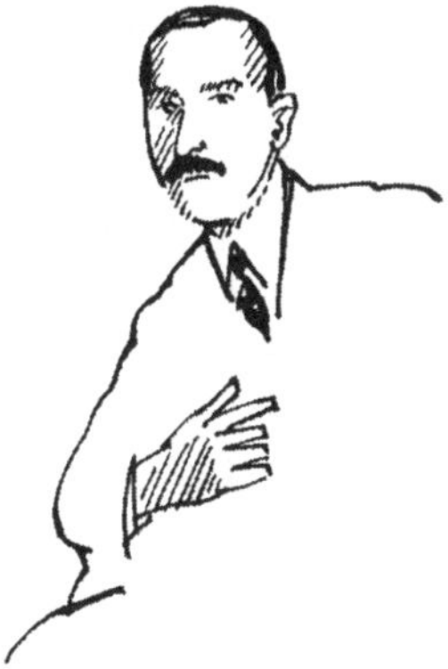

Le passage célèbre

LE TAMBOUR : Attendez que je réfléchisse ! (*Il rit.*) Voilà. Quand j'ai dîné, il y a des fois que je sens une espèce de démangeaison ici. (*Il montre le haut de son épigastre*). Ça me chatouille, ou plutôt, ça me grattouille.

KNOCK, *d'un air de profonde concentration* : Attention. Ne confondons pas. Est-ce que ça vous chatouille, ou est-ce que ça vous grattouille ?

LE TAMBOUR : Ça me grattouille. (*Il médite.*) Mais ça me chatouille bien un peu aussi.

KNOCK : Désignez-moi exactement l'endroit.

LE TAMBOUR : Par ici.

KNOCK : Par ici… Où cela, par ici ?

LE TAMBOUR : Là. Ou peut-être là… Entre les deux.

KNOCK : Juste entre les deux ?… Est-ce que ça ne serait pas plutôt un rien à gauche, là, où je mets mon doigt ?

LE TAMBOUR : Il me semble bien.

KNOCK : Ça vous fait mal quand j'enfonce le doigt ?

LE TAMBOUR : Oui, on dirait que ça me fait mal.

KNOCK : Ah ! Ah ! (*Il médite d'un air sombre.*) Est-ce que ça ne vous grattouille pas davantage quand vous avez mangé de la tête de veau à la vinaigrette ?

LE TAMBOUR : Je n'en mange jamais. Mais il me semble que si j'en mangeais, effectivement, ça me grattouillerait plus.

Le pharmacien

KNOCK : C'est une chose qui me tient au cœur. Pour moi, le médecin qui ne peut pas s'appuyer sur un pharmacien de premier ordre est un général qui va à la bataille sans artillerie.

MOUSQUET : Je suis heureux de voir que vous appréciez l'importance de la profession.

KNOCK : Et moi de me dire qu'une organisation comme la vôtre trouve certainement sa récompense, et que vous vous faites bien dans l'année un minimum de vingt-cinq mille.

MOUSQUET : De bénéfices ? Ah ! mon Dieu ! Si je m'en faisais seulement la moitié !

KNOCK : Cher monsieur Mousquet, vous avez en face de vous non point un agent du fisc, mais un ami, et j'ose dire un collègue.

MOUSQUET : Docteur, je ne vous fais pas l'injure de me méfier de vous. Je vous ai malheureusement dit la vérité. (*Une pause.*) J'ai toutes les peines du monde à dépasser les dix mille.

KNOCK : Savez-vous bien que c'est scandaleux ! (*Mousquet hausse tristement les épaules.*) Dans ma pensée, le chiffre de vingt-cinq mille était un minimum... Vous n'avez pourtant pas de concurrent ?

MOUSQUET : Aucun, à près de cinq lieues à la ronde.

KNOCK : Alors quoi ? Des ennemis ?

MOUSQUET : Je ne m'en connais pas.

KNOCK, *baissant la voix* : Jadis, vous n'auriez pas eu d'histoire fâcheuse... une distraction... cinquante grammes de laudanum en place d'huile de ricin ?... C'est si vite fait.

MOUSQUET : Pas le plus minime incident, je vous prie de le croire, en vingt années d'exercice.

KNOCK : Alors... alors... je répugne à former d'autres hypothèses... Mon prédécesseur... aurait-il été au-dessous de sa tâche ?

MOUSQUET : C'est une affaire de point de vue.

Définition de la maladie

KNOCK : « Tomber malade », vieille notion qui ne tient plus devant les données de la science actuelle. La santé n'est qu'un mot, qu'il n'y aurait aucun inconvénient à rayer de notre vocabulaire. Pour ma part, je ne connais que des gens plus ou moins atteints de maladies plus ou moins nombreuses à évolution plus ou moins rapide. Naturellement, si vous allez leur dire qu'ils se portent bien, ils ne demandent qu'à vous croire. Mais vous les trompez. Votre seule excuse, c'est que vous ayez déjà trop de malades à soigner pour en prendre de nouveaux.

[…]

KNOCK, *avec une grande courtoisie* : Je vais vous l'expliquer en une minute au tableau noir. (*Il va au tableau et commence un croquis.*) Voici votre moelle épinière, en coupe, très schématiquement, n'est-ce pas ? Vous reconnaissez ici votre faisceau de Türck et ici votre colonne de Clarke. Vous me suivez ? Eh bien ! Quand vous êtes tombée de l'échelle, votre Türck et votre Clarke ont glissé en sens inverse (*il trace des flèches de direction*) de quelques dixièmes de millimètre. Vous me direz que c'est très peu. Évidemment. Mais c'est très mal placé. Et puis vous avez ici un tiraillement continu qui s'exerce sur les multipolaires.

[…]

KNOCK : L'insomnie peut être due à un trouble essentiel de la circulation intracérébrale, particulièrement à une altération des vaisseaux dite « en tuyau de pipe ». Vous avez peut-être, madame, les artères du cerveau en tuyau de pipe.

LA DAME : Ciel ! En tuyau de pipe ! L'usage du tabac, docteur, y serait-il pour quelque chose ? Je prise un peu.

KNOCK : C'est un point qu'il faudrait examiner. L'insomnie peut encore provenir d'une attaque profonde et continue de la substance grise par la névroglie.

LA DAME : Ce doit être affreux. Expliquez-moi cela, docteur.

KNOCK, *très posément* : Représentez-vous un crabe, ou un poulpe, ou une gigantesque araignée en train de vous grignoter, de vous suçoter et de vous déchiqueter doucement la cervelle.

S

Secret médical et politique (1)

En tant que médecin et responsable politique, la question du secret médical et de son application au pouvoir me passionne et me concerne directement (puisque j'ai eu à traiter dans la confidentialité les cas de chefs d'État et d'hommes politiques français et étrangers dont je tairai bien évidemment les noms).

J'évoquerai certes le cas de François Mitterrand, tout au moins pour les éléments qui ont été publiés et font désormais partie de l'histoire contemporaine.

Depuis l'avènement de la Ve République, la santé des présidents qui se sont succédé constitue un sujet éminemment politique, opposant l'intérêt général au respect de la vie privée.

Deux livres ont abordé ces sujets avec intelligence : *Ces malades qui nous gouvernent*, de Pierre Accoce et du docteur Rentchrick (Stock, 1996), et *Ces malades qui ont dirigé la France* (Balland, 2007), du docteur Bruno Halioua. Celui-ci ne manque pas de citer mon père, Michel Debré, le principal rédacteur de la Constitution de 1958 : « Un chef d'État déclinant n'est pas un malade comme les autres. À cause de ses responsabilités. Sa maladie ne peut être seulement une affaire privée, elle engage aussi le destin de la nation. »

Pour autant, le respect du secret médical s'impose à tous les professionnels de la santé, qu'il s'agisse d'observations comme de déductions, vis-à-vis de leurs patients. Un principe qui, en théorie, ne souffre aucune exception, pas même lorsqu'il s'agit de la santé du chef de l'État.

Aussi, le 17 avril 1964, lorsque les parlementaires apprennent que le général de Gaulle vient de subir une intervention chirurgicale à la prostate, les réactions sont à la mesure de la nouvelle. Bien qu'entretenue jusque-là par une rumeur (démentie avec la plus grande vigueur par le service de presse de l'Élysée), l'information, enfin relayée par la presse, surprend nombre de Français. Le charisme du Général est tel que sa personne prend subitement une dimension plus humaine.

Même s'il est de notoriété publique que Charles de Gaulle accorde peu d'importance à ses problèmes de santé, la dégénérescence physique et mentale l'inquiète. On se souvient du jugement qu'il a émis depuis Londres à propos du maréchal Pétain : « La vieillesse est un naufrage. »

Rien dans la personnalité ni le parcours du Général ne le pousse à l'autoapitoiement. Blessé plusieurs fois, parfois gravement, sur les champs de bataille de la Première Guerre mondiale, il a semblé faire preuve d'une sorte d'insensibilité à la douleur. Animé par l'orgueil autant que par la conscience de son destin, il a affronté avec le même courage une crise de paludisme qui l'a terrassé en avril 1942.

Dix ans plus tard, le plus grand secret entoure l'opération de la cataracte qu'il doit subir à l'œil gauche. L'autre œil sera opéré en mars 1955.

Dès son élection à la fonction de président en 1959, Charles de Gaulle imprime sa marque aux institutions en étendant les prérogatives présidentielles, conformément à la Constitution de la Ve République rédigée par mon père.

Ce renforcement du pouvoir de l'exécutif impose plus que jamais une parfaite santé psychique et physique.

En décembre 1959, son frère Pierre est victime d'un malaise cardiaque lors d'une visite à l'Élysée. Les soins tardent à arriver. Pierre de Gaulle meurt quelques jours plus tard. Ce dramatique épisode conduit à la création d'un service médical dédié à la personne du président de la République.

Plus soucieux de son apparence qu'on ne l'imagine, tant lors de ses déplacements à l'étranger qu'à l'égard des Français, le Général apprend par cœur ses discours et ses conférences de presse. Depuis ses opérations aux yeux, il a besoin de lunettes pour lire mais, par souci esthétique, il se refuse à les porter en public. Il n'est pas question pour lui de laisser transparaître quelque trace de déchéance physique. C'est à cause de cette « coquetterie » qu'il appellera « madame » l'abbé Fulbert Youlou, homme politique congolais, habillé d'une soutane, lors d'une cérémonie officielle.

En avril 1964, le président est opéré d'un adénome (une tumeur bénigne) de la prostate à l'hôpital Cochin par le professeur Aboulker, dans le plus grand secret. L'opération a été programmée depuis la fin de l'année précédente. De Gaulle souffrait depuis quelques années de troubles urinaires qui avaient nécessité récemment la pose d'une sonde. Il existe à ce sujet une anecdote savoureuse (citée par *Le Monde* du 22 août 2007) :

« Le professeur Aboulker raconta ainsi, bien après la mort du général de Gaulle, cette petite conversation avec le Général, après qu'il l'eut opéré de la prostate. "De Gaulle me dit qu'il aimerait rencontrer le chirurgien qui a mis au point ce modèle de sonde pour le féliciter. Je lui ai répondu que ce serait peut-être difficile car il était américain. Il devint écarlate et me jeta : 'Ne me dites pas que vous m'avez mis une sonde américaine ! Grands dieux, il n'y en a donc pas de françaises.'" Le malheureux Aboulker se hâta donc de préciser que le modèle était tout de même fabriqué en France. Le Général répliqua : "Bon, mais ça ne suffit pas. Docteur, je ne veux pas qu'on sache que vous m'avez posé une sonde américaine. Vous considérerez ceci comme un secret d'État." »

L'intervention chirurgicale de 1964 est largement commentée. Un bulletin de santé est rendu public tous les matins. L'émotion populaire est à son comble et le président reçoit de très nombreux messages de soutien et des bouquets de fleurs.

Sur un plan juridique et politique, la situation de vacance du pouvoir est inédite, bien que très précisément organisée par la Constitution de 1958. De manière provisoire, le Premier ministre peut assurer, à titre exceptionnel, la présidence du Conseil des ministres. En cas de vacance durable du pouvoir constatée par le Conseil constitutionnel, les fonctions du président de la République sont provisoirement exercées par le président du Sénat. Son indisponibilité définitive implique l'organisation de nouvelles élections.

À l'Assemblée nationale, de vifs échanges opposent le Premier ministre Georges Pompidou aux députés socialistes, dont François Mitterrand, qui profite de la situation pour dénoncer la personnalisation du pouvoir. Avec le recul de l'histoire, l'anecdote prend un certain piquant.

Dans l'hémicycle comme ailleurs, on s'interroge sur le hiatus entre les pouvoirs étendus conférés par les institutions au président et les faiblesses inhérentes à la nature humaine…

Deux semaines après son opération, le général de Gaulle revient à l'Élysée. Des milliers de Parisiens applaudissent le cortège officiel. Ce regain de popularité renforce le président dans sa décision de briguer un nouveau mandat. L'élection de 1965 doit avoir lieu au suffrage universel direct tel que nous le connaissons aujourd'hui ; de Gaulle a plus que jamais besoin d'un très fort soutien populaire. Et si d'une faiblesse somme toute courante à son âge, de Gaulle avait tiré l'« avantage » de se révéler plus proche de ses concitoyens ? En décembre 1965, il recueille plus de 44 % des voix au premier tour et plus de 55 % au second.

Charles de Gaulle s'éteint en novembre 1970, dix-huit mois après sa démission, dans sa résidence de La Boisserie. La cause du décès est une rupture d'un anévrisme abdominal. Toute la question est de savoir si cette déformation de l'aorte avait été repérée par les médecins ou pas. Selon certains témoignages, la dilatation de l'artère aurait été décelée dès l'intervention chirurgicale de 1964. Des membres de son entourage en ont été prévenus, mais pas l'intéressé. L'anévrisme aurait-il pu faire l'objet d'une intervention préventive ? Peut-être. Mais, selon Bruno Halioua dans *Ces malades qui ont dirigé la France*, « personne ne souhaite prendre le risque de se voir accusé d'être responsable de la mort du Général ».

Le cas de Georges Pompidou est fort différent. Il est mort dans l'exercice de ses fonctions d'une maladie du sang. Certes, elle n'a pas été rendue publique au moment de sa découverte, ni, officiellement, jusqu'à sa disparition. Il est vrai qu'elle n'a été diagnostiquée qu'assez tardivement.

Lorsqu'il est élu à la présidence en juin 1969, à l'âge de cinquante-huit ans, l'état de santé de Pompidou est bon. Les premiers troubles sérieux n'apparaissent qu'en hiver 1971 : vertiges, malaises, saignements de nez… En été 1972, les médecins du président et les confrères qu'ils ont sollicités (dont un certain nombre de sommités de l'époque) parviennent à établir le diagnostic. Le président souffre de la maladie dite de Waldenström.

Le traitement classique consiste en une chimiothérapie lourde, aux effets secondaires peu compatibles avec la charge présidentielle. À moins de l'abandonner. Pompidou envisage cette solution puis se ravise. Un traitement provisoire à la cortisone lui est administré. Après quelques mois, ses traits commencent à enfler, ce qui ne passe pas inaperçu. Puis les « grippes » présidentielles se multiplient, tout comme les annulations de visites et autres obligations officielles. Mais les sommets internationaux sont maintenus, et, pour le chef de l'État, ces déplacements internationaux deviennent un calvaire. Il y apparaît extrêmement fatigué.

L'entourage politique du président de la République a été mis au courant de sa maladie assez rapidement. Les ambitions s'aiguisent. À la rentrée 1973, il fait adopter en Conseil des ministres un projet de réduction du mandat présidentiel à une durée de cinq ans, mesure à laquelle il s'était jusqu'alors montré hostile. Le projet sera abandonné, faute de majorité.

La rumeur sur la maladie du président se répand. Au début de l'année 1974, elle n'est plus un mystère ; la presse se fait l'écho de ses fréquents malaises et du dispositif médical mis en place pour y faire face.

Pour le public, le secret aura été maintenu pendant un an et demi.

En mars, Georges Pompidou est sujet à de violentes crises d'hémorroïdes qui le contraignent à annuler la plupart de ses apparitions publiques. Il ne se rend presque plus à l'Élysée et préside la dernier Conseil des ministres assis sur un coussin gonflable. Il meurt chez lui, dans l'île Saint-Louis, d'un choc septique, le 2 avril 1974.

Le cas de son successeur Valéry Giscard d'Estaing est un peu à part sous la Ve République : il n'a pas fait publier des bulletins de santé bricolés durant son mandat… pour la bonne raison qu'il n'a pas connu de problème de santé, à l'exception d'un coup de fatigue inexpliqué, qui n'a duré que quelques semaines, au début de l'année 1976. Ses rapports avec Jacques Chirac, son Premier ministre d'alors, se dégradaient à vue d'œil et la démission de ce dernier, maintes fois repoussée, prendrait effet au mois d'août suivant. Il n'est pas exclu que cette incertitude, et le stress qui s'ensuivit, aient provoqué chez le chef de l'État une dépression passagère et, qui sait ? non diagnostiquée...

Voir : Waldenström (syndrome de).

Secret médical et politique (2) : le cas Mitterrand

Quelques mois avant son élection, le candidat François Mitterrand a pris l'engagement de pratiquer une politique de totale transparence sur son état de santé. Le premier bulletin médical est publié quelques jours après son arrivée à l'Élysée en mai 1981. Le document conclut à un bilan « normal ». Pendant l'été, le président est sujet à des douleurs au dos et à la cuisse, douleurs très violentes, qui peuvent relever d'une cruralgie.

Comme le révélera par la suite Claude Gubler, le médecin personnel du chef de l'État, les choses se dégradent au sommet de Cancún en octobre 1981, dont le président revient épuisé.

En novembre, François Mitterrand fait l'objet de nombreux examens, notamment une scintigraphie osseuse, à l'hôpital du Val-de-Grâce. Pour éviter les fuites, il y est inscrit sous l'identité d'Albert Blot, nom du beau-frère du directeur de l'hôpital.

« Les résultats des examens sont très vite connus, raconte Claude Gubler dans *Le Grand Secret*. Ceux de la scintigraphie sont sévères. Le test spécifique du cancer de la prostate a fait péter les tubes ! Les taux sont inouïs ! Diagnostic : cancer disséminé. Dès le lundi matin 9 novembre, le président réclame les résultats. Je n'ose pas les sortir de ma poche. Je gagne du temps. Ce n'est pas facile d'avoir à dire certaines choses au chef de l'État, même si l'on ne veut le considérer que comme un homme ordinaire. Le jeudi 13 novembre, à 9 heures, il me reçoit dans son bureau à l'Élysée et je lui explique que les conclusions des examens ne sont pas bonnes. Je lui fais comprendre qu'il a un cancer, mais le mot n'est pas prononcé, non plus que celui de dissémination. »

Le 16 novembre, Gubler appelle à l'aide le professeur Adolphe Steg, patron du service d'urologie de Cochin (dont je suis alors l'assistant). À l'issue d'une consultation à l'Élysée, Ady Steg annonce la vérité au président : il a un cancer de la prostate avec métastases osseuses. Il faut engager un traitement lourd.

Selon Claude Gubler, Ady Steg, hors de la présence du président, lui confie que la moyenne de survie dans de tels cas ne dépasse pas trois ans sauf rarissimes exceptions.

Le président de la République se confie à quelques membres de son entourage et demande le secret le plus absolu. Or, quelques jours plus tard, l'hebdomadaire *Paris Match* publie les photos de la consultation de Mitterrand au Val-de-Grâce et fournit nombre de détails sur la nature des examens. Roger Théron, patron de *Match*, a organisé le « coup » journalistique dans le plus grand secret, programmant même un faux reportage dans les pages réservées au « scoop » présidentiel. Questionné par Pierre Bérégovoy, le secrétaire général de l'Élysée, sur la parution de l'article, le journaliste nie catégoriquement l'existence du projet.

Et pendant des années, un « mensonge d'État » va s'organiser autour de la maladie du président.

Le bulletin de décembre 1981 évoque seulement des « désordres ostéo-articulaires ». Puis le docteur Gubler et les proches de François Mitterrand multiplient les explications mensongères : un lumbago dû à la pratique du tennis ou du golf. Tandis que les bulletins de santé mensongers continuent de tomber.

Il est vrai que, contrairement aux premiers pronostics très pessimistes (et d'ailleurs « rationnels » sur le plan théorique), le traitement administré à François Mitterrand permettra de stabiliser la progression du cancer pendant plus de dix ans.

En juillet 1990, le président demande au docteur Gubler de révéler une partie de la vérité. Celui-ci s'exécute et publie un communiqué dans lequel il évoque pour la première fois une hypoglycémie et une augmentation de la vitesse de sédimentation du sang (qui peuvent être des signes précurseurs de certains cancers). Il justifie ces troubles par la fatigue du président, due à son intense activité des mois précédents.

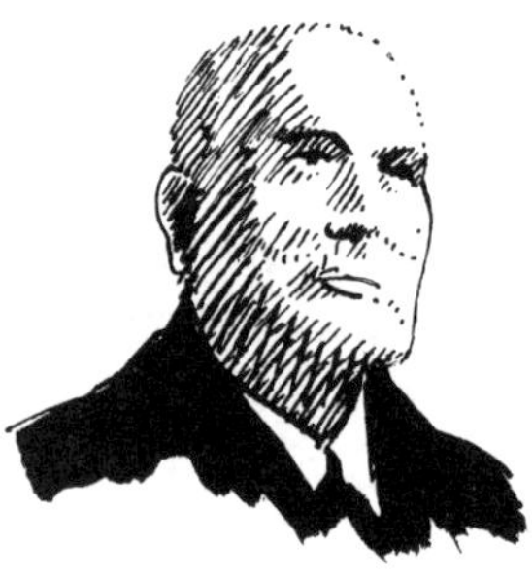

Dans les mois qui suivent, l'état de santé du chef de l'État se dégrade. En août 1992, Claude Gubler et Ady Steg convainquent le président qu'une intervention chirurgicale est indispensable.

En tant que patron du service d'urologie de Cochin, je prends en charge avec Steg l'organisation de l'opération et l'opération elle-même qui a lieu en septembre. Il s'agit d'une « résection transurétrale » de la prostate, qui consiste à extraire de l'organe les tissus en excès, par voie endoscopique. L'opération se passe correctement.

L'analyse des tissus retirés sera gardée secrète car elle aurait permis de mesurer l'antériorité du cancer.

Quelques jours plus tard, le docteur Gubler révèle que l'adénome prostatique est de nature cancéreuse mais il précise que la maladie a été traitée à un stade précoce.

Les communiqués des mois suivants annoncent des résultats d'analyses satisfaisants, ce qui est loin de la réalité. En 1993, un nouveau traitement est engagé, mais la maladie progresse, et une seconde opération, presque identique à la première, doit être envisagée. Elle a lieu dans mon service en juillet 1994.

Jusqu'à cette époque, la gravité de la maladie du président avait pu être dissimulée, ou plutôt non confirmée. Mais à la rentrée 1994, le président apparaît très affaibli. Les médias laissent prudemment entendre que le cancer du président pourrait avoir atteint un stade évolué.

François Mitterrand suit une radiothérapie locale (mais peut-être aussi des traitements homéopathiques sur lesquels planent encore aujourd'hui de nombreux doutes). Il souffre énormément, devient irritable avec ses collaborateurs.

C'est à cette époque que se pose la question de sa capacité à assumer sa charge de chef de l'État, qui est à la fois moins lourde « en volume », mais aussi prenante sur le plan de la stratégie politique, puisque la France vit sa deuxième cohabitation (le Premier ministre est Édouard Balladur).

« En novembre 1994, j'estimais que François Mitterrand n'était plus capable d'assumer ses fonctions, explique Claude Gubler dans *Le Grand Secret.* Il ne remplissait plus le mandat pour lequel les Français l'avaient élu. À cette époque, son programme quotidien se déroulait dans son lit. Il arrivait le matin à l'Élysée, vers 9 h 30-10 heures et se recouchait jusqu'à l'heure du déjeuner. Il se faisait porter les journaux et recevait de rares collaborateurs. [...] Il ne travaillait plus, rien ne l'intéressait sauf sa maladie. »

Quant à moi, qui étais à la fois le chirurgien et le ministre de François Mitterrand, dans le gouvernement d'Édouard Balladur, je puis, sans trahir le secret médical, affirmer que Gubler exagère beaucoup. Ce que confirment nombre de témoins qui, sans nier l'extrême fatigue du président, soulignent qu'il a gardé sa vivacité intellectuelle jusqu'à la fin de son mandat, en mai 1995.

La situation fut encore compliquée par le fait que plusieurs équipes de médecins sont mises en concurrence par François Mitterrand lui-même.

Les révélations que Claude Gubler livrera plus tard auront le mérite de poser le problème : « Quelle que soit la polémique qui s'est engagée sur la nature des propos du Dr Gubler, on peut se poser une question : [*le président Mitterrand*] aurait-il été capable de réagir en cas de crise politique internationale majeure ? », s'interroge Bruno Halioua, dans l'ouvrage déjà cité.

Le docteur Gubler est écarté de l'entourage médical de François Mitterrand après avoir publié en décembre 1994 un dernier bulletin aussi imprécis que ceux qui l'ont précédé.

François Mitterrand termine son mandat en mai 1995. Il meurt en janvier de l'année suivante.

Dès la disparition de l'ancien président, Gubler publie son livre, *Le Grand Secret*. L'ouvrage sera saisi deux jours après sa mise en vente (il a pendant ce délai été vendu à plusieurs dizaines de milliers d'exemplaires). Plus tard, la justice française confirmera l'interdiction du livre et le médecin sera condamné à une peine de prison avec sursis pour violation du secret professionnel (et, en compagnie de son éditeur, au versement de dommages et intérêts à la famille Mitterrand). Il sera également radié de l'Ordre des médecins pour le même motif.

Ses condamnations ayant été confirmées en appel et en cassation, Claude Gubler se tournera alors vers la Cour européenne des droits de l'homme (CEDH). En 2004, la Cour lui donnera raison, estimant que la justice française a violé le droit à l'information en interdisant la publication du livre. L'État français sera condamné à verser des dommages et intérêts à son éditeur. Le livre sera réédité en 2005.

Mais le docteur Gubler engagera, devant la même Cour européenne, un recours pour contester sa radiation de l'Ordre des médecins (confirmée par différents degrés de juridiction française). Et, dans ce dossier-là, il sera débouté, la CEDH considérant « que son procès devant le conseil national [*de l'Ordre*] ne saurait donc être tenu pour inéquitable ».

La jurisprudence de la Cour européenne a le mérite de confirmer la complexité du dossier et l'éternelle contradiction entre le respect du secret médical (dont doit bénéficier un homme d'État au même titre que l'individu lambda) et le droit à l'information des citoyens.

L'affaire du dossier médical du président Mitterrand et l'évolution des mœurs juridiques et politiques pousseront peut-être ses successeurs à plus de transparence.

C'est en tout cas la stratégie qui semble avoir prévalu lorsque Jacques Chirac a été hospitalisé pour un accident vasculaire cérébral en septembre 2005. Certes, les informations communiquées aux médias auraient pu être plus précises et tomber plus rapidement. Il est vrai que le traitement a été réalisé à l'hôpital du Val-de-Grâce et que les (médecins) militaires cultivent par nature le sens du secret, même lorsqu'il n'y a pas grand-chose à dissimuler.

Jacques Chirac s'est parfaitement remis de son accident vasculaire. Rien n'a été dissimulé aux médias.

Sexualité

Avoir des enfants, rien de plus facile, surtout quand on n'en veut pas, c'est ce que les femmes savent depuis que le monde est monde. Mais avaient-elles le droit à la parole ?

L'homme tout-puissant était maître de la « fécondité » de sa femme et, quand il ne voulait plus d'enfants, il allait fréquenter les maisons closes.

L'homme hégémonique considérait la femme comme un objet de plaisir, au mieux comme la mère de ses enfants. Plutarque déclarait que si le mari se montrait dissolu avec d'autres femmes, en particulier dans les maisons closes, c'était pour mieux respecter son épouse !

Si la libido de l'homme était acceptée, même encouragée, celle de la femme devait être cachée, voire combattue. D'un auteur anonyme : « Si ce n'est pas pour engendrer des enfants que la femme a été donnée à l'homme pour compagne, en quoi pourrait-elle lui être utile ? » Et le pape Innocent III y allait de son couplet, pour condamner toutes relations en dehors de celle dont le but exclusif était de concevoir !

La réalité était-elle aussi sombre ? Bien sûr que non, le couple ayant toujours su trouver le moyen d'éviter la conception pour ne garder que le plaisir. Les méthodes contraceptives ont été des plus nombreuses. L'invention humaine dans ce domaine, comme dans d'autres, fut sans limites.

Certes, le coït interrompu a toujours été une méthode utilisée mais l'Église y était très opposée. C'était un grave péché, hérité de l'Ancien Testament, lequel rapporte qu'Onan fut tué par Dieu pour avoir refusé de donner des enfants à l'épouse de son frère mort et pour avoir répandu sa semence sur le sol. Quant à l'onanisme, il était puni sévèrement. La masturbation de l'homme valait dix jours de pénitence, celle de la femme une année !

Mais il y avait d'autres techniques de contraception, dont certaines ne manquent pas de saveur. Soranus, médecin grec d'Éphèse qui vécut à Rome et à Alexandrie au temps de Trajan, prétendait qu'après l'acte d'amour la femme devait s'accroupir et éternuer.

Les Chinois et les Indiens conseillaient que l'homme, au moment de la jouissance, comprime son urètre pour provoquer une rétro-éjaculation (le sperme allant dans la vessie). Quant au *Kama-sutra*, il énumère les périodes « dangereuses » : « du premier au quatrième jour suivant l'apparition des règles, le huitième et le quatorzième jour de chaque quinzaine, les jours anniversaires de la mort des parents ».

Pour les Égyptiens, il fallait introduire des ovules à base de crottin de crocodile ; mais les Grecs préféraient des ovules à base de menthe, de poivre et de miel, les Romains, eux, utilisant une mixture composée de miel, d'huile d'olive ou d'encens. Quant aux potions ou breuvages, ils étaient innombrables. Il fallait boire des liqueurs à base de décoction de testicules de mulets ; à Rome, le talisman à base de foie de belette devait être laissé à portée de la main ! Bien entendu, toutes ces méthodes étaient de peu d'effet. Restait alors l'avortement sans asepsie ; la mort était souvent le terme le plus fréquent de ces méthodes barbares. Fumigations pour amollir le col de l'utérus, dilatateurs et irrigations avec un mélange de drogues irritantes et, quand la naissance n'avait pu être évitée, l'infanticide et l'abandon étaient largement répandus. La mythologie en donne de nombreux exemples. Daphnis fut élevé par une chèvre, Chloé fut abandonnée à des nymphes.

Mais le refus de la contraception, prôné par toutes les religions, avait, au-delà de la morale, deux explications pratiques : la mortalité infantile (45 % des nouveau-nés mouraient avant l'âge de six mois au Moyen Âge) et la durée moyenne de la vie qui, dans les hautes époques, dépassait rarement trente-cinq ans…

Toutes choses qui n'empêchèrent pas poètes et troubadours de chanter la beauté de la femme. Faut-il rappeler l'histoire de Shadjahan, quatrième des grands Mogols, qui, se promenant sur un marché, entrevit le visage merveilleux d'une jeune fille dont le voile s'était soulevé, et en tomba amoureux immédiatement. Il l'épousa et lui fit quatorze enfants – au point qu'elle mourut en couches –, avant de lui construire le plus beau des mausolées, le Taj Mahal, qui aujourd'hui encore témoigne de cet amour de légende.

Il faut attendre la Renaissance, pour que, dans la civilisation occidentale, du moins, le plaisir se dissocie de la procréation, avec l'arrivée d'un érotisme épicurien, accompagné de son versant le moins plaisant : l'explosion des maladies sexuellement transmissibles : le gonocoque, très européen, et la syphilis, venue du Nouveau Monde.

Deux mesures contraceptives prennent leur essor : la sodomie et l'allaitement prolongé. La première devient une pratique tellement courante à Venise que des femmes viennent en délégation s'en plaindre au doge, qui leur répond sèchement : « J'ai assez à faire pour pourchasser les homosexuels sans avoir à me préoccuper des pratiques sexuelles entre époux. »

Quant à l'allaitement prolongé qui bloque l'ovulation, il était pratiqué avec succès par les pauvres – les autres avaient des nourrices. Mais pas plus que la sodomie, il n'empêchait l'essor des MST. Il faudra attendre 1929 pour que la physiologie de l'ovulation soit comprise et son repérage rendu possible par la prise des températures matinales prônées par Krauss et par le médecin japonais Ogino. Cette méthode contraceptive d'abstinence cyclique fut acceptée par le Vatican, formidable avancée de l'état d'esprit de l'Église. Mais ses échecs étaient si nombreux qu'on l'appela bientôt « la roulette du Vatican ».

Avant d'en arriver aux pilules et à la légalisation autorisant l'avortement, il faut conter l'histoire du préservatif !

C'est au Xe siècle qu'on trouve, semble-t-il, la trace des premiers préservatifs. Les Japonais les préféraient rigides, faits de cuir ou mieux d'écailles de tortues… Quant aux Chinois, c'est le papier de soie huilée… En Europe, le docteur Condom était le médecin de Charles II d'Angleterre (1660-1685), fils de Charles Ier et d'Henriette Marie de France (l'honneur est sauf : il est franco-anglais). C'est lui qui est à l'origine d'un véritable préservatif composé d'intestin d'agneau. Oublions les autres origines possibles du verbe *condere* qui, en latin, veut dire protéger ou du perse *kondü,* sac fait aussi en intestin d'animal utilisé pour mettre le blé. Gardons donc le docteur Condom, la légende n'en est que plus scientifique.

En réalité, le préservatif est surtout utilisé au XVIIIe siècle pour se protéger des maladies vénériennes. Le marquis de Sade qui refusait de l'utiliser – « jamais je n'irai m'affubler d'une peau de brebis morte pour prouver que je suis en vie » – attrapa onze fois la syphilis. Par contre, Louis XIV en fit commander, fourrés de soie et de velours…

Les Anglais étaient néanmoins passés maître dans la fabrication des préservatifs. Miss Philips expédiait dans toute l'Europe sa fabrication. En France, les bordels étaient adeptes de ces capotes, qu'on appelait alors « les redingotes anglaises de Miss Philips ». Puis en 1850 : c'est la révolution avec le préservatif en caoutchouc, rendue possible grâce à l'invention de Goodyear, inventeur de la vulcanisation.

Très vite, les plus grands noms s'en font les propagandistes : Victor Hugo dont on connaît la vigueur, les frères Goncourt… Tous entrent en guerre contre l'Église qui, rappelons-le, n'en admet toujours pas l'utilisation. Sa mise à l'index (au sens figuré) est due au pape Léon XIII qui l'a qualifié de « diabolique »… C'est pour cette raison que la très catholique Irlande n'autorisa le préservatif qu'en 1980... Même le pape actuel y est opposé alors que, dans de nombreux pays pauvres, le sida fait des ravages et la démographie galope. Pourtant, seul le préservatif reste une protection efficace contre cette maladie effroyable.

Gregory Pincus (1903-1967) est le père de la contraception moderne grâce à la mise au point de la première pilule anticonceptionnelle, dans les années 1950. Ses débuts furent difficiles, dans le contexte de l'Amérique ultra-puritaine, mais elle est vite devenue le moyen contraceptif le plus utilisé au monde. Cent cinquante millions de femmes l'utilisent aujourd'hui.

D'abord dangereuses car trop dosées en œstrogènes, les pilules pouvaient provoquer des phlébites avec leurs risques d'embolies pulmonaires mortelles. Elles ont été progressivement transformées, mini-dosées. Elles ne sont pourtant pas sans risques, c'est pour cette raison que les jeunes filles doivent impérativement consulter leur gynécologue périodiquement avant de commencer une contraception, puis tout au long de leur vie sexuelle, et même après, pour le dépistage des cancers du col et du corps de l'utérus, les cancers des ovaires, etc.

Attention cependant : car si la pilule est oubliée ne serait-ce qu'une journée, le risque de grossesse non désirée est important. Nouveau gadget des jeunes filles ou des femmes : le téléphone portable qui sonne quand vient l'heure de prendre la pilule ! On n'arrête pas le progrès.

En France, la pilule a été autorisée en 1967 par la loi Neuwirth. Il faut relire les débats au Parlement, ils sont édifiants ! Les réactions machistes étaient nombreuses, la pilule allait faire perdre à l'homme son autorité et libérer les plus bas instincts de la femme qui, forcément, tromperait son mari !

Malgré la pilule, et malgré la loi Veil du 17 janvier 1975 autorisant l'avortement, il existe plus de 200 000 grossesses non désirées aboutissant à une IVG !

La pilule abortive (le RU 486) découverte par le professeur Beaulieu a connu un destin chaotique. Elle fut retirée du marché en 1988 et, grâce à l'intervention des pouvoirs publics, de nouveau commercialisée. Cette pilule prise après un rapport fécondant et dans les premières semaines qui suivent l'arrêt des règles stoppe la nidation de l'embryon et provoque son expulsion. Elle est à rapprocher du stérilet qui, lui aussi, empêche l'embryon de nidifier dans l'utérus, la fécondation de l'ovule par le spermatozoïde s'étant effectuée dans la trompe de Fallope, il migre dans le corps de l'utérus et va s'y accrocher dans les trois à quatre premiers jours. Le stérilet est, quant à lui, un dispositif intra-utérin (DIV) provoquant l'avortement très précoce de l'embryon.

Parfois cocasse, souvent émouvante, l'histoire de la contraception est celle d'une longue et progressive libération. Grâce à elle, la sexualité s'est affranchie d'une partie de l'hypocrisie entourant les choses de l'amour.

Shanghai

Shanghai est une métropole fascinante où je séjourne régulièrement depuis une dizaine d'années. J'y ai consacré un ouvrage (*Le Roman de Shanghai*, 2005).

Le contact s'est opéré très simplement par l'intermédiaire d'un patient qui vivait à Shanghai et comptait quelques amis médecins, très désireux, m'assurait-il, de visiter mon service.

En 1998, le professeur Zhang de l'Hôpital Est de Shanghai (situé dans le nouveau quartier de Pudong) venait à mon invitation passer trois mois à Cochin. Depuis, les échanges et les collaborations sont allés croissant. Les autorités universitaires m'ont fait l'honneur de me nommer professeur-conseiller à l'université de Tongji, puis le directeur de l'Hôpital Est, le professeur Liu, et l'un des urologues, le docteur Sun, m'ont demandé de participer à la création d'un service d'urologie à l'hôpital et de le codiriger.

La responsabilité du service m'a donc été confiée, selon des modalités inspirées d'une conception un peu particulière de la coopération internationale. La principale condition était de payer les deux millions et demi d'euros de matériel nécessaires à son fonctionnement. Mais je me suis plié à l'exercice de bonne grâce. J'ai réussi à financer les équipements des salles d'opération et de réanimation pour un montant équivalent à deux millions d'euros, grâce à la fondation que j'ai créée à cet effet, « Action pour la santé », et à la bonne volonté de certains fournisseurs.

Le service s'agrandit régulièrement. Les professeurs de mon service s'y rendent tous les mois et je les y accompagne une fois par trimestre. Chacun de mes voyages à Shanghai est une source d'émerveillement. Ce n'est pas sans une certaine jubilation intellectuelle que j'observe les comportements des médecins chinois dans leur accession à la technologie que nous contribuons à leur faire découvrir. Le choc des cultures.

Nous avons mis en place dans un premier temps un service de consultation puis des interventions chirurgicales, nous y donnons des cours en anglais et en français et les recherches communes engagées par nos équipes ont déjà donné lieu à des publications scientifiques sur le cancer de la prostate, le cancer du rein, notamment dans la revue américaine *Journal of Urology*.

Un robot opératoire sera installé à Shanghai, ce qui permettra à l'Hôpital Est de disposer de matériel de pointe et devrait prochainement nous autoriser à pratiquer des interventions par télétransmission. Deux médecins et une infirmière ont été délégués par l'Hôpital Est et travaillent à temps complet dans mon service.

Voilà le type de coopération internationale, ô combien enrichissante sur le plan scientifique et sur le plan humain, dont l'organisation est grandement facilitée par mon statut de patron, ou si l'on veut de mandarin, réflexion qui amuse toujours beaucoup mes amis chinois.

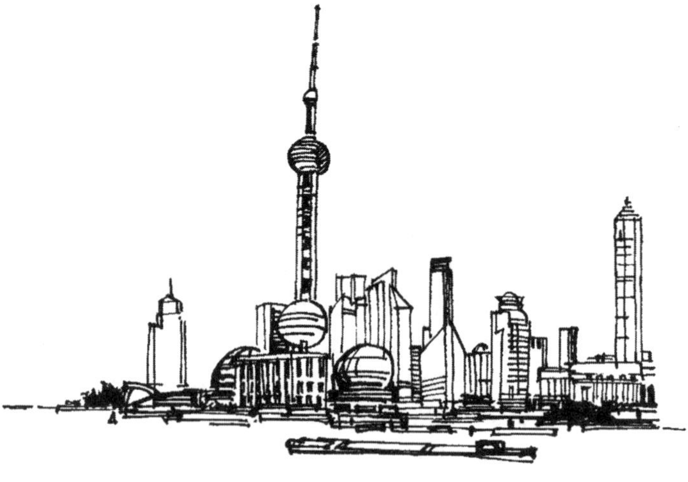

Voir : Mandarin.

Sida

Sa véritable histoire

Le sida est devenue une maladie si répandue que l'on a oublié les incertitudes épidémiologiques, les errements historiques et les manipulations géopolitiques qui ont accompagné son développement. J'ai eu l'occasion il y a presque vingt ans de retracer dans un livre (*Le Voleur de vie*, éditions de Fallois, 1989) les débuts du développement de cette maladie. Comme toutes les épidémies qui frappent très vite, très fort, dont on ne connaît rien et contre lesquelles on ne sait pas lutter, on a souvent qualifié le sida de nouvelle peste.

Les premiers limiers scientifiques qui se penchent sur cette curieuse épidémie tombent dessus un peu par hasard pendant l'été 1981. C'est en faisant mouliner les ordinateurs du réseau du Center for Disease Control (Centre de contrôle des maladies), notamment celui d'Atlanta, que des chercheurs américains vont découvrir qu'une épidémie de sarcomes de Kaposi (une maladie rare de la famille des cancers, qui se traduit par des tumeurs de la peau mais aussi des atteintes des muqueuses et des viscères) est en train de s'abattre sur le pays. Trente-six cas ont été recensés en trente mois contre quelques cas isolés en plusieurs décennies. Par ailleurs, en effectuant une étude de routine sur un médicament appelé lomidine utilisé pour le traitement d'une affection pulmonaire, d'autres chercheurs relèvent que des centaines de cas d'une pneumonie dite « à *pneumocystis carinii* » du nom du champignon qui en est le responsable, sont en train d'apparaître aux États-Unis. Les deux pathologies ont une caractéristique commune : elles s'attaquent aux personnes dont les défenses immunitaires ont disparu. Dans les deux cas, les patients meurent en quelques mois.

Les chercheurs chargés de ces dossiers effectuent rapidement un premier recoupement : les patients atteints sont tous des homosexuels. Une nouvelle maladie vient d'apparaître.

L'équipe de CDC décide de publier sa découverte dans des revues scientifiques américaines et britanniques. Mais la nouvelle est reprise par des journaux français spécialisés, puis par la presse généraliste qui dégaine les manchettes de choc : « Mystérieux cancer chez les homosexuels américains ».

La polémique enfle, certains s'en prennent aux homosexuels, provoquant en retour l'indignation que l'on imagine. Pourtant, il se confirme bien que la maladie touche en priorité les *gays*, avec comme facteur aggravant la fréquence des rapports sexuels. Un « patient zéro », première personne infectée, sera même plus tard identifié en la personne de Gaétan D., un steward gay québécois.

Mais dès 1983, d'autres cas d'infections par le virus inconnu sont détectés chez des femmes dont les partenaires sont des toxicomanes adeptes de l'héroïne en injection, puis chez des hémophiles ayant subi des transfusions, puis encore chez des Haïtiens, ni toxicomanes ni homosexuels.

Les chercheurs du CDC donnent un nom au virus : AIDS (Acquired Immuno Deficiency Syndrom) ; en français, le sida (syndrome de l'immunodéficience acquise). La publication de ces éléments donne un nouvel éclairage à des recherches épidémiologiques engagées depuis plusieurs années.

Dès janvier 1980, au National Cancer Institute de Bethesda dans l'État du Maryland, les professeurs Gallo et Essex avaient rendu publique la découverte chez des patients de deux types de « rétrovirus » infectant les lymphocytes (globules blancs) humains. Ils les avaient baptisés HTLV I et HTLV II (pour *Human T Leukemia Virus*).

Petite explication : les virus classiques, les plus fréquents, disposent d'éléments d'ADN (qui stocke le patrimoine génétique). Les rétrovirus recèlent « seulement » de l'ARN (le messager des données). Pour se multiplier, ils doivent emprunter un chemin inverse à celui des virus et venir s'intégrer à l'ADN, présent dans le noyau des cellules. Ils utilisent pour cela une enzyme que l'on appelle la « transcriptase inverse ». Jusqu'à la découverte des deux scientifiques américains, les rétrovirus étaient identifiés dans le monde animal, mais peu chez l'homme.

Dans le reste du monde, d'autres équipes travaillent sur des problématiques voisines.

En 1982, le professeur Isao Miyochi annonce à ses collaborateurs la découverte d'un rétrovirus du singe (le STLV, *Simian T Leukemia Virus*) très proche de ceux décrits par les scientifiques américains.

Au tout début de l'année 1983, à l'Institut Pasteur en France, l'équipe de Luc Montagnier et de Jean-Claude Chermann, deux spécialistes des rétrovirus (qui collaborent alors avec Willy Rozenbaum et Françoise Barré-Sinoussi), parviennent à saisir l'image d'un rétrovirus dans les lymphocytes d'un malade atteint du sida. Ils le baptisent LAV (*Lymphadenopathy Associated Virus*) – virus associé aux lymphadénopathies, c'est-à-dire les maladies des ganglions et des tissus contenant la lymphe. Ils publient leur découverte dans la revue américaine *Science* en mai 1983. Quelques semaines plus tard, les chercheurs de l'équipe Gallo, furieux d'avoir été devancés par les Français sur ce qu'ils considèrent comme leur chasse gardée, annoncent avoir isolé un autre rétrovirus, le HTLV III.

On imagine la confusion générale que provoque la multiplication de ces sigles qui concernent la même famille de maladies. Ce n'est d'ailleurs qu'en 1986 que les LAV et autres HTLV seront « unifiés » sous le sigle HIV (*Human immunodeficiency virus*), en français VIH (virus de l'immunodéficience humaine).

L'enjeu est d'abord d'ordre scientifique mais aussi, bien évidemment, d'ordre industriel et financier : qui des Français ou des Américains parviendra à mettre au point un test de dépistage en premier ?

Tout ce beau monde se retrouve au Congrès mondial sur le sida en juin 1984 à Durban. Lors de la conférence, Luc Montagnier informe Gallo que son équipe de l'Institut Pasteur a mis au point un test de dépistage du HIV et qu'il s'apprête à rendre publique la nouvelle, ce qu'il fait dans les heures qui suivent. Le lendemain, Gallo demande à la secrétaire d'État américaine à la Santé, Margaret Heckler, d'annoncer que l'équipe de l'Institut américain du cancer (emmenée par Gallo) dispose elle aussi d'un test qui peut être fabriqué en grande quantité. Petit détail : Gallo « oublie » d'informer son ministre des propos tenus par Montagnier. Lors d'une conférence de presse organisée en catastrophe, la secrétaire d'État explique :

« J'ai la fierté de vous annoncer que l'Institut américain du cancer a réussi à produire en grande quantité le virus, ce qui a permis à l'équipe du professeur

Gallo de mettre au point un test de dépistage de la maladie. Je salue l'effort du gouvernement américain. Je félicite Gallo et toute son équipe qui ont su prouver au monde entier que les États-unis restaient les meilleurs du monde dans le domaine de la recherche. »

Depuis la salle, un journaliste de l'AFP pose la question qui fâche : « Madame la ministre, cette conférence de presse et cette annonce viennent juste après le Congrès mondial sur le sida, au cours duquel Luc Montagnier a fait l'annonce de la découverte de son test. Pourquoi le professeur Gallo n'a-t-il pas annoncé sa découverte lors de ce congrès ? Ne s'agit-il pas d'une tentative de votre part pour revendiquer cette découverte française ? »

Margaret Heckler réagit avec aplomb : « Je voudrais particulièrement citer, en effet, les efforts de l'Institut Pasteur, en France, qui a en partie travaillé en collaboration avec l'Institut américain du cancer. »

Quelque temps plus tard, au terme d'âpres négociations, un accord sera trouvé. À partir de 1985, le test sera commercialisé par une filiale de l'Institut Pasteur en Europe et par une société américaine aux États-Unis. Les deux firmes se partageront les bénéfices dans le reste du monde.

Mais au fait, d'où vient ce virus ? La question fait l'objet d'un vaste débat avec des malentendus, et même des sous-entendus politiques et raciaux.

La première approche de toutes les équipes « concurrentes » dans la recherche sur le mystérieux virus, en France, aux États-Unis et au Japon, est le « modèle animal ». En 1985, un virus très proche du HIV, le SIV (virus de l'immunodéficience simienne), a été identifié chez un macaque. Les scientifiques sont donc partis de l'idée que l'étude de la répartition géographique du SIV pourrait aider à découvrir la source du HIV.

Première constatation (japonaise) : aucun singe asiatique libre n'est infecté par un virus de la famille HIV-SIV. Second point (établi par les Français et les Américains) : en Afrique, les chimpanzés et les babouins ne sont pas concernés par le SIV, à la différence des singes verts et mangabeys infectés à 50 % (sans qu'ils soient malades).

Par ailleurs, l'Institut Pasteur identifie en 1986 à Dakar un autre type de virus HIV, qui sera nommé HIV II, majoritairement localisé en Afrique de l'Ouest.

Ces découvertes viennent encore brouiller une situation confuse sur le plan scientifique, il se confirme que l'Afrique serait bien le foyer (ou un des foyers) du sida, mais surtout qu'une catastrophe mondiale se prépare et que la médecine, en l'état de ses connaissances, n'est pas armée pour y faire face.

Le problème de l'Afrique n'est d'ailleurs point tant qu'elle ait ou non été la matrice du sida (comme le faisait remarquer un ministre de la Santé africain : « Lorsque l'on nous dit, à nous autres Africains, que l'Afrique est le berceau de l'humanité, cela ne nous pose aucun problème »), mais qu'elle en est la première victime.

Le Zaïre, devenu depuis la République démocratique du Congo, serait particulièrement touché. La réaction, et surtout l'argumentation, du docteur Ngandu Kabeya, « citoyen commissaire d'État à la Santé », valent le détour : « Depuis notre retour à l'authenticité politique décrétée par Mobutu au début des années 1970 (elle se traduit notamment par l'abolition de tous les noms et appellations hérités de l'ère coloniale), depuis que notre président le maréchal Sese

Seko Mobutu est à la tête de notre pays, il n'est pas possible, il n'est pas pensable que le Zaïre soit le pays où est né le virus. D'ailleurs nous n'avons que quelques cas de sida, une dizaine tout au plus », explique-t-il en 1985.

En réalité, le Zaïre est bel et bien touché par le sida, et en masse. Tout comme la Zambie voisine, dont le président Kenneth Kaunda déclare à *Jeune Afrique* qu'il n'y a pas de sida dans son pays, en ajoutant : « C'est une invention d'Occidentaux nostalgiques du colonialisme ou des hystériques du racisme. » Pendant ce temps-là, son propre fils était hospitalisé à Paris pour un sida.

En 1987, le ministre de la Santé ivoirien a réuni ses homologues des pays africains francophones. Ils décident finalement de jouer la carte de la transparence. Le président Kaunda déclare devant les journalistes : « Le sida fait des ravages dans mon pays, une grande partie de la population est touchée. Combien ? Je ne saurais vous le dire, mais trop, beaucoup trop. J'annonce officiellement que mon fils vient de mourir à Paris de ce virus. J'exhorte les pays à s'unir pour lutter contre ce virus. Qu'arrive le temps de la fraternité, qu'arrive le temps de l'union sacrée contre cette nouvelle peste. »

Près de trente ans après son irruption dans la vie quotidienne des citoyens de la planète, que sait-on du parcours historique du HIV ? On en trouve la trace sous la forme d'anticorps présents dans des échantillons sanguins prélevés en 1959 au Congo belge (futur Zaïre, puis RDC). Depuis quand le rétrovirus était-il présent dans la population : on avancera le chiffre d'une centaine d'années. Des pathologies qui peuvent correspondre au sida ont certes été observées.

Elles ont été noyées dans la masse des millions de cas mortels de rougeole, de paludisme ou de tuberculose.

Il semblerait bien que les bouleversements géopolitiques de l'après-guerre et l'exode rural aient joué un rôle majeur dans la propagation du fléau. Les habitants de villages autrefois isolés (et éventuels foyers circonscrits de la maladie) sont entrés en contact les uns avec les autres dans les grandes mégapoles dont le pire exemple pourrait être Lagos.

Pendant ce temps, les guerres coloniales viennent semer leur dose de misère, de déracinement et de prostitution.

Exemple : en 1965, les premiers conseillers cubains prennent pied au Congo belge. Le Che est à leur tête. Castro lui a instamment demandé d'aller flanquer la vérole outre-Atlantique plutôt qu'à Cuba (c'est une image). À partir du milieu des années 1970, les Cubains débarquent en Angola pour donner un coup de main au leader marxiste Agostinho Neto contre Holden Roberto et Jonas Savimbi. Puis, en 1978, ils participent à la lutte du régime éthiopien contre la guérilla des Somalis pour le contrôle de la région de l'Ogaden.

Les rétrovirus sautent sur les soldats et les mercenaires de tout poil comme la Légion étrangère française saute en 1978 sur Kolwezi au Zaïre. Le VIH pourrait bien être du nombre, car l'on peut tout faire avec une baïonnette, sauf embrocher cette sournoise machine à tuer. Et il semblerait bien que dix ans plus tard, au moment de démobiliser ses troupes, le *lider maximo* rechignera à rapatrier son corps expéditionnaire que l'on dit séropositif à 40 % (alors que le pays semble déjà largement touché). Il tentera même de fourguer ses « conseillers » à d'autres pays en rébellion, sans succès. Leur retour au pays correspondra à la mise en place de mesures drastiques de mise en quarantaine des sidéens à Cuba, tout comme d'ailleurs en Union soviétique à la même époque.

Dans le langage scientifique, les maladies qui profitent des assauts du HIV contre les barrières de l'immunité sont dites « opportunistes » (des cancers comme le Kaposi, certaines pneumonies). Mais le rétrovirus lui-même pourrait se voir accoler, au sens commun, cette épithète. En 1974, à Kinshasa, Mohammed Ali rencontre George Foreman pour un combat de boxe mythique. Vingt-cinq mille supporters américains auraient fait le déplacement, pimentant leur séjour d'une nouba endiablée. Dans un premier temps, le combat a été déprogrammé et repoussé de plusieurs jours, pour cause de blessure de Foreman. Et pendant ce temps-là, combien de « délégués » des deux équipes ont-ils traîné leur désœuvrement dans les bars à hôtesses de Kinshasa ?

Et puis le tourisme de masse a commencé à prendre son essor vers l'Afrique, alimenté par des hordes d'Occidentaux décomplexés par la libération sexuelle post-1968.

À Haïti, même phénomène. En 1959, les États-Unis avaient perdu le vaste bordel que constituait Cuba. Progressivement, c'est à Haïti, pays pauvre et accueillant, que les charters ont déversé leur flot de fêtards hétérosexuels autant qu'homos, avides de chair fraîche. À Port-au-Prince, le quartier chaud s'étendait autour de la rue Privée, de la route de Delmas… et de la rue du Quai. C'est authentique. Les habitués de « L'album de la comtesse » du *Canard enchaîné* me pardonneront la plaisanterie.

À la relecture des publications scientifiques anciennes, armés de nos outils conceptuels contemporains, exercice plus confortable que de se colleter à chaud avec une épidémie, on identifiera le cas de cet adolescent du Missouri victime d'un sarcome de Kaposi foudroyant en 1968 ; celui d'un marin norvégien mort en 1976 après de longues années de cabotage dans toute l'Afrique de l'Ouest ; ou encore l'histoire de ce chirurgien danois familier du Congo, décédé en 1977 de maladies manifestement causées par le sida.

Une étude publiée à l'automne 2007 vient nuancer ou compléter ces hypothèses. En analysant, par séquençage du génome, les souches de VIH présentes dans les échantillons de sang prélevés en 1982 et 1983 aux États-Unis sur des Haïtiens atteints du sida, des chercheurs de l'université de Tucson sont parvenus à la conclusion que le sida serait arrivé en Haïti depuis l'Afrique entre 1962 et 1970, puis qu'il aurait ensuite été introduit aux États-Unis, à une période non encore déterminable, par un immigré haïtien. Voilà donc un nouveau « patient zéro », dont l'identité reste inconnue, qui viendrait remplacer dans ce rôle le stewart québécois évoqué plus haut.

Au-delà des recherches scientifiques, une épidémie comme le sida, cette « nouvelle peste », ne pouvait laisser indifférents les manipulateurs et les conspirationnistes (adeptes de la théorie du complot).

La plus célèbre, quoique piteuse, tentative de manipulation a pris source dans les bureaux des services spéciaux soviétiques dès les premières publications sur le sida. Le KGB a eu recours au quotidien indien *The Patriot* pour lancer la première grenade dégoupillée : les multinationales et le gouvernement américain ont répandu le sida en Afrique pour mettre la main sur les richesses du continent noir. La ficelle est tellement grosse que seule l'agence soviétique Tass relaie la nouvelle. Chou blanc.

Une autre rumeur parviendra, quant à elle, à se répandre largement et à troubler les esprits durablement. En 1992, un journaliste américain, s'appuyant sur une longue enquête, émet une hypothèse qui frappe les consciences occidentales : le sida aurait été propagé en Afrique à la suite d'une campagne de vaccination antipolio organisée par les autorités coloniales au Congo belge, à la fin des années 1950. Un laboratoire de Stanleyville (aujourd'hui Kisangani en RDC) produisait les vaccins à partir de reins de singes contaminés par le virus VIS. Le virus aurait muté au contact de l'organisme humain et les campagnes de vaccination auraient ainsi contaminé des centaines de milliers de personnes au Congo belge et dans les pays voisins. En 1999, un livre (*The River, A Journey to the Source of HIV and AIDS,* de Edward Hooper), suivi d'un documentaire (*Les Origines du sida*), tous deux apparemment bien documentés, connaissent un certain retentissement dans le grand public, comme d'ailleurs toutes les polémiques sur les vaccins (cf. celui de l'hépatite B). Les tenants de cette thèse s'appuient sur la comparaison des zones géographiques d'administration du vaccin et l'apparition de premiers cas de sida identifiés *a posteriori*. Il est certain que les éléments qu'ils mettent en avant ont de quoi provoquer un doute, d'autant que les autorités médicales et les laboratoires sollicités (en Belgique, aux États-Unis) ne font pas, dans un premier temps, preuve d'une transparence absolue.

La thèse du vaccin antipolio contaminé sera finalement contredite à plusieurs reprises par des études menées à partir d'échantillons de vaccins retrouvés en l'an 2000 (et dont les producteurs avaient dans un premier temps nié l'existence). Les tests démontreront que le vaccin ne contient ni virus SIV, ni HIV. D'autres analyses révéleront aussi la présence de sources virales de HIV dans les régions d'Afrique concernées bien avant la campagne de vaccination. Mais les partisans de la théorie contestent la valeur des analyses et dénoncent des « conflits d'intérêts », et l'emprise des lobbies scientifique et pharmaceutique. Rien ne pourra les faire changer d'avis.

Par ailleurs, en mai 1987, un journal anglais avait évoqué la possibilité d'une contamination d'une centaine de millions d'Africains à la suite d'une campagne de vaccination contre la variole conduite à l'initiative de l'OMS. Le professeur Gallo, codécouvreur du sida, avait même déclaré au journal : « Le lien avec le programme de l'OMS est une hypothèse importante et intéressante. Je ne peux pas dire si ces faits se sont réellement produits, mais je dis depuis des années que l'utilisation de vaccins vivants comme celui utilisé pour la variole peut réactiver un virus dormant. »

Gallo s'est bien gardé de s'exprimer à nouveau sur ce sujet. Depuis, cette hypothèse, qui semble relever du conspirationnisme le plus exacerbé, n'a jamais été scientifiquement confirmée. Elle n'est plus évoquée. Sauf sans doute par ceux que rien ne pourra convaincre du contraire.

Le sida s'est développé dans le monde, tuant de façon insidieuse. Des milliers de morts, souvent anonymes dans les pays pauvres, plus médiatisés dans les pays riches. Heureusement, car si cette maladie n'avait existé qu'en Afrique, elle n'aurait pas ému les foules des nantis occidentaux, comme n'émeuvent pas toutes ces maladies tropicales qui n'osent pas traverser les mers et atteindre les côtes européennes ou américaines.

Le sida a donc frappé. Ce fut d'abord l'effroi devant cette pandémie incroyable, des centaines de milliers de morts en Afrique où la maladie s'est d'abord appelée la maladie de la maigreur ; des centaines de milliers puis des millions de morts. Les séropositifs étaient encore plus nombreux, parfois un habitant sur dix dans certains pays, peut-être plus. Tous ces pays pauvres, démunis, sans médicaments, sans test de dépistage, sans même de préservatifs.

L'Amérique ensuite, l'Europe et l'Asie enfin ont été touchées. La réaction fut vite à la hauteur de la peur. Au début, certains ont été tentés par l'isolement des malades, l'écartement des séropositifs, la ségrégation – nous étions revenus au Moyen Âge avec les léproseries. Il a fallu se battre pour faire comprendre que le sida n'était contagieux que par les rapports sexuels non protégés et par le sang ou ses dérivés.

Il y a bien eu le scandale du sang contaminé prélevé dans les prisons, il y a eu le scandale du facteur VIII, facteur anti-hémophilie, ils ont failli emporter certains hommes politiques… Procès… Oubli. Mais le sida progressait toujours.

L'État, les organisations antisida ont très rapidement proposé des campagnes d'information, elles ont porté leurs fruits, les jeunes et les moins jeunes ont été informés. Les préservatifs ont été vendus à bas prix, le Sidaction à ses débuts a eu un immense succès, puis plus tard devant les outrances de certaines organisations (Act Up en particulier) son efficacité s'est étiolée, il n'en reste plus rien.

Il y a eu d'autres scandales, dans d'autres pays, en Roumanie, sous l'égide de la présidente « bien-aimée », des milliers d'enfants ont été contaminés.

En Chine, des régions entières l'ont été par des produits sanguins prélevés, de curieuse façon, vraisemblablement au bénéfice des laboratoires pharmaceutiques chinois ; que dire de la Libye et des infirmières qui ont été accusées faussement d'avoir sciemment contaminé des centaines d'enfants ? Alors qu'il aurait fallu plus simplement accuser la vétusté des matériels, l'archaïsme des méthodes de traitements !

Pendant dix ans, la mort a fauché des millions et des millions d'hommes, puis sont arrivés les premiers traitements. Il y eut d'abord ceux qui empêchaient l'ARN du virus d'être transcrit en ADN, l'empêchant de pénétrer dans ce noyau de la cellule ; ensuite tant d'autres ont été inventés. L'espoir d'un début de traitement efficace s'est levé.

Aujourd'hui d'incroyables progrès ont été faits pour traiter cette maladie. Des trithérapies, voire des quadrithérapies associent des médicaments qui agissent sur toute la chaîne de la pénétration du virus dans les cellules. Ces traitements ont permis de redonner l'espoir à des millions de séropositifs qui voient leur « charge virale » tomber presque à zéro et qui vivent normalement pendant des dizaines d'années. Ces traitements ont révolutionné leur vie mais les séropositifs restent infectants, s'ils ont des rapports non protégés, ils peuvent quand même contaminer leurs partenaires ; les traitements coûtent chers, très chers, si bien que s'ils sont accessibles aux malades des pays riches (Sécurité sociale, assurances…), ils le sont beaucoup moins dans les pays pauvres. Cependant, un effort a été fait par l'Onusida pour mieux partager la solidarité. Est-ce suffisant ? Bien sûr que non ! Les chiffres le démontrent bien, hélas ! Les traitements entraînent, quoi qu'on puisse en dire, des troubles secondaires souvent difficiles à supporter, même si de nouveaux sont espérés qui seront plus anodins. Enfin, ils ne guérissent pas la maladie, ils permettent aux hommes et aux femmes contaminés de vivre avec le virus. Or, malheureusement, le virus est « intelligent » dans sa perversité, il s'adapte et finit par triompher…

C'est dire si ces traitements qui ont bouleversé la vie des séropositifs et font reculer la mort ne doivent pas faire cesser les campagnes de prévention. Le préservatif est toujours nécessaire pour protéger les rapports, la surveillance est toujours de mise, la fin de l'épidémie est loin d'être là !

Voici d'ailleurs quelques chiffres issus du rapport de l'Onusida édité fin 2007 reprenant la réalité du sida en 2006 : 33,2 millions d'individus infectés, 2,5 millions d'infections par an, 2,1 millions de morts par an, 68 % des individus infectés le sont en Afrique subsaharienne.

En Afrique, il y a eu, en 2006, 1,6 million de morts et huit pays représentent le tiers de toutes les nouvelles infections dans le monde.

Depuis 2001, en Europe centrale on assiste à une explosion de l'épidémie (+ 150 %), passant de 630 000 à 1,6 million d'infectés en 2007.

Les millions de séropositifs se répartissent de la façon suivante :

— Afrique subsaharienne : près de 2 millions de nouveaux infectés, 25 millions de séropositifs, 1,6 million de morts par an.

— Europe centrale/Asie centrale : 150 000 nouvelles infections par an, 1,6 million de séropositifs, 55 000 morts par an.

— Asie du Sud et du Sud-Est : 340 000 nouvelles contaminations, 4 millions de séropositifs, 270 000 morts par an.

— En France en 2007 : 6 300 découvertes de séropositifs, 25 % des découvertes correspondant à des contaminations de moins de six mois. Les rapports hétérosexuels représentent la moitié des contaminations.

Faut-il commenter ces chiffres ? Ils sont effroyables. Attention donc, le sida progresse, tue encore, c'est une véritable hécatombe, mais j'ai l'impression désagréable qu'en France nous nous y sommes habitués…

À quand le vaccin ?

Périodiquement, des annonces sont faites : « un vaccin est à portée de main », elles sont toutes démenties quelques mois après. Alors des prévisions sont émises « dans dix ans, le vaccin sera trouvé »… Le sida est là depuis vingt-sept ans et toujours pas de vaccin…

Ce virus décidément est terrible. Bien entendu, d'immenses progrès ont été réalisés ; vraisemblablement un vaccin sera trouvé, mais quand ? Alors en attendant, puisque cette maladie sévit encore, protégez-vous, soyez responsables, soyons solidaires avec le tiers monde.

Je me suis intéressé à cette épidémie dès 1986. Père de famille, député, médecin, membre du Comité d'éthique, j'étais à la croisée de tous les chemins. J'ai donc créé le groupe sida à l'Assemblée nationale et j'ai fait deux rapports importants sur le sida dans le monde.

En 1993, Philippe Douste-Blazy est à Berlin en tant que ministre délégué à la Santé sous les ordres de Simone Veil. Sans prévenir qui que ce soit, il annonce la tenue à Paris pour le 1er décembre 1994 d'une réunion des chefs d'État de la planète, à Paris, pour parler du sida !

Simone Veil me contacte, interloquée : Pourquoi les chefs d'État et non pas les chefs de gouvernement ? C'était en effet à Édouard Balladur, Premier ministre, candidat à l'élection présidentielle, de représenter la France…

Va pour les chefs de gouvernement. Mais, sur le fond, quoi dire, que faudra-t-il annoncer ? Il n'est pas possible de réunir des dizaines de chefs de gouvernement pour un thé mondain autour du thème du sida. Simone Veil me nomme président du comité mixte France OMS pour préparer le sommet des chefs de gouvernement sur le sida.

J'y ai travaillé avec mes équipes et les résultats ont été extrêmement importants : création de l'Onusida (proposée par Peter Piotr pour coordonner les actions des différentes branches de l'Onu (Unicef, OMS, Pam, UNFPA…) – toutes ces entités travaillaient de leur côté, sans coordination –, volonté de créer un fonds de solidarité internationale… Beaucoup de propositions dont certaines ont été appliquées.

Mais deux épisodes drôles m'ont marqué.

Douste-Blazy, qui avait été écarté de l'organisation et du programme, était furieux ; deux mois avant le 1er décembre 1994, il a voulu placer les personnalités qui auraient pris place sur la tribune d'honneur dans la grande salle de l'Unesco… Voici réduite fortement l'action d'un ministre… Bien entendu, ressentiment oblige, il m'a fait savoir que je n'y serais pas et que ma mission s'arrêtait le 1er décembre. Avais-je même ma place dans la salle ?

Malheureusement pour lui, je fus nommé ministre de la Coopération en novembre 1994, quelques semaines avant cette grande réunion. Il était ministre délégué, j'étais ministre plein ! J'ai donc continué à travailler et j'ai présidé, quand Édouard Balladur s'absentait, les séances… mon pauvre collègue ! Douste-Blazy n'a assisté au sommet que quelques heures tant il était dépité !

L'autre épisode a failli être plus dramatique (protocolairement parlant).

Alain Juppé, pour je ne sais quelles raisons, était opposé à ce sommet. Voici qu'il écrit à Simone Veil quelques mois avant l'échéance une belle lettre constituée de deux paragraphes, le premier traitant le directeur général de l'OMS de mafieux, d'incapable, d'homme peu recommandable… Belle entrée en matière, le deuxième m'était destiné, il disait en substance que je n'avais rien à faire à cette place de président et qu'il fallait me remplacer !

Malheureusement, cette lettre est tombée entre mes mains. À l'occasion d'une des réunions hebdomadaires que nous faisions pour préparer le congrès, je l'ai lue et distribuée aux représentants de l'OMS. On imagine l'effet formidable qu'elle a pu produire… Incident diplomatique, scandale, etc. Mais j'avais prévenu mes amis présents de n'en rien divulguer en dehors de notre groupe.

Je vais voir Simone Veil, elle lit la lettre qui lui était adressée, elle est effrayée et décide de demander l'arbitrage du Premier ministre. Juppé est désavoué, il doit s'excuser auprès du directeur général de l'OMS, Hirochi Nakajima (qui bien entendu n'était pas au courant), par un coup de téléphone, digne d'une pièce de Courteline… J'espère que Juppé a oublié aujourd'hui cet épisode. La politique réserve de temps en temps des moments burlesques… même si le sujet est d'une haute gravité.

Voir : ADN, *Yersinia pestis* (la peste).

Syphilis

Faut-il croire la légende selon laquelle les marins de Christophe Colomb, après une longue traversée, trouvèrent un repos bien mérité auprès des femmes indiennes ? Toujours est-il qu'ils attrapèrent la syphilis. Et qu'en revenant sur le vieux continent, ils la propagèrent dans la population espagnole, avant que les Français ne transmettent la vérole aux Italiens.

Le roi de Naples, aidé par des mercenaires espagnols, était en guerre contre les troupes de Charles VIII : Naples fut prise en trois semaines. Dans l'euphorie de la victoire, la syphilis prit son essor et se répandit dans toute la population européenne et ailleurs.

Cette épidémie fit des ravages, surtout associée aux autres MST, en particulier le gonocoque (la blennorragie ou chaude-pisse). En France, l'épidémie était telle que les bains publics furent fermés ; les syphilitiques étaient même fouettés avant d'être soignés. Les filles publiques trouvées dans la ville de

Versailles eurent les oreilles coupées, sur ordre de Louis XIV.

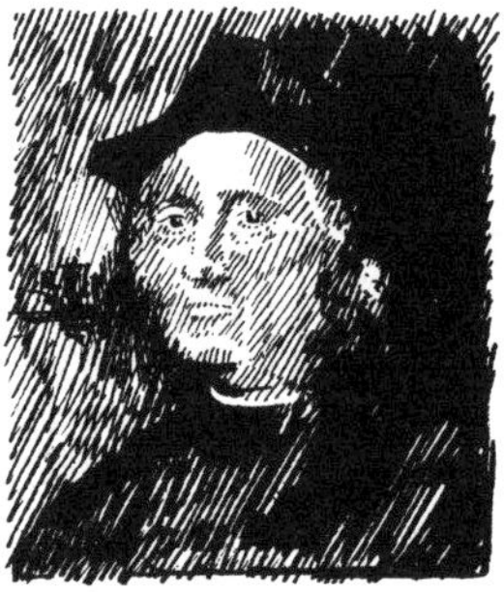

Mal de Naples ou encore « mal français », la syphilis est due au tréponème pâle identifié par l'Allemand Schaudin en 1905, mais que seule l'arrivée de la pénicilline, à la fin de la Seconde Guerre mondiale, parviendra à éradiquer. Si en France et dans les pays occidentaux la syphilis est devenue plus rare, et bien traitée, il n'en va pas de même dans les pays pauvres où la détérioration des conditions de vie et le brassage des populations immigrées semblent être à l'origine d'une recrudescence de cette maladie.

Ce que ne savent pas les Français, sauf les Strasbourgeois, c'est l'origine de la dénomination de « Petite France », quartier ancien de la capitale alsacienne. Elle provient du « mal français » que les soldats de François Ier avaient rapporté des campagnes d'Italie et qu'ils faisaient soigner dans un hôpital situé à cet endroit !

T

Thérapie génique

Déjà, grâce au diagnostic prénatal génotypique (par l'analyse de l'ADN), une trentaine de maladies génétiques indétectables par des moyens classiques peuvent être diagnostiquées avant la naissance. Parmi elles, la mucoviscidose, la myopathie de Duchenne, la drépanocytose (anomalie de l'hémoglobine) ou l'hémophilie A.

Certes, sur la somme de ces affections décelables par diagnostic génotypique, peu sont encore aussi « réparables » que la drépanocytose… Mais que d'espoirs contenus dans le seul fait de pouvoir déjà comprendre la logique de ces dérèglements aux appellations compliquées dont la liste s'allonge chaque jour, à mesure que nous apprenons la grammaire du génome !

À côté de l'amniocentèse, l'échographie tridimensionnelle permet, en outre, de déceler, à des stades très précoces, des anomalies de développement ou des malformations organiques réparables.

En même temps, s'ouvre sous nos yeux une troisième voie pour agir dans le sens d'une liberté accrue : celle de la réparation du fœtus et de l'enfant né porteur d'une grave anomalie génétique ou somatique.

Déjà, la chirurgie *in utero* se développe avec succès dans le cas de certaines affections, cardiaques et rénales en particulier, mais aussi en cas de spina-bifida, cette malformation congénitale caractérisée par une ouverture dorsale des vertèbres, associée parfois à une atteinte des méninges et de la moelle, dont les conséquences peuvent aller jusqu'à une paralysie plus ou moins importante des membres inférieurs, voire une hydrocéphalie…

Mais tout indique que nous pourrons, un jour, connaissant l'anomalie chromosomique en cause, traiter l'affection à tous les stades : soit avant l'implantation du fœtus dans le cadre d'une fécondation *in vitro*, et dans l'hypothèse où tous les embryons seraient atteints de la même anomalie ; soit pendant la grossesse (si le diagnostic n'est pas fait avant) ; soit après la grossesse, dans le cas d'anomalies retardées, comme la mucoviscidose.

Déjà, la prouesse des professeurs Fischer et Cavazzana-Calvo, réussissant, grâce à la première thérapie génique couronnée de succès, à rendre à la vie normale plusieurs « enfants bulles » jusqu'alors confinés en milieu stérile et promis à une mort certaine vers l'âge de sept ou huit ans, a ouvert, en 2000, de formidables perspectives. Même si les essais ont été plusieurs fois interrompus à la suite de complications observées sur trois des petits patients, la méthode ne cesse de progresser : les Britanniques ont annoncé, fin 2004, plusieurs guérisons analogues, sans effets secondaires et sans adjonction de traitements médicamenteux. Récemment, les chercheurs ont même réussi à « réparer » d'autres maladies génétiques, comme la leucodystrophie – formidable avancée, gigantesque espoir !

Comment Fischer et ses émules sont-ils parvenus à leurs fins ? Grâce à l'introduction par injection dans l'organisme des petits patients d'un gène modifié, destiné à remplacer le gène défectueux. En l'occurrence le gène muté qui provoquait, chez les jeunes malades, le « déficit immunitaire combiné » dont ils étaient atteints.

Mais déjà, les progrès de la protéinothérapie permettent d'envisager prochainement une autre procédure, prénatale celle-là : injecter dans le fœtus, à la suite d'un diagnostic *in utero*, la protéine qui aurait dû être sécrétée par le gène manquant ou muté !

J'entends déjà les défenseurs de la « personnalité du fœtus » crier au scandale : « Nul n'a le droit de modifier le patrimoine génétique d'un être humain ! » Même pour lui permettre de vivre ? Même pour éviter, le cas échéant, à la mère d'avorter ?

Avant de condamner cette forme d'eugénisme, comprenons que celui-ci peut éviter de supprimer des embryons autrefois irréparables. Et que seules les thérapies géniques, à base ou non de tri d'embryons, peuvent, justement, rendre réparables !

Jusqu'alors en effet, le diagnostic prénatal n'offrait à la mère d'un bébé mal formé que deux possibilités : soit attendre que l'enfant disparaisse avant la naissance ou meure, une fois né, d'une maladie incurable ; soit décider, d'emblée, un avortement. Bref, la mort ou… la mort ! La mort… ou le handicap !

Autoriser les médecins à intervenir sur le fœtus ou son génome laisserait, au contraire, à la mère un choix nettement plus ouvert : l'avortement ou… la réparation ! Gageons que, confrontées à un tel choix, bien des mères choisiront la seconde solution, éventualité à laquelle devraient réfléchir les contempteurs des « manipulations génétiques » qui sont souvent aussi des adversaires de l'avortement…

Aujourd'hui, en revanche, tout se passe comme s'il existait un *numerus clausus* de maladies qu'on aurait le droit de détecter pour permettre une IVG (la trisomie 21, par exemple, ou encore l'absence d'un membre) et une liste de maladies qu'on aurait, certes, le droit de dépister, mais sans avoir celui de les soigner par les manipulations appropriées !

La vérité est que, déboussolée par les progrès foudroyants de la médecine, la société tout entière et spécialement le législateur nagent aujourd'hui en plein désarroi, comme le prouve l'incroyable incertitude juridique concernant le statut de l'enfant à naître.

Le droit français, par exemple, en distingue deux : celui de l'enfant à naître *in vitro* et celui de l'enfant à naître *in utero*. Le régime juridique de l'enfant à naître *in vitro* dépend des lois bioéthiques du 29 juillet 1994 et du 9 juillet 2004, cette dernière ayant autorisé l'expérimentation sur les embryons surnuméraires, mais interdit le clonage reproductif et thérapeutique. Quant à l'enfant à naître *in utero*, il dépend des lois de 1975 et 2001 sur l'interruption volontaire de grossesse, la première ayant dépénalisé l'avortement réalisé sur un embryon dans les dix premières semaines de grossesse, la seconde ayant porté ce délai à douze semaines, et surtout transformé en droit absolu ce qui n'était, dans la loi Veil, qu'une voie d'exception.

Mais voici que tout se complique lorsqu'il s'agit de savoir ce que devient le fœtus après douze semaines, c'est-à-dire quand la loi interdit de lui ôter la vie.

La situation est des plus curieuses : passé ce délai, l'avortement redevient le délit qu'il était avant la loi Veil, mais si l'interruption de grossesse résulte de l'imprudence d'un tiers (accident de la circulation, par exemple), la loi refuse de tenir ce dernier pour responsable d'un homicide involontaire. La jurisprudence a été confirmée, en février 2005, lors du procès en appel d'un chauffard ayant provoqué la mort d'une jeune femme et de l'enfant qu'elle portait.

Tout se complique encore si l'accident provoque l'accouchement prématuré du nourrisson : que celui-ci survive, ne serait-ce que quelques minutes hors du ventre de sa mère, et celui qui n'était pas pénalement responsable un instant plus tôt devient coupable d'homicide involontaire, au sens de l'article 221-6 du Code pénal ! Ainsi, dans un arrêt du 2 décembre 2003, la chambre criminelle de la Cour de cassation a-t-elle considéré qu'un conducteur ayant causé la mort d'un nouveau-né « par défaut de maîtrise de son véhicule » était coupable d'un homicide involontaire, au motif que celui-ci a vécu une heure après sa naissance. Vous avez bien lu : si l'enfant à naître qui subit l'accident meurt *in utero*, il n'y a pas d'homicide ; s'il meurt quelques secondes après être né de façon prématurée, l'homicide est constitué !

Même poussée jusqu'à l'absurde, cette logique, admettons-le, est cohérente avec celle qui dénie au fœtus toute personnalité juridique, celle-ci n'ayant de sens qu'une fois l'enfant accueilli par la société, c'est-à-dire vu et reconnu par ses parents. Bref, devenu un homme sociétal ! Mais alors, pourquoi avoir créé, en 1993, ce nouvel acte d'état civil, à proprement parler exorbitant du droit commun, celui de « l'enfant déclaré sans vie » ?

Depuis lors, en effet, si un enfant, conçu depuis plus de vingt-deux semaines ou pesant plus de 500 grammes, est mort sans jamais être né, l'officier d'état civil doit établir un acte d'enfant « déclaré sans vie » sur les registres de décès, tandis que les parents peuvent, s'ils le souhaitent, inscrire cet enfant sur les registres de naissance. Ils pourront, de même, le doter d'un prénom, l'inscrire sur leur livret de famille et procéder à une inhumation classique ! Voici donc reconnue *a posteriori*, qu'on le veuille ou non, la personnalité du fœtus, auquel on reconnaît le droit de mourir…

Une récente décision du Conseil d'État a annulé cette possibilité, elle permettait de considérer comme enfant « né sans vie » tout fœtus expulsé, quels qu'en soient « l'âge » et le poids.

Bref, s'agissant du statut du fœtus à soigner, nous connaissons le même désarroi juridique : si avec la loi sur l'IVG, les femmes ont obtenu le droit de ne pas mener une grossesse à terme, sans avoir à s'en justifier, elles sont fort loin, en l'état actuel des choses, d'avoir conquis celui de faire traiter *in utero* un enfant appelé à développer une maladie génétique bien identifiée ! Tout juste ont-elles le droit de faire opérer leur fœtus pour des anomalies somatiques graves…

Pourtant, une fois acquis que le sang périphérique de la mère donne accès au génome du fœtus, le livre de la vie est ouvert, que nous savons depuis peu déchiffrer. Doit-on persister pour autant à faire comme si l'on ne savait pas lire – autrement dit, refuser de voir la réalité en face et réagir avec des préjugés antérieurs à la connaissance du génome ?

Ayant, par exemple, déterminé qu'un embryon était porteur du gène BCRA 2 (prédisposant aux tumeurs mammaires et ovariennes), le médecin a le droit d'en informer la mère, mais pas celui de lui proposer, dans l'hypothèse où elle existerait, la thérapie génique permettant d'éviter à l'enfant, devenu adulte, de développer un cancer du sein…

L'avortement est autorisé en France avant la douzième semaine. Dans certains pays, ce délai est porté à vingt-deux ou vingt-quatre semaines (Pays-Bas, Grande-Bretagne). Il n'a pas besoin d'être motivé autrement que par la volonté de la femme ou du couple. Maintenant qu'il est possible de connaître le statut génétique de l'enfant à naître, va-t-on interdire à une femme de « savoir » parce qu'elle pourrait, si elle sait, réclamer un avortement qu'elle aurait par ailleurs le droit de demander si elle ne savait pas ?

Cette situation est d'autant plus incohérente que, dans le cadre d'un tri d'embryons préalable à une fécondation *in vitro*, le choix génétique est parfaitement autorisé – d'où la naissance d'Adam et de Valentin –, alors qu'il est proscrit dans le cas d'une grossesse classique !

Voici une femme désireuse de donner le jour à un enfant mais dont la mère et la grand-mère ont déclaré un Alzheimer dans le courant de la soixantaine. Si, avant d'être enceinte, elle s'adresse à un bon spécialiste, celui-ci pourrait dire, n'en doutons pas : « Madame, nous allons procéder à une fécondation *in vitro* à partir de vos ovules et des spermatozoïdes de votre mari puis, dans le cadre d'une procédure préimplantatoire, nous choisirons l'embryon dont nous sommes certains qu'il ne sera pas programmé pour développer cette maladie. »

Mais si cette femme s'adresse à son médecin alors qu'elle est déjà enceinte, celui-ci n'aura d'autre choix que de lui proposer un diagnostic… non suivi de traitement ! Et, bien sûr, en cas de pronostic défavorable, une IVG s'il en est encore temps.

Autoriser une mère à entamer une thérapie génique dans le but d'éviter à l'enfant qu'elle porte de développer une maladie mortelle à huit, vingt ou quarante-cinq ans, en quoi, après tout, est-ce tellement scandaleux ? Toutes choses égales, n'est-ce pas aussi conforme à l'éthique médicale que pouvait l'être, avec les moyens dont elle disposait, la médecine préventive d'hier appliquée aux nourrissons ?

En réfléchissant aux formidables horizons prophylactiques qu'ouvrent aujourd'hui les progrès de la génétique, il m'arrive de penser à la joie qui serait celle de mon grand-père, Robert Debré, s'il pouvait voir, lui que passionnait l'hérédité et qui voua sa vie à combattre les maladies congénitales, de quels instruments d'anticipation nous disposons pour les prévenir. Un an avant sa mort – et quatre ans après l'invention de l'échographie, dont il avait suivi les premiers pas avec passion –, il écrivait dans *Ce que je crois* :

« Regardant chaque enfant, je me demande quelle sorte d'adulte il sera, comment sera fait son esprit lorsqu'il aura atteint sa, ou mieux, ses maturités, quel sera son niveau d'intelligence, quelles seront les manières de son comportement et ses démarches intellectuelles en songeant que nos constitutions, nos sensibilités, nos tolérances et nos intolérances – pour ne citer que ces exemples – vont chercher leur explication dans les réactions des molécules. Car les gènes ont donné aux éléments constitutifs des cellules des ordres qui, transmis de proche en proche, ont abouti à nous faire ce que nous sommes, et j'évoque alors la pensée de Claude Bernard nous apprenant que les mouvements de notre âme sont liés aux réactions physico-chimiques de notre cerveau et ne s'en écartent jamais. Si les caractères héréditaires résultent de combinaisons qui se sont succédé au cours de millions d'années, une mutation a pu surgir, porteuse inattendue d'une tare qu'il faudra le plus tôt possible découvrir pour en limiter les effets. Sans doute certaines de ces mutations furent-elles jadis bénéfiques pour les progrès de la race humaine, mais pour l'heure il semble qu'elles n'apportent que défauts et malheurs. Il faut donc chercher à les reconnaître et à les éviter… »

Chercher à reconnaître les « tares » pour mieux les éviter ! Qui oserait prétendre que, dans la bouche de mon grand-père qui risqua sa vie, pendant l'Occupation, pour combattre le totalitarisme nazi, de tels mots puissent avoir quoi que ce soit de commun avec de l'eugénisme totalitaire ? Et pourtant, comment ne pas y voir l'illustration de l'eugénisme humaniste que j'évoquais plus haut : un eugénisme destiné à permettre la vie, non à la supprimer ?

Totalitarisme comptable

En France comme dans la plupart des pays développés, une méthode d'évaluation coût/bénéfice est en train de s'imposer en médecine : le fameux système QALY – qui consiste à mesurer les résultats des politiques de santé à partir de critères strictement financiers, en l'occurrence le nombre d'années de vie gagnées converties en termes monétaires. Une classification de plus en plus stricte des soins et de leurs coûts en fonction de l'âge du patient est soumise à l'appréciation d'un comité de soixante-dix personnes représentatives de l'économie de la santé, lesquelles assignent une valeur de 0 à 10 à chaque pathologie. Cette approche vise à évaluer l'efficacité et la rentabilité d'un traitement et à hiérarchiser les différentes actions qui sous-tendent l'allocation des ressources à telle ou telle thérapie. Se rend-on bien compte de ce que cela signifie ? Ni plus ni moins que l'enrôlement de la médecine au service d'objectifs strictement économiques sans rapport avec l'amélioration de la vie.

« Vint enfin un temps où tout ce que les hommes avaient regardé comme inaliénable devint objet d'échange, de trafic et pouvait s'aliéner. C'est le temps où les choses mêmes qui jusqu'alors étaient communiquées, mais jamais échangées ; données mais jamais vendues ; acquises, mais jamais achetées – vertu, amour, opinion, science, conscience, etc. –, où tout enfin passa dans le commerce. C'est le temps de la corruption générale, de la vénalité universelle, ou, pour parler en termes d'économie politique, le temps où toute chose, morale ou physique, étant devenue valeur vénale, est portée au marché pour être appréciée à sa plus juste valeur », constatait déjà, en 1847, un philosophe dont les idées, par ailleurs, sont à l'opposé des miennes : Karl Marx, dans *Misère de la philosophie*.

Ces systèmes d'évaluation appliqués à la politique de santé publique relèvent de ce que j'appelle le syndrome du crayon et de la gomme : quand une collectivité est tentée, pour des raisons de confort sociétal, de pousser vers la sortie – d'effacer ! – ceux qui dérangent le confort des bien-portants, elle est mécaniquement tentée de dessiner les contours de l'humanité qu'elle souhaite voir venir au monde. Voici pourquoi tout doit rester affaire de morale personnelle et non de loi, celle-ci n'intervenant que pour fixer certaines bornes. J'entends par là : éviter que des parents placent trop haut le curseur de la bonne santé. En réclamant, par exemple, un avortement hors délai parce que l'échographie aura décelé un simple bec-de-lièvre, l'absence d'un doigt ou l'existence d'un pied-bot, sans parler de tout ce que nous ne pouvons pas encore déceler mais que les analyses génétiques seront en mesure de révéler demain, comme la couleur des yeux ou des cheveux, toutes choses que les parents pourraient être tentés de transformer en critères discriminants…

La prise en charge des enfants mal formés est donc le pendant logique du refus de l'euthanasie, car si l'État est favorable à l'euthanasie des vieux, il préconisera, demain, celle des enfants potentiellement mal nés. Et voilà la boucle bouclée : à l'origine de l'existence, le choix – imposé – de bébés parfaits et sans tare, des bébés sélectionnés dont le génome sera entièrement connu et déterminé avant la naissance ; et au crépuscule de la vie, la « gomme » législative qui nous permettra d'effacer ceux qui encombrent. Il ne restera plus, alors, qu'à proposer aux vieillards et aux éclopés de donner une de leurs cellules pour qu'ils se fassent cloner avant que le bourreau ne commence son œuvre et ne les réduise en cendres…

Comment, alors, réconcilier la liberté du couple qui connaît le génome du futur bébé et l'accueil de l'enfant à naître, quel que soit son état ? Bel et bien, cette fois, par le vote d'une grande loi qui imposerait sans discussion possible que si la mère ou les deux parents décident, en connaissance de cause, de mettre au monde un handicapé, rien ne sera fait pour les en dissuader. Mieux, l'État aura le devoir de tout mettre en œuvre, quel qu'en soit le coût, pour subvenir aux besoins de cet enfant durant le temps qu'il vivra. Qui ne voit que serait ainsi résolu le conflit latent des deux libertés imprescriptibles dont peut et doit bénéficier la future mère : la liberté de ne pas garder un enfant dont elle sait, dans un délai compatible avec une IVG, qu'il sera porteur de tares qu'elle ne se sent pas en mesure d'assumer ; et la liberté d'élever dans la dignité l'enfant qu'elle aura choisi de mettre au monde, quelle que soit la gravité de son état.

Mais pour que ces deux libertés puissent s'exercer concrètement, deux conditions doivent être remplies : les moyens financiers mis à la disposition des familles désireuses d'élever un handicapé doivent être renforcés – et chacun sait que ce n'est pas à la naissance que le handicap coûte le plus cher, mais bien quand celui qui en souffre devient adulte, spécialement quand il a perdu ses parents ; la médecine prénatale, y compris le clonage thérapeutique, ne doivent plus être l'objet d'interdits et de fantasmes (les seconds étant fils des premiers). Quand les parents seront certains de pouvoir maîtriser l'avenir, croit-on qu'ils songeront aussi facilement qu'aujourd'hui à empêcher une naissance ?

L'avenir, c'est ainsi, est en partie inscrit dans les gènes : maintenant que nous le savons aussi sûrement que la Terre tourne autour du Soleil, avons-nous le droit de faire comme si nous l'ignorions ? Un jour viendra peut-être où ceux qui auront usé du pouvoir que leur confère la loi pour empêcher l'homme de tirer les conséquences de ce que lui apprend la science passeront pour des ennemis de la liberté. Tout comme les inquisiteurs du XVIe siècle qui tenaient pour hérétique la théorie de la gravitation universelle, ou les scientistes du XXe qui prétendaient créer un homme parfait en empêchant certaines vies jugées « imparfaites » de venir à leur terme.

La liberté, valeur absolue, ne se partage pas, tant qu'elle reste individuelle et n'impose pas sa norme à celle d'autrui. Chacun a le droit de savoir. Et quand il sait, d'agir selon sa conscience. Une mère qui choisit de ne pas accoucher d'un enfant trisomique est aussi respectable et responsable qu'une mère choisissant de l'élever. La loi est légitime quand elle réconcilie la vie, assimilée à l'intérêt général, et la liberté, affaire individuelle. Elle devient coercitive quand elle impose la vie à ceux qui n'entendent pas la donner, et la mort à ceux qui veulent engendrer la vie.

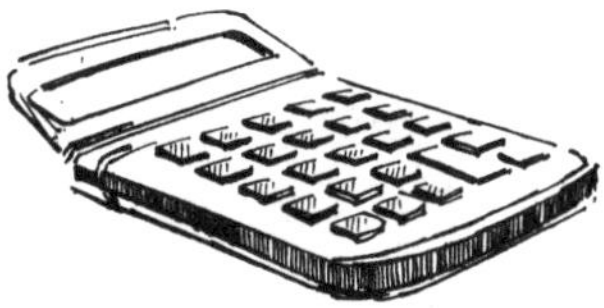

U

Ulcère

L'ulcère de l'estomac ou du duodénum (partie de l'intestin connectée à l'estomac par l'intermédiaire du pylore) est une inflammation de la muqueuse qui se traduit par une perte de substance, puis une percée. Dans l'immense majorité des cas, le processus est dû à une infection causée par une bactérie, dénommée *Helicobacter pylori*, dont on doit la découverte, ou plutôt la redécouverte, à des chercheurs d'une ténacité peu commune.

Cette cellule de forme hélicoïdale présente dans l'estomac (chez 20 à 90 % des individus, selon les zones géographiques) a été identifiée pour la première fois par des chercheurs allemands au XIXe siècle. Puis son étude a été abandonnée pendant plus d'un siècle, parce que l'on n'arrivait pas à la reproduire *in vitro*.

Au début des années 1980, J. Robin Warren et Barry J. Marshall, deux chercheurs australiens,

« redécouvrent » la bactérie et lui attribuent un rôle essentiel dans le développement des ulcères et même du cancer de l'estomac, à contre-courant de l'opinion dominante qui privilégie les hypothèses du stress et d'une alimentation épicée, et qui considère qu'aucun organisme vivant ne peut proliférer dans un milieu aussi acide que l'estomac.

Pour convaincre la communauté scientifique, Marshall prend la décision d'ingurgiter une dose de la bactérie, ce qui déclenche chez lui un ulcère. Il s'administre alors un traitement par antibiotiques, dont la réussite accrédite la théorie qu'il a développée avec Warren sur le rôle d'*Helicobacter pylori*.

Les deux chercheurs seront récompensés en 2005 par un prix Nobel de médecine. Warren et Marshall, ou la recherche avec les tripes.

Utérus

> « *J'ai un intense désir de retourner dans l'utérus. N'importe lequel.* »
>
> Woody Allen

Le cancer du col de l'utérus

Le cancer du col de l'utérus est l'un des cancers les plus fréquents de la femme. Il est souvent détecté précocement par les examens gynécologiques ; examen au spéculum, mais aussi frottis vaginaux ou biopsies. Même diagnostiqué tôt, il s'agit d'un cancer grave, en tout cas nécessitant des traitements compliqués, curiethérapie, chirurgie et radiothérapie. Pour la femme c'est une mutilation importante, la guérison n'étant pas toujours assurée. On savait depuis quelques années que ce cancer était dû à un virus : le *papilloma virus*, sexuellement transmissible. Voici maintenant, immense victoire, qu'un vaccin vient d'être mis au point contre ce virus. Plus de virus, plus de cancer, mais il faut que la vaccination ait lieu avant les premiers rapports infectants. Il est donc proposé de vacciner les jeunes filles avant treize ans en France. Dans d'autres pays les fillettes sont vaccinées dès l'âge de six à huit ans.

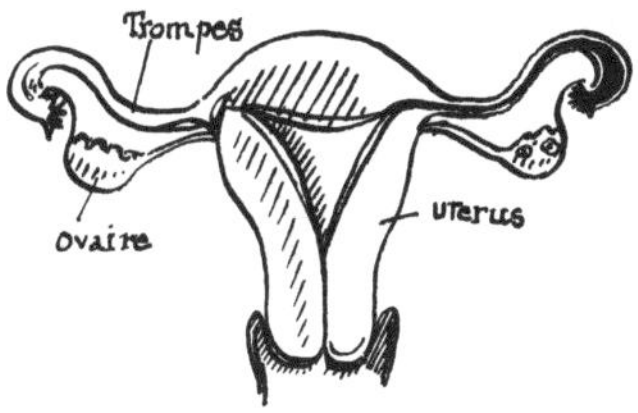

Certes, aujourd'hui ce vaccin nouveau pose des problèmes éthiques. Comment annoncer à cette jeune fille qu'il faut la vacciner pour prévenir d'une maladie sexuellement transmissible, elle qui ne connaît pas encore la sexualité ? Cette discussion est vaine tant le bénéfice de ce vaccin est extraordinaire.

Cela dit, ce vaccin ne doit pas inciter les jeunes femmes à ne plus prendre de précaution, car il existe d'autres MST que le *papilloma virus*.

V

Virtuelle (médecine)

Sur deux enfants naissant en 2007, l'un vivra jusqu'à plus de cent ans dans de bonnes conditions de santé. En l'état actuel de nos connaissances et selon les projections, ces centenaires devront comme chacun affronter quelques problèmes médicaux, mais ils seront correctement soignés.

On pourrait encore améliorer leur état de santé en ayant recours massivement à la médecine virtuelle. Pratiquées à large échelle, des coronarographies virtuelles de nos artères permettraient ainsi de prévenir les infarctus du myocarde : au moindre rétrécissement des coronaires, sans même attendre les signes avant-coureurs, on place un *stent*, petit ressort cylindrique qui, en se déployant, redonne à l'artère un débit adéquat, et le tour est joué. Cette intervention porte le nom d'angioplastie.

Projetons-nous dans dix ans : on pourrait imaginer de soumettre telle tranche d'âge de la population à des *check-up* annuels fort différents de ceux que l'on pratique actuellement, essentiellement basés sur des prises de sang. La mise en œuvre à cadence soutenue d'examens virtuels par imagerie médicale, scanner et IRM (imagerie par résonance magnétique), permettrait d'analyser dans le détail l'état des organes des patients.

Reprenons l'exemple de la coronarographie. Elle s'effectue actuellement grâce un cathéter souple (technique qui doit beaucoup au médecin français André Cournand), c'est-à-dire une sonde que l'on fait pénétrer dans l'organisme. Cela reste une intervention non pas lourde mais pénible qui implique l'introduction d'un corps étranger dans la zone de notre corps que l'on souhaite observer, une technologie maîtrisée mais jamais anodine. La coronarographie suppose par ailleurs l'injection de produits destinés à opacifier les artères et à les rendre bien visibles sur les clichés radiologiques.

En théorie, la coronarographie par cathéter pourrait être remplacée à grande échelle par un examen virtuel réalisé au scanner, qui fournirait une image en trois dimensions de nos artères. Le système existe d'ores et déjà dans certains hôpitaux. Pourquoi alors ne pas jeter un coup d'œil tous les ans sur l'état de nos tuyauteries ? Cela permettrait aussi de diagnostiquer précocement certains types de cancers. La conjonction du dépistage précoce et des traitements spécifiques « ciblés » épargnera des vies et évitera bien des souffrances.

Deux exemples (parmi d'autres) militent en ce sens :

— Le cancer du côlon : c'est l'un des types de cancers les plus fréquents et les plus graves. Il est en général dépisté tardivement.

Il y a quelques années encore, les coloscopies n'étaient prescrites qu'en cas de troubles, de douleurs ou d'antécédents familiaux. Plus récemment, un dispositif de dépistage systématique et à intervalle régulier du cancer colorectal a été mis en place. Le dépistage et l'extraction des polypes avant leur dégénérescence en cancer ont permis de faire baisser significativement les complications de ce type de pathologie (dont le nombre est en augmentation dans les pays occidentaux, pour des raisons liées notamment à notre alimentation et à notre mode de vie de plus en plus sédentaire).

— Le cancer du rein : auparavant, il était le plus fréquemment dépisté à un stade avancé, ce qui nécessitait une néphrectomie (l'ablation totale du rein). De nos jours, grâce au développement des examens pratiqués par échographie, on peut détecter une tumeur grosse de seulement quelques millimètres. Parallèlement, l'évolution des techniques chirurgicales autorise désormais des ablations très exactement circonscrites au périmètre de la tumeur. Nous verrons plus loin que cette évolution vers le « toujours-plus-petit » comporte aussi ses limites.

A fortiori, des coloscopies virtuelles ou des endoscopies virtuelles du système urinaire dit « supérieur » (les reins), pratiquées en masse, pourraient amplifier ces progrès. Le volume d'utilisation des scanners permettra la démocratisation de ces examens.

Sur un plan purement technique, il est déjà possible de reproduire en images de synthèse une sorte d'écorché « à l'envers » de notre organisme, grâce à la technologie du « scanner corps entier ». L'appareil d'imagerie emmagasine sous forme de données informatiques l'image du corps du patient dans son intégralité. L'ordinateur peut ensuite à la demande en donner une restitution couche après couche, depuis les os jusqu'à l'épiderme en passant par les organes. Ce qui relevait il y a quelques années encore de la science-fiction est désormais réalité. L'ensemble des données est stocké sous forme de données numérisées. Ces dernières peuvent faire l'objet d'une reconstitution partielle et d'un examen à tout moment, par exemple en cas d'apparition de symptômes cliniques sur tel ensemble d'organe.

Mais alors, me demande-t-on fréquemment, pourquoi cette technologie n'est-elle pas d'ores et déjà mise en œuvre de manière systématique ? Pourquoi nous privons-nous de ce contrôle général indolore et simultané de tous nos organes : le foie, les reins, les poumons, le système cardiaque, les disques intervertébraux, les articulations ? Quel dommage que chacun d'entre nous ne puisse disposer sur un CD ou une clé USB d'une banque de données personnelles dont la consultation autoriserait la vérification de tous les petits ou grands maux dont la seule évocation nous plonge parfois dans d'incommensurables angoisses ! En quelques clics.

Je comprends aisément une telle frustration. Malheureusement, la mise en œuvre de ce type d'examens n'est pas d'actualité pour deux raisons. En premier lieu, elle coûterait à la Sécurité sociale des sommes colossales. Et quand bien même, dans quelques années, l'organisation du système de santé permettrait de réduire significativement ces coûts, ces examens systématiques induiraient à coup sûr un effet pervers : ils révéleraient beaucoup trop d'anomalies, pas forcément dangereuses mais qu'il faudrait bien vérifier. En cancérologie, on appelle cela les incidentalomes, c'est-à-dire la découverte fortuite d'une tumeur alors que l'on recherchait une autre affection. Il arrive ainsi très fréquemment qu'une IRM décèle de minuscules tumeurs du rein ou des glandes surrénales, qui n'ont très souvent pas vocation à évoluer. Dans la grande majorité des cas, des contrôles sanguins réguliers et une surveillance de l'organe par des examens annuels ou biannuels montreront que la tumeur est stable et qu'aucune intervention ne s'impose. Car contrairement aux idées reçues, opérer un rein pour en extraire une très petite tumeur limitée et stable peut se révéler beaucoup plus dangereux que de la laisser en place si le patient est âgé et fragile.

Il est souvent délicat de faire admettre cet état de fait à un patient auquel on annonce qu'il a une « petite » tumeur au rein, laquelle n'a que « très peu de chances » d'évoluer. Je peux sans difficulté imaginer son état d'esprit : une trouille bleue. Maintenant, il est possible d'utiliser des aiguilles qui vont permettre de « brûler » cette petite tumeur sans anesthésie, ni hospitalisation.

À cet égard, la médecine se trouve devant une sorte d'embouteillage scientifique. Elle ne dispose pas encore du recul nécessaire pour prédire ou pour estimer l'évolution de ces petites affections dont seule l'imagerie médicale (technologie récente) peut détecter l'existence. Ce n'est pas là le seul domaine où le progrès a devancé les statistiques.

Voir : Cournand, André, Ciblées (thérapies).

W

Waldenström (syndrome de)

Cette maladie de la famille des cancers lymphomes est vraisemblablement celle qui a emporté le président de la République, Georges Pompidou, en 1974. Il s'agit d'une pathologie assez rare, ce qui peut expliquer le caractère tardif du diagnostic établi chez le chef de l'État.

Waldenström est « macroglobulinémie », c'est-à-dire une prolifération des cellules sanguines, en l'occurrence les lymphocytes (globules blancs) de type B. Ces derniers (dont la fonction est de défendre le corps contre les agressions) libèrent des anticorps dont certains augmentent la viscosité du sang.

Chez certains patients, les symptômes sont inexistants ; chez d'autres, ils consistent en la formation de ganglions, en une augmentation du volume de la rate et du foie ; parfois la maladie de Waldenström se traduit seulement par des accès de fatigue, des maux de tête, des sueurs, des vertiges, des saignements : tableau clinique bien peu spécifique.

Lorsque l'on parvient à l'identifier, le cancer de Waldentsröm peut être traité par la chimiothérapie ou par la plasmaphérèse qui consiste en un important prélèvement de sang, au cours duquel celui-ci est débarrassé du plasma (et donc des substances qui, par « erreur », attaquent l'organisme). Les autres composants du sang sont ensuite réinjectés au patient à l'aide d'un plasma de substitution.

Les deux méthodes supposent un dispositif lourd et pénible. Voilà, comme on l'a dit, pourquoi Georges Pompidou a été traité par des injections de l'anti-inflammatoire cortisone. Les traitements précités lui auraient peut-être, mais pas forcément, permis de vivre plus longtemps.

Voir : Secret médical et politique (1).

X

XX ou XY (fille ou garçon ?)

Prenons le cas d'une jeune femme que nous allons baptiser Juliette.

Juliette vient de découvrir qu'elle est enceinte de son petit ami. La jeune fille a vingt-neuf ans, un bon travail et sa maternité pourrait ralentir sa carrière. Elle s'aperçoit aussi qu'elle n'a pas envie de construire sa vie avec son petit ami, qui se révèle, tous comptes faits, être un parfait abruti.

Que doit-elle faire ? Garder l'enfant ou pas ?

À la lecture d'un magazine, elle apprend que l'âge moyen auquel les Françaises ont le premier enfant est de 29,8 années, l'âge qu'elle aura atteint dans neuf mois. Serait-ce là un signe du destin ?

Pour des raisons qui n'appartiennent qu'à elle, Juliette décide de mener sa grossesse à son terme, à une condition : cet enfant sera un garçon.

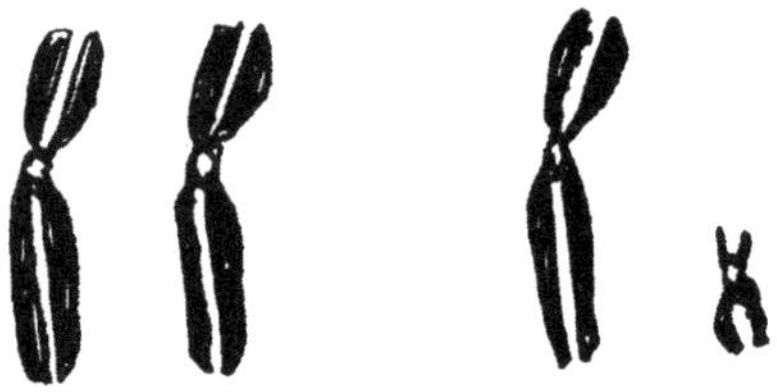

Quelques jours passent et Juliette discute de la situation avec une amie.

— J'ai vu un reportage à la télé, lui annonce cette dernière. Tu peux savoir si ton bébé est une fille ou un garçon, en quelques jours, sans avoir à passer d'échographie ou un de ces examens compliqués. Il suffit de passer un test ADN. Cela ne coûte pas très cher.

— Oui, j'en ai aussi entendu parler. Mais j'ai aussi entendu qu'un ou une ministre, je ne sais plus, avait annoncé que ces tests seraient interdits en France.

— Qu'est-ce que tu en as à faire de leur interdiction ? Tout se passe par Internet. D'ailleurs, on va aller voir tout de suite.

En quelques secondes, les deux jeunes femmes dénichent le site de la société britannique qui commercialise le test. Le serveur propose une version française de ses pages :

« Vous êtes désormais habituée au fait qu'il y a une nouvelle vie à l'intérieur de votre ventre, explique le site. Maintenant vous êtes curieuse. Comment se développe le bébé ?

« Que va-t-il se passer cette semaine ? Vous souhaitez préparer le mieux possible la naissance de votre enfant.

« Et vous vous demandez est-ce un garçon ou une fille ?

« À présent, vous pouvez savoir avec une confiance absolue si vous avez un garçon ou une fille dès la sixième semaine de conception avec ce nouveau test basé sur l'ADN. »

Tout cela est-il bien sérieux ? se demandent Juliette et son amie.

Le site leur fournit sa réponse, en termes très vulgarisateurs : une découverte récente a permis d'identifier la présence d'ADN de l'embryon dans le sang de la mère à partir de la sixième semaine de grossesse.

« Si l'ADN provenant d'un chromosome Y est détecté, nous pouvons en toute confiance déterminer qu'elle [*la mère*] aura un garçon. S'il n'y a aucune trace d'ADN provenant d'un chromosome Y, nous pouvons déterminer avec la même certitude qu'elle aura une fille. C'est tout simple », est-il expliqué.

La procédure est, elle aussi, d'une simplicité confondante. Il suffit à Juliette de commander un kit de prélèvement par Internet. Elle procédera elle-même au prélèvement en se piquant le bout du doigt et en déposant quelques gouttes de sang sur un papier-buvard, puis elle renverra l'échantillon à l'adresse indiquée. Dix jours après, le sexe du fœtus lui sera indiqué par e-mail. Coût de l'opération : 278 euros. Elle peut aussi choisir la formule express qui lui garantit un résultat en cinq jours pour 350 euros.

La firme annonce une fiabilité du test à plus de 98 % et promet un remboursement en cas de résultat erroné, mais il faudra dans ce cas produire une preuve officielle de l'état civil de l'enfant !

En continuant leurs recherches sur le web, les deux jeunes filles apprennent que l'Agence de biomédecine a effectivement indiqué que la France interdisait la pratique de ce genre de test, *sur son territoire*. Elles n'ont jamais entendu parler de l'Agence de biomédecine, mais les nuances introduites quant à la portée de l'interdiction les font bien rigoler.

Si elle avait poursuivi ses investigations, elle aurait également pu lire les récriminations de médecins qui s'insurgeaient contre ce type de test, au motif qu'il permettait aux femmes enceintes ou aux couples d'avoir accès à l'information sur le sexe de l'enfant à venir (ou à ne pas venir) en dehors de tout accompagnement médical. Et alors ? Si une jeune femme souhaite pratiquer une IVG, elle devra de toute façon subir une série d'entretiens et de rendez-vous. Mais alors que notre système de santé n'est pas toujours et partout capable de procurer aux femmes les plus démunies des interventions dans les délais légaux, doit-on encore alourdir les procédures ?

Juliette a finalement effectué le test en toute discrétion. À tel point que nous n'en connaîtrons pas les résultats et que nous ne saurons pas ce qui est advenu ensuite.

Nous n'aurons pas non plus l'occasion de lui demander si sa démarche relève de l'eugénisme ou du libre choix des individus.

Voir : ADN, Eugénisme.

Y

Yersinia pestis (la peste)

Le citoyen lambda des grandes nations occidentales croit souvent que la peste a depuis fort longtemps été éradiquée de nos sociétés aseptisées. Et pourtant elle rôde autour de nous. Une étude internationale vient de démontrer qu'elle était bien là ; elle doit sa survie à sa capacité de mutation. Isolée chez un patient à Madagascar, elle semble résister aux antibiotiques grâce à l'apparition dans les bacilles d'un plasmide, c'est-à-dire un élément d'ADN qui code de nouvelles fonctions pour le compte de la bactérie, modifiant son génome et augmentant sa faculté d'adaptation aux traitements.

La peste est donc revenue, ou, plutôt, elle n'est jamais partie très loin. Nous parlerons ici de sa version la plus fréquente, la peste bubonique (qui se traduit par des fièvres et l'apparition rapide de ganglions).

Dans la France des années 2000, elle fait l'objet de romans et de films dans lesquels elle est utilisée comme arme par un tueur en série. *Pars vite et reviens tard*, tel est le titre de l'ouvrage de la romancière et archéologue spécialiste de la peste, Fred Vargas. Ce titre fait référence à « l'électuaire de trois adverbes » : *cito, longe, tarde*. Traduction : « Éloigne-toi vite, loin et reviens le plus tard possible », judicieux conseil administré aux malades par les médecins du Moyen Âge (et, globalement, par toute personne de bon sens).

Mais remontons à des temps plus anciens : David dut ainsi accepter la peste comme punition d'une offense faite à Yahvé (il avait fait recenser les Israélites, pour montrer sa puissance).

« Après cela, le cœur de David lui battit d'avoir recensé le peuple et David dit à Yahvé : "C'est un grand péché que j'ai commis ! Maintenant, Yahvé, veuille pardonner cette faute à ton serviteur, car j'ai commis une grande folie." Quand David se leva le lendemain matin – cette parole de Yahvé avait été adressée au prophète Gad, le voyant de David : "Va dire à David : Ainsi parle Yahvé. Je te propose trois choses, choisis-en une pour toi et je l'exécuterai pour toi." Donc Gad se rendit chez David et notifia ceci : "Faut-il que t'adviennent sept années de famine dans ton pays, ou que tu fuies pendant trois mois devant ton ennemi qui te poursuivra, ou qu'il y ait pendant trois jours la peste dans ton pays ? Maintenant réfléchis et vois ce que je dois répondre à celui qui m'envoie." » (2 Samuel.)

David, *alias* l'Intrépide, choisit de s'en remettre entre les mains de Dieu « car sa miséricorde est grande » et opta pour la solution de la peste. Dieu envoya le fléau qui tua soixante-dix mille hommes du peuple dans les temps impartis. L'ange exterminateur chargé par Yahvé d'exécuter ses sinistres missions avait la réputation de toujours compter un peu large. Il avait par le passé commis certains excès de zèle, qu'on n'hésiterait pas de nos jours à qualifier de bavures caractérisées. Dieu lui faisait confiance sur le principe mais s'en méfiait comme de la peste quant aux modalités. Lorsque l'ange tendit la main vers Jérusalem pour continuer sa besogne, Yahvé, qui gardait un œil sur lui, retint son porte-fléau, comme un patron politique calmerait ses porte-flingues. Nous étions près de l'aire d'Arauna le Jésubéen.

Un peu (plus) tard, David fut pris de remords :

« C'est moi qui ai péché, c'est moi qui ai commis le mal, mais ceux-là, le troupeau, qu'ont-ils fait ? »

Le « troupeau » du peuple, qui venait de se taper une bonne peste, a dû apprécier.

David demande à Dieu que le mal s'abatte sur lui et ses proches, et, en contrepartie, qu'il épargne les Hébreux survivants.

Mais Yahvé avait eu son compte de morts, et pour tout dire, ces histoires de malades et de bubons commençaient à le lasser sérieusement.

David en sera quitte pour acquérir l'aire d'Arauna, y faire construire un autel, offrir quelques holocaustes de bœufs et sacrifices de communion. *E basta così*. Le restant de son peuple fut épargné.

Passons rapidement sur les malheurs qui s'abattirent sur les troupes du roi Sennachib d'Assyrie pendant le siège de Jérusalem en 701 avant Jésus-Christ. Son armée fut entièrement détruite au passage de l'ange de Dieu : cent quatre-vingt-cinq mille soldats dans les rangs, et pas un survivant.

La peste ne sera pas toujours aussi prompte à se retirer.

En 430 avant notre ère, c'est la Grèce qui est touchée. Athènes domine le pays, mais Sparte conteste cette hégémonie. Depuis quelques années, les deux cités sont en guerre. Sparte entame le siège de sa rivale. Un mal mystérieux déferle sur la région. Encore la peste, selon toute vraisemblance. La cause en serait l'« afflux de réfugiés », comme on dirait de nos jours : des paysans de l'Attique qui, fuyant les combats, sont venus s'entasser aux portes de la ville, dans des terrains vagues ancêtres de nos bidonvilles. L'historien Thucydide en a magistralement décrit les ravages dans sa *Guerre du Péloponnèse* :

« Elle avait, dit-on, frappé déjà plusieurs contrées, entre autres Lemnos ; mais jamais on n'avait entendu parler d'une si terrible épidémie. Les médecins n'étaient d'aucun secours, parce que, dans le principe, ils traitaient le mal sans le connaître. Ils étaient eux-mêmes les premières victimes, à cause de leurs communications avec les malades. Tous les moyens humains furent également impuissants ; en vain on fit des prières dans les temples, on consulta les oracles, on eut recours à d'autres pratiques, tout fut inutile. On finit par y renoncer et par céder à la violence du fléau.

« Cette maladie commença, dit-on, dans l'Éthiopie, au-dessus de l'Égypte ; de là elle étendit ses ravages sur l'Égypte, la Libye et la majeure partie des États du roi ; puis elle fondit sur la ville d'Athènes et d'abord sur le Pirée, si brusquement qu'on accusa les Péloponnésiens d'avoir empoisonné les puits – il n'y avait pas encore de fontaines en ce lieu – mais ce fut dans la ville haute que la mortalité fut la plus grande.

« Je laisse à chacun, médecin ou non, le soin d'expliquer l'origine probable de ce fléau et de rechercher les causes capables d'opérer une telle perturbation ; je me bornerai à décrire les caractères et les symptômes de cette maladie, afin qu'on puisse se mettre sur ses gardes, si jamais elle reparaît. J'en parlerai en homme qui fut atteint lui-même et qui vit souffrir d'autres personnes.

« On s'accordait à reconnaître que cette année avait été particulièrement exempte des maladies ordinaires ; celles qui venaient à se produire finissaient toutes par celle-ci. En général on était frappé sans aucun signe précurseur, mais à l'improviste et en pleine santé. D'abord on ressentait de vives chaleurs de tête ; les yeux devenaient rouges et enflammés ; à l'intérieur, le pharynx et la langue paraissaient couleur de sang ; la respiration était irrégulière, l'haleine fétide. Venaient ensuite l'éternuement et l'enrouement. Bientôt le mal descendait dans la poitrine, accompagné d'une toux violente ; lorsqu'il atteignait l'estomac, il le soulevait avec des douleurs aiguës et déterminait toutes les évacuations bilieuses qui ont été spécifiées par les médecins. La plupart des malades étaient saisis d'un hoquet sans vomissements et de fortes convulsions, qui chez les uns ne tardaient pas à se calmer et qui se prolongeaient chez d'autres. À l'extérieur, le corps n'était ni brûlant au toucher ni blême ; il était rougeâtre, livide, couvert de petites phlyctènes et d'ulcères ; mais la chaleur interne était telle qu'on ne supportait pas même les vêtements les plus légers, les couvertures les plus fines. Les malades restaient nus et se seraient volontiers plongés dans l'eau froide comme le firent quelques malheureux qui, abandonnés à eux-mêmes et dévorés d'une soif ardente, se précipitèrent dans des puits. Cette soif était toujours la même, qu'on bût peu ou beaucoup.

Le malaise, résultant de l'agitation et de l'insomnie, ne laissait point de relâche.

« Tant que le mal était dans sa période d'intensité, le corps, loin de dépérir, opposait à ses atteintes une résistance inattendue ; en sorte que la plupart des malades conservaient encore quelque vigueur lorsque, au bout de sept ou de neuf jours, ils étaient emportés par l'inflammation intérieure ; ou bien, s'ils franchissaient ce terme, le mal descendait dans les intestins, et y déterminait de fortes ulcérations, suivies d'une diarrhée opiniâtre et d'une atonie à laquelle la plupart finissaient par succomber. Ainsi la maladie, qui d'abord avait son siège dans la tête, parcourait graduellement tout le corps du haut en bas. Si l'on échappait aux accidents les plus graves, le mal frappait les extrémités, qui, dans ce cas, gardaient les traces de son passage ; il attaquait les organes sexuels, les doigts des mains et des pieds. Plusieurs en furent quittes pour la perte de ces membres, d'autres pour celle des yeux ; d'autres enfin étaient totalement privés de mémoire et, en se relevant, ne reconnaissaient ni leurs proches ni eux-mêmes. [...]

« Tel était, pour laisser de côté les accidents exceptionnels et les variétés dépendant des individus, le caractère général de cette épidémie. Aussi longtemps qu'elle régna, aucune des maladies ordinaires ne se fit sentir, ou bien elles aboutissaient toutes à celle-ci. Les uns mouraient sans secours, les autres entourés de soins. On ne trouva, pour ainsi dire, pas un seul remède d'une efficacité reconnue ; ce qui avait fait du bien à l'un faisait du mal à l'autre. Aucune constitution, forte ou faible, ne mettait à l'abri du fléau ; il enlevait tout, quel que fût le traitement suivi.

« Rien n'était plus fâcheux que l'abattement de ceux qui se sentaient frappés. Au lieu de se raidir contre le mal, ils tombaient aussitôt dans le désespoir et dans une prostration complète. La contagion se propageait par les soins mutuels, et les hommes périssaient comme des troupeaux. C'est là ce qui fit le plus de victimes. Ceux qui, par crainte, voulaient se séquestrer mouraient dans l'abandon ; plusieurs maisons se dépeuplèrent ainsi, faute de secours. Si au contraire on approchait des malades, on était soi-même atteint. Tel fut surtout le sort de ceux qui se piquaient de courage ; ils avaient honte de s'épargner et allaient soigner leurs amis ; car les parents eux-mêmes, vaincus par l'excès du mal, avaient cessé d'être sensibles aux plaintes des mourants. Les plus compatissants pour les moribonds et pour les malades étaient ceux qui avaient échappé au trépas ; ils avaient connu la souffrance et ils se trouvaient désormais à couvert, les rechutes n'étant pas mortelles. Objets de l'envie des autres, ils étaient, pour le moment, remplis de joie, et nourrissaient pour l'avenir une vague espérance de ne succomber à aucune autre maladie.

« Ce qui aggrava encore le fléau, ce fut l'entassement des campagnards dans la ville. Les nouveaux venus eurent particulièrement à souffrir. Ne trouvant plus de maisons disponibles, ils se logeaient, au cœur de l'été, dans des huttes privées d'air ; aussi mouraient-ils en foule. Les corps inanimés gisaient pêle-mêle. On voyait des infortunés se rouler dans les rues, autour de toutes les fontaines, à demi morts et consumés par la soif. Les lieux saints où l'on campait étaient jonchés de cadavres ; car les hommes, atterrés par l'immensité du mal, avaient perdu le respect des choses divines et sacrées. Toutes les coutumes observées jusqu'alors pour les inhumations furent violées ; on enterrait comme on pouvait. Les objets nécessaires aux funérailles étant devenus rares dans quelques familles, il y eut des gens qui eurent recours à des moyens infâmes : les uns allaient déposer leurs morts sur des bûchers qui ne leur appartenaient pas, et, devançant ceux qui les avaient dressés, ils y mettaient le feu ; d'autres, pendant qu'un premier cadavre brûlait, jetaient le leur par-dessus et s'enfuyaient. Cette maladie donna dans la ville le signal d'un autre genre de désordres. Chacun se livra plus librement à des excès qu'il cachait naguère. À la vue de si brusques vicissitudes, de riches qui mouraient subitement, de pauvres subitement enrichis, on ne pensait qu'à jouir et à jouir vite ; la vie et la fortune paraissaient également précaires. Nul ne prenait la peine de poursuivre un but honorable ; car on ne savait si on vivrait assez pour y parvenir. Allier le plaisir et le profit, voilà ce qui devint beau et utile. On n'était retenu ni par la crainte des dieux ni par celle des lois. Depuis qu'on voyait tant de monde périr indistinctement, on ne mettait plus aucune différence entre la piété et l'impiété, d'ailleurs personne ne croyait prolonger ses jours jusqu'à la punition de ses crimes. Chacun redoutait bien davantage l'arrêt déjà prononcé contre lui et suspendu sur sa tête ; avant d'être atteint, on voulait goûter au moins de la volupté. »

Quant à Sophocle, contemporain de Thucydide, dans *Œdipe roi* il en fait l'arme de la vengeance des dieux contre Œdipe, tout nouveau roi de Thèbes, qui vient de tuer le roi Laïos (qui était son père, bien qu'il l'ignorât).

ŒDIPE (*paraissant sur le seuil de son palais*) : Enfants, rejetons nouveaux de l'ancêtre Cadmos [*le père de Laïos, donc grand-père d'Œdipe*], quelle assemblée tenez-vous là, couronnés de rameaux suppliants ? La ville est pleine du parfum de l'encens, tandis qu'éclatent les péans [*chœurs destinés à conjurer les mauvais sorts*] et les lamentations. Ne voulant point, mes enfants, apprendre d'autrui ce qui vous touche, voyez : moi, Œdipe – vous savez tous qui je suis, n'est-ce pas ? –, j'ai tenu à venir en personne. (*Au prêtre* :) Eh bien, vieillard, puisque tu as qualité pour parler en leur nom, dis-moi ce qui vous amène : quelle crainte ou quel désir ? Je suis prêt à vous aider en toutes choses. J'aurais le cœur bien dur, si je n'avais pitié de votre assemblée suppliante.

LE PRÊTRE : Œdipe, souverain de mon pays, tu nous vois petits et grands, pressés autour de tes autels domestiques, les uns trop faibles encore pour voler loin, d'autres appesantis par le grand âge – tel je suis, moi, le ministre de Zeus – et ceux-ci, délégués de la jeunesse. Et le peuple tient ses assises suppliantes sur toutes les places publiques, devant les deux temples de Pallas et près du sanctuaire où vaticine la cendre d'Isménos. Car la cité – tu le vois toi-même –, toute secouée par la tourmente, peut à peine soulever sa tête hors des gouffres et des remous sanglants. Elle périt dans les semences de sa terre, elle périt dans les troupeaux, elle périt dans le ventre des mères. Une plaie tombée du ciel embrasse la cité, c'est la Peste maudite : elle fait le vide dans la maison de Cadmos et le noir Hadès thésaurise les gémissements et les pleurs. Ces enfants et moi, prosternés devant ton foyer, nous ne te prenons pas pour un dieu, certes ; mais nous t'élisons entre tous les hommes, à l'heure du péril, pour intercéder auprès des dieux : à peine arrivé devant nos murs, ne nous as-tu pas affranchis du tribut que levait sur nous le monstre aux énigmes ? Oui, sans que nous t'ayons favorisé d'aucun renseignement, sans être au fait de rien, fort seulement de l'appui d'un dieu, tu nous as rendu la vie, chacun le proclame et le pense. Nous voici donc de nouveau, ô tout-puissant Œdipe, tournés vers toi : nous te supplions de trouver un remède, soit tu entends une voie divine, soit que tu écoutes l'avis de quelque sage ; car j'observe que l'expérience est toujours bonne conseillère. Va, ô le meilleur des mortels, redresse la cité qui penche ; va, ta gloire est en jeu. Ce pays t'appelle car tu t'es déjà dévoué pour lui. Qu'il ne soit pas dit, sous ton règne, nous ne nous étions relevés que pour mieux retomber ; rends à la cité un aplomb solide. Jadis, avec l'assentiment des dieux, tu as rétabli notre fortune : ne démens pas ton passé. Si tu dois gouverner encore ce pays, il vaut mieux régner sur des hommes que sur un désert : qu'est-ce qu'un rempart sans défenseurs, un navire sans équipage ?

Au loin résonne le chœur des Thébains :

Innombrables, hélas ! les peines que j'endure !
Quand ce peuple autour de moi souffre,
mon esprit se sent désarmé
devant le mal... Les germes meurent
dans cette illustre terre, et pour nos femmes
après les cris et les douleurs il n'y a plus de relevailles !
En rangs serrés, pareils aux oiseaux migrateurs,
pareils aux tourbillons de feu, les morts se ruent
aux rivages du dieu du soir !

Par eux la cité se meurt innombrable
et les cadavres, dans la plaine, sans pitié,
nourrissent la mortelle pestilence.
Et les épouses et les mères toutes grises,
à grands cris autour des autels, et de toutes parts accourues,
offrent en gémissant leurs douleurs suppliantes,
et le thrène [chant funèbre] *lugubre éclate, et les sanglots,*
à l'unisson !
Exauce-les, fille dorée.
De Zeus, accorde-nous ton gracieux secours.

La peste touchera ensuite la Rome antique, qui l'interprétera comme une vengeance d'Apollon après le saccage de l'un de ses temples.

Puis aux VIe et VIIe siècles, la peste dite « de Justinien » (du nom de l'empereur qui régnait à l'époque) ravage la Méditerranée, la France, l'Angleterre et l'Irlande. Le pape Pélage II y succombe en 590. Cette pandémie aurait occasionné cent millions de morts, selon certaines estimations.

La peste noire est celle qui a le plus marqué nos esprits européens. Elle a rythmé l'histoire et les peurs du Vieux Continent à partir du XIVe et jusqu'au XXe siècle.

Les sources de cette peste bubonique remontent aux guerres que se livrent à cette époque Mongols et Chinois en Asie centrale, où les foyers de peste demeurent (et demeureront) endémiques.

Elle touche les premiers Européens en 1346 lors du siège de Caffa en Crimée. Alors que les Génois s'apprêtent à rompre l'encerclement, les Tatars propulsent des cadavres infectés par la peste dans l'enceinte de la ville, à l'aide de catapultes. Dans les années qui suivent cet épisode, les Génois

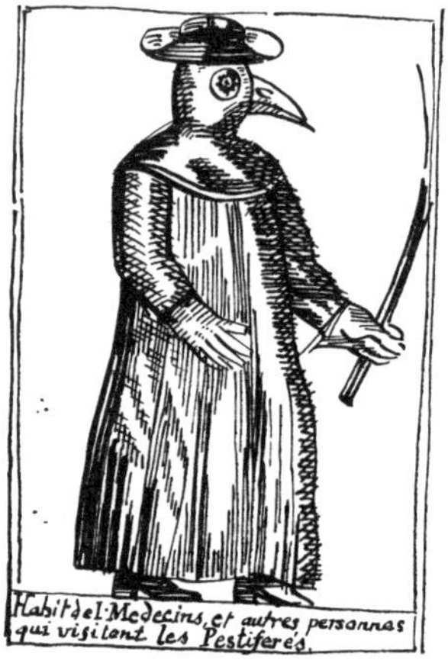
Habit de l·Medecins, et autres personnas
qui visitant les Pestiferés.

propageront ce que l'on ne connaît pas encore comme un bacille dans tous les ports de la Méditerranée. Marseille est atteinte en 1347, Paris en 1348, la Grande-Bretagne l'année suivante, et la Russie dix ans plus tard.

Le fléau atteint des populations affaiblies par les famines et les guerres. La France y laisse plus d'un tiers de sa population en quelques années, l'Espagne sans doute encore un peu plus.

Lorsque le pape Clément VI demanda à ses évêques d'évaluer le nombre de morts causés par la peste noire dans le monde, ses fonctionnaires lui donnèrent le chiffre de 4 886 486 victimes. Outre l'importance du chiffre certainement sous-évalué, on reste pantois devant cette précision. On dirait les chiffres du chômage fournis par un gouvernement du XXIe siècle !

Aux XVe et XVIe siècles, la peste est toujours très présente en France.

En 1665, c'est l'Angleterre qui est touchée par une épidémie d'une ampleur pour elle inédite, la grande peste de Londres. Il s'agit encore de peste bubonique. On dénombre jusqu'à cent mille morts, selon certaines sources. La maladie aurait été acheminée par les bateaux de commerce en provenance des Pays-Bas. Elle se déchaîne pendant le printemps et l'été 1666, obligeant la famille royale à quitter Londres (et à faire un crochet par la France). C'est le grand incendie de Londres en septembre 1666 qui, en détruisant de vastes pans des quartiers miséreux, permettra d'éradiquer le foyer de la peste, et aux autorités d'engager de gigantesques programmes d'urbanisme avec comme principal souci l'hygiène (relative) des nouveaux habitats.

C'est à l'occasion d'une épidémie de peste qui frappe la Chine à la fin du XIXe siècle en Chine du Sud que le virus sera enfin identifié.

L'auteur de la découverte est Alexandre Yersin, un homme au destin aventureux. Il est né en 1863 d'un père suisse, professeur de sciences naturelles. Mais celui-ci décède prématurément et Yersin sera élevé par sa mère. Il effectue ses études de médecine en Suisse et en Allemagne, puis il rejoint l'hôpital de l'Hôtel-Dieu à Paris, où il fait la connaissance du docteur Émile Roux, l'assistant de Louis Pasteur. Yersin intègre le grand Institut et y travaille aux côtés du maître. Il participe aux travaux d'Émile Roux sur la diphtérie, puis rédige une thèse sur la tuberculose. En 1888, il se rend à Berlin pour assister aux cours de bactériologie de Robert Koch, l'homme qui a découvert, en 1882, le bacille qui porte son nom, l'agent infectieux de la tuberculose.

Koch était par ailleurs le plus grand bactériologue de son temps et l'un des premiers à soutenir le concept même de bactérie, c'est-à-dire que les maladies à virus ne sont pas provoquées par d'obscurs éléments au large spectre malfaisant, mais par des micro-organismes spécifiques aux différentes infections.

Mais Yersin a la bougeotte. Il s'embarque pour l'Indochine, comme médecin des Messageries maritimes. À la faveur de ses expéditions, il amorce une carrière d'explorateur, de découvreur et d'observateur de contrées et peuplades inconnues.

En 1894, lorsqu'une épidémie de peste en provenance de Mongolie (encore) atteint la côte sud de la Chine, essaimant à partir de Hong Kong, le gouvernement français et l'Institut Pasteur mandatent Yersin pour en étudier les causes.

Yersin arrive à Hong Kong le 12 juin, avec le maigre matériel de biologie qu'il a conçu à l'hôpital de Saigon. Il apprend qu'une équipe de biologistes japonais emmenée par le docteur Kitasato est déjà à pied d'œuvre. Une course-poursuite scientifique s'engage. En quelques jours, grâce à des prélèvements réalisés sur des cadavres, Yersin isole un microbe inconnu : un bacille (une bactérie en forme de bâtonnet). Le microbe sera baptisé « bacille Kitasato-Yersin », car l'équipe japonaise semble avoir réalisé la même découverte simultanément. Quelques années plus tard, Kitasato reconnaîtra qu'il s'était trompé, de bonne foi, et que ce qu'il avait cru être la bactérie de la peste ne l'était pas. Il demandera spontanément que le malentendu soit réparé et la paternité du bacille intégralement attribuée à Yersin. « Autres temps, autres mœurs », disait Cicéron.

Yersin, esprit libre autant que brillant, n'aura de cesse de persévérer dans la sinuosité de son parcours. Toujours là où on ne l'attend pas. Certes, il continuera ses travaux sur la peste (désormais désignée *Yersinia pestis*) dans le dessein de trouver un sérum curatif, ce à quoi il ne parviendra pas. Puis, de nouveau installé en Indochine, il s'investira dans une multitude d'expérimentations de biologie et fondera en 1902 l'École de médecine de Hanoi. Il deviendra également un des pionniers de la culture… de l'hévéa, l'arbre à caoutchouc ! Yersin avait l'intelligence élastique.

Mais ce n'est pas Alexandre Yersin qui parviendra à élucider le mystère de la transmission à l'homme du bacille qui porte son nom. Comme tout le monde, il considère encore que le vecteur en est le rat noir (*Rattus rattus*), symbole de la peste, si justement évoqué par Albert Camus :

« C'est à peu près à cette époque en tout cas que nos concitoyens commencèrent à s'inquiéter. Car, à partir du 18, les usines et les entrepôts dégorgèrent, en effet, de centaines de cadavres de rats. Dans quelques cas, on fut obligé d'achever les bêtes dont l'agonie était trop longue. Mais, depuis les quartiers extérieurs jusqu'au centre de la ville, partout où le docteur Rieux venait à passer, partout où nos concitoyens se rassemblaient, les rats attendaient, en tas dans les poubelles, ou en longues files dans les ruisseaux. La presse du soir s'empara de l'affaire, dès ce jour-là, et demanda si la municipalité, oui ou non, se proposait d'agir et quelles mesures d'urgence elle avait envisagées pour garantir ses administrés de cette invasion répugnante. La municipalité n'avait rien proposé et n'avait rien envisagé du tout, mais commença par se réunir en conseil pour délibérer. L'ordre fut donné aux services de dératisation de collecter les rats morts, tous les matins à l'aube. La collecte finie, deux voitures du service devaient porter les bêtes à l'usine d'incinération des ordures, afin de les brûler.

« Mais, dans les jours qui suivirent, la situation s'aggrava. Le nombre de rongeurs ramassés allait croissant et la récolte était tous les matins plus abondante. Dès le quatrième jour, les rats commencèrent à sortir pour mourir en groupes. Des réduits, des sous-sols, des caves, des égouts, ils montaient en longues files titubantes pour venir vaciller à la lumière, tourner sur eux-mêmes et mourir près des humains. La nuit, dans les couloirs ou les ruelles, on entendait distinctement leurs petits cris d'agonie. Le matin, dans les faubourgs, on les trouvait étalés à même le ruisseau, une petite fleur de sang sur le museau pointu, les uns gonflés et putrides, les autres raidis et les moustaches encore dressées. Dans la ville même, on les rencontrait par petits tas, sur les paliers ou dans les cours. Ils venaient aussi mourir isolément dans les halls administratifs, dans les préaux d'école, à la terrasse des cafés, quelquefois. Nos concitoyens stupéfaits les retrouvaient aux endroits les plus fréquentés de la ville. La place d'Armes, les boulevards, la promenade du Front-de-Mer, de loin en loin, étaient souillés. Nettoyée à l'aube de ses bêtes mortes, la ville les retrouvait peu à peu, de plus en plus nombreuses, pendant la journée. Sur les trottoirs, il arrivait aussi à plus d'un promeneur de sentir sous son pied la masse élastique d'un cadavre encore frais. On eût dit que la terre même où étaient plantées nos maisons se purgeait de ses chargements d'humeur, qu'elle laissait monter à la surface des furoncles et des sanies qui, jusqu'ici, la travaillaient intérieurement » (*La Peste*).

Le rat noir (comme d'autres rongeurs) est bien un des principaux porteurs de la peste, mais ce n'est pas lui qui transmet la maladie aux hommes, non plus qu'aux autres animaux. Les vrais « agents de liaison » finaux sont les puces (*Xenopsylla cheopis*) qui séjournent sur les rats et s'infectent à leur contact. C'est ce que découvrira Paul-Louis Simond, collègue de Yersin à l'Institut Pasteur, en 1898. Et aujourd'hui encore, on peut seulement affirmer avec certitude que la puce est *un des vecteurs* de la maladie, sans doute le plus fréquent. La contamination s'effectue tandis que la puce, délaissant le rat (souvent après sa mort), vient piquer l'homme pour se nourrir et, ce faisant, lui injecte les bactéries.

Quels seraient alors les autres modes de transmission ? On pense à la morsure directe de l'homme par le rat, « mais […] malgré leur mauvaise réputation les rats mordent rarement les hommes, de sorte que la transmission se fait essentiellement par l'intermédiaire de puces, mais lesquelles ? *Xenopsylla cheopis* […] identifiée comme vecteur de la peste en Asie ne survit que dans les régions méridionales de l'Europe. *Pulex irritans*, la puce de l'homme, ou d'autres parasites de l'homme, jouent peut-être un rôle : après qu'une épidémie a été amorcée par le rat noir et transmise par *Xenopsylla cheopis* ou une autre puce du rat, l'essentiel de la transmission se fait sans doute entre humains », précise la revue *Pour la science* de novembre 2004.

Et si la puce de l'homme participe à la propagation, cela signifie qu'il faut se méfier de nos chats et de nos chiens qui peuvent ramener ce petit cadeau à la maison. Autrement dit, huit siècles après la peste noire et plus de cent ans après l'identification du bacille, on ne sait toujours pas *exactement* comment se transmet le fléau.

La pharmacopée moderne est en mesure de le traiter grâce à différentes générations d'antibiotiques, qui, eux aussi, ont connu des destins atypiques. La streptomycine, également utilisée contre la tuberculose, a valu à son découvreur le prix Nobel de médecine en 1952, mais, dit-on, il se serait approprié les résultats de l'un de ses étudiants. Le chloramphénicol a été utilisé, faute de mieux, pendant quelques décennies, mais il présente une grande toxicité pour l'homme. Les tétracyclines sont le plus couramment employées, mais leur efficacité est en nette diminution pour cause de résistance des virus. Les fluoroquinolones pourraient prendre le relais.

Décidément, la peste n'est pas une maladie comme les autres.

Voir : Œdipe.

Z

Zellweger (syndrome de)

Le syndrome de Zellweger (que l'on appelle aussi syndrome cérébro-hépato-rénal) est une maladie congénitale rare. Elle est une des formes les plus graves de leucodystrophies, des maladies se traduisant par des atteintes de la myéline (dite encore substance blanche), matière qui forme une gaine autour des fibres du système nerveux central. Dans le cas plus précis de Zellweger, les troubles sont localisés au niveau du cerveau, du système rénal et du foie. Le pronostic sur la viabilité et le développement des enfants atteints de ces maladies est évidemment très défavorable. Dans certains cas, il n'existe pas de traitement ; dans d'autres, il faut pratiquer des greffes de moelle osseuse.

Il m'est arrivé de recevoir dans mon cabinet des couples ayant déjà enfanté des bébés atteints de leucodystrophie, qui se demandaient avec angoisse si le prochain en serait atteint. Un diagnostic prénatal permet de diagnostiquer certaines de ces maladies (mais pas toutes) pendant la grossesse et, le cas échéant, de donner au fœtus le « droit », la « chance » de ne pas naître.

Mais poussons plus loin le raisonnement et approchons-nous des frontières de l'eugénisme. Et si l'on permettait à des couples féconds mais « à risques » de recourir à la fécondation *in vitro* ? Au stade du diagnostic préimplantatoire, c'est-à-dire du tri des embryons qui vont être réintroduits dans l'utérus de la mère, on pourrait éliminer ceux qui portent la maladie. Serait-ce de l'eugénisme ? Sans doute. Mais est-ce réellement choquant ? J'en suis moins sûr.

Il semble que les premiers traitements de cette leucodystrophie aient eu lieu par thérapie génique.

Voir : Eugénisme, Thérapie génique.

Zygote

J'ai très vite su ce que voulait dire le mot barbare de zygote, je suis en effet un jumeau hétérozygote.

Zygote, c'est l'œuf fécondé produit par l'union de l'ovule et du spermatozoïde. Les jumeaux monozygotes son issus du même œuf qui s'est séparé très tôt pour donner deux êtres identiques, ce sont de véritables clones naturels. Les jumeaux hétérozygotes (mon frère Jean-Louis, président du Conseil constitutionnel, et moi-même sommes des jumeaux hétérozygotes). Nous sommes issus de deux fécondations différentes. Notre mère a « ovulé » deux fois, nous sommes donc deux frères nés en même temps.

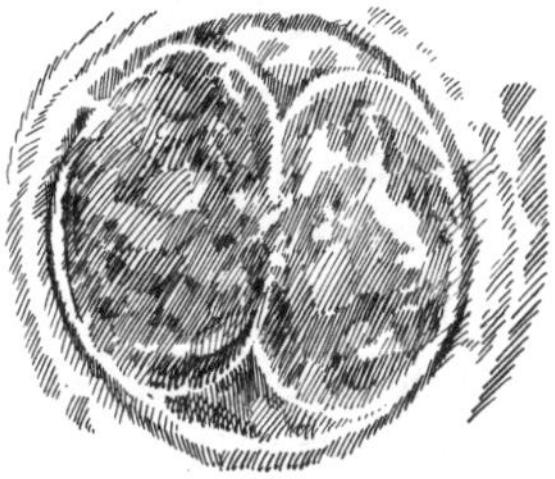

Les jumeaux monozygotes sont toujours du même sexe par définition tandis que les hétérozygotes peuvent être garçon et fille. Quand la séparation du zygote se fait trop tardivement, les jumeaux peuvent être attachés l'un à l'autre, ce sont des frères siamois, des sortes de monstres. Ils peuvent partager les mêmes organes, avoir quatre bras et deux jambes, ils peuvent également partager le même cerveau. La séparation des siamois est donc aléatoire, elle est possible quand les enfants ne partagent pas les organes essentiels. La chirurgie de séparation des siamois est extrêmement difficile. Elle peut durer plusieurs jours et nécessiter plusieurs équipes chirurgicales ayant des spécialités différentes : neurologiques, gastro-entérologiques, orthopédiques… La grande presse s'en fait souvent l'écho tant cette séparation est spectaculaire.

La formation de l'œuf est un instant solennel, il se forme par cette fusion du spermatozoïde et de l'ovule. L'œuf est donc la cellule primitive, le départ d'une aventure qui pourra, si elle est menée à terme, aboutir à cet homme (ou cette femme) extraordinairement complexe, fait de milliards et de milliards de cellules différentes les unes des autres. Mais parfois cet œuf sera stérile et expulsé sans d'ailleurs que la femme ne s'en aperçoive. Défauts dans la structure du spermatozoïde ou de l'ovule ? Anomalies hormonales temporaires ?

Certes, dans l'espèce humaine, bien plus que dans toute autre espèce vivante, chaque individu est différent d'un autre. La fusion des gènes du père et de la mère détermine bien des caractères de l'individu qui va naître : sa taille et sa forme, la couleur de ses yeux et de ses cheveux, son teint, sa force ou sa faiblesse, la durée de sa vie, car la longévité est en partie héréditaire, certaines de ses maladies… C'est dire la rigueur de notre « destin », notre développement traduit l'exécution d'un programme que notre hérédité a fixé. Heureusement, nos caractères comportent des éléments plastiques, ainsi le monde extérieur, le milieu, le déroulement de la vie peuvent-ils modifier la personnalité de chacun. C'est notre part de liberté, elle est importante.

En songeant à notre hérédité nous ne devons pas, comme nous n'aurions que trop tendance à le faire, évoquer simplement les générations immédiatement précédentes. Nous devons rappeler qu'elle représente l'incalculable série des unions qui se sont succédé depuis l'émergence de l'homme. De cette hérédité transmise par les deux lignées dont il descend dérive un être unique, tel qu'il n'y en eut jamais au monde avant lui et qu'il n'y en aura jamais après lui, car les chances que le hasard réunisse deux fois tant de gènes divers sont nulles. « Tout humain qui disparaît est irremplaçable, c'est en mêlant sa propre personne à celle d'un humain d'un autre sexe que l'un et l'autre assurent leur éternité. Nos enfants sont notre éternité. » (Robert Debré, *Venir au monde*, Fayard, 1976.)

Mais voici que la médecine génétique et surtout la thérapie génique viennent bouleverser nos certitudes éternelles. Certes, réparer un défaut génétique une fois né n'entrave pas cette longue descendance, puisque cette réparation ne touche pas les « gamètes ». Elle n'est que somatique, mais voici que bientôt il sera possible de réparer les gamètes (spermatozoïde ou ovule). Cette réparation deviendra héréditaire, transmise de génération en génération… L'homme écrira là une nouvelle histoire de sa vie. Il deviendra le fils de l'homme.

Quelques malades célèbres

Alexandre le Grand	Paludisme
Frédéric Chopin	Tuberculose
Fausto Coppi	Paludisme
Félix Faure	Infarctus du myocarde
Charles de Gaulle	Anévrisme aortique
François Ier	Syphilis
Louis XV	Variole
Le roi Dagobert	Variole
Franz Listz	Tuberculose
Wolfgang Amadeus Mozart	Tuberculose
Saint Louis	Choléra
Auguste Casimir-Perier	Choléra
Napoléon III	Calcul de vessie
Georges Pompidou	Maladie de Waldenström

François Mitterrand	Cancer de la prostate
Ronald Reagan	Alzheimer
Mohamed Ali Jinna	Cancer du poumon
Léon Gambetta	Appendicite

Bibliographie

Aphorismes d'Hippocrate, suivis des aphorismes de l'école de Salerne, traduit du latin par Bruzen de la Martinière, Antiqua, 1934.

BERTET (Régis) (Dr), *Petite Histoire de la médecine*, L'Harmattan, 2006.

CAMUS (Albert), *La Peste*, Gallimard, 1947.

CRICHTON (Michael), *Next*, Robert Laffont, « Best Sellers » 2007.

DEBRÉ (Bernard), *Le Voleur de vie*, De Fallois, 1989.

DEBRÉ (Bernard), *L'Illusion humanitaire*, Plon, 1997.

DEBRÉ (Bernard), *Nous t'avons tant aimé*, Le Cherche Midi, 2004.

DEBRÉ (Bernard), *La Revanche du serpent ou la fin de l'Homo sapiens*, Le Cherche Midi, 2005.

DEBRÉ (Bernard), PHILIPPE (Even), *Avertissement aux médecins, aux malades et aux élus*, Le Cherche Midi, 2002.

DEBRÉ (Bernard), PHILIPPE (Even), *Savoirs et pouvoir*, Le Cherche Midi, 2004.

DEBRÉ (Patrice), *Louis Pasteur*, Flammarion, « Grandes Biographies », 1995.

DEBRÉ (Robert), *L'Honneur de vivre*, Stock, 1974.

DEBRÉ (Robert), *Venir au monde*, Fayard, 1976.

GARY (Romain), *Au-delà de cette limite votre ticket n'est plus valable*, Gallimard, 1975.

HALIOUA (Bruno), *La Médecine au temps des pharaons*, Liana Levi, 2002.

JACQUART (Danielle), MICHEAU (Françoise), *La Médecine arabe et l'Occident médiéval*, Maisonneuve et Larose, 1990.

LYONS (Albert S.), PETRUCELLI (R. Joseph), *Histoire illustrée de la médecine*, Presses de la Renaissance, 1996.

MIMOUN (Sylvain), *Petit Larousse de la sexualité*, Larousse, 2007.

MOLLARET (Henri Hubert), *Alexandre (Yersin), le Vainqueur de la peste*, Fayard, 1985.

MONOD-BROCA (Philippe), *Paul Broca*, Vuibert, 2005.

PARÉ (Ambroise), *La Manière de traiter les plaies*, Préface de Marie-Madeleine Fragonard, PUF, 2007.

PROCHIANTZ (Alain), *Claude Bernard : la révolution physiologique*, PUF, 1990.

ROMAINS (Jules), *Knock*, Gallimard, « Folio », 1986.

SCHWARTZ (Maxime), RODHAN (François), *Des microbes ou des hommes : qui va l'emporter ?*, Odile Jacob, 2008.

SOURNIA (Jean-Charles), *Histoire de la médecine*, La Découverte Poche, 1997.

TUBIANA (Maurice), *Les Chemins d'Esculape. Histoire de la pensée médicale*, Flammarion, 1995.

VERGER (Jacques), *Le Moyen Âge a investi la médecine moderne*, Société d'édition scientifique, 1993.

VIDAL (Vincent), *La Petite Histoire du préservatif*, Alternatives, 1993.

Table

DANS LA MÊME COLLECTION

Ouvrages parus

Claude ALLÈGRE
Dictionnaire amoureux de la science

Yves BERGER
Dictionnaire amoureux de l'Amérique

Jean-Claude CARRIÈRE
Dictionnaire amoureux de l'Inde

Jean des CARS
Dictionnaire amoureux des trains

Michel del CASTILLO
Dictionnaire amoureux de l'Espagne

Patrick CAUVIN
Dictionnaire amoureux des héros

Malek CHEBEL
Dictionnaire amoureux de l'Islam

Jean-François DENIAU
Dictionnaire amoureux de la mer et de l'aventure

Alain DUCASSE
Dictionnaire amoureux de la cuisine

Dominique FERNANDEZ
Dictionnaire amoureux de la Russie

Daniel HERRERO
Dictionnaire amoureux du rugby

Christian LABORDE
Dictionnaire amoureux du Tour de France

Jacques LACARRIÈRE
Dictionnaire amoureux de la Grèce
Dictionnaire amoureux de la mythologie

André-Jean LAFAURIE
Dictionnaire amoureux du golf

Paul LOMBARD
Dictionnaire amoureux de Marseille

Peter MAYLE
Dictionnaire amoureux de la Provence

Bernard PIVOT
Dictionnaire amoureux du vin

Pierre-Jean RÉMY
Dictionnaire amoureux de l'Opéra

Pierre ROSENBERG
Dictionnaire amoureux du Louvre

Jérôme SAVARY
Dictionnaire amoureux du spectacle

Jean-Noël SCHIFANO
Dictionnaire amoureux de Naples

Alain SCHIFRES
Dictionnaire amoureux des menus plaisirs

Robert SOLÉ
Dictionnaire amoureux de l'Égypte

Philippe SOLLERS
Dictionnaire amoureux de Venise

Denis TILLINAC
Dictionnaire amoureux de la France

Mario VARGAS LLOSA
Dictionnaire amoureux de l'Amérique latine

Dominique VENNER
Dictionnaire amoureux de la chasse

Jacques VERGÈS
Dictionnaire amoureux de la justice

Frédéric VITOUX
Dictionnaire amoureux des chats

À paraître

Jacques ATTALI
Dictionnaire amoureux du judaïsme

Antoine de CAUNES
Dictionnaire amoureux du rock

Dominique FERNANDEZ
Dictionnaire amoureux de l'Italie

Christian MILLAU
Dictionnaire amoureux de la gastronomie

TRINH Xuan Thuan
Dictionnaire amoureux du ciel et des étoiles

Composition et mise en page

NORD COMPO
multimédia

Achevé d'imprimer en août 2008
dans les ateliers de Normandie Roto Impression s.a.s.
61250 Lonrai

N° d'édition : 14350 – N° d'impression : 082526

Dépôt légal : août 2008.
Imprimé en France.